Lars Hauten

Tiefenpsychologische Psychotherapie (TP)

Lars Hauten

Tiefenpsychologische Psychotherapie (TP)

Mit einem Geleitwort von Gerd Rudolf

Schattauer

Dipl.-Psych. Lars Hauten
Bergmannstr. 5
10961 Berlin
mail@praxis-hauten.de

Bibliografische Information der Deutschen Nationalbibliothek
Die Deutsche Nationalbibliothek verzeichnet diese Publikation in der Deutschen Nationalbibliografie; detaillierte bibliografische Daten sind im Internet über http://dnb.d-nb.de abrufbar.

Besonderer Hinweis
Die Medizin unterliegt einem fortwährenden Entwicklungsprozess, sodass alle Angaben, insbesondere zu diagnostischen und therapeutischen Verfahren, immer nur dem Wissensstand zum Zeitpunkt der Drucklegung des Buches entsprechen können. Hinsichtlich der angegebenen Empfehlungen zur Therapie und der Auswahl sowie Dosierung von Medikamenten wurde die größtmögliche Sorgfalt beachtet. Gleichwohl werden die Benutzer aufgefordert, die Beipackzettel und Fachinformationen der Hersteller zur Kontrolle heranzuziehen und im Zweifelsfall einen Spezialisten zu konsultieren. Fragliche Unstimmigkeiten sollten bitte im allgemeinen Interesse dem Verlag mitgeteilt werden. Der Benutzer selbst bleibt verantwortlich für jede diagnostische oder therapeutische Applikation, Medikation und Dosierung.
In diesem Buch sind eingetragene Warenzeichen (geschützte Warennamen) nicht besonders kenntlich gemacht. Es kann also aus dem Fehlen eines entsprechenden Hinweises nicht geschlossen werden, dass es sich um einen freien Warennamen handelt.

Schattauer
www.schattauer.de

Cover: Bettina Herrmann, Stuttgart
unter Verwendung eines Fotos von © adobe stock/wacomka
Gesetzt von Eberl & Kœsel Studio GmbH, Krugzell
Gedruckt und gebunden von Friedrich Pustet GmbH & Co. KG, Regensburg
Lektorat: Volker Drüke
Projektmanagement: Dr. Nadja Urbani
ISBN 978-3-608-40033-5
E-Book: ISBN 978-3-608-12115-5
PDF-E-Book: ISBN 978-3-608-20508-4

Für die Kinder

Geleitwort

Was ist Psychotherapie, wer braucht sie und wer kann sie bekommen, welche Berufsgruppen bieten sie an und was vermag sie zu bewirken? Das sind Themen, die PatientInnen beschäftigen, aber es gibt auch andere Fragen, die vorab von den TherapeutInnen selbst, von der Gesellschaft und ihren politischen Gremien ausgehandelt werden müssen: Was ist eine behandlungsbedürftige Störung, wie versteht man deren Entstehung vor dem Hintergrund der jeweiligen Lebensbedingungen, was kann bzw. muss die Gesellschaft zu ihrer Behandlung tun, und auch, wer soll die Kosten tragen? Es gibt viele Antworten auf alle diese Fragen, aber nicht immer im Konsens und der Blick auf die geschichtliche Entwicklung zeigt, wie umkämpft die Positionen zu verschiedenen Zeiten waren und heute noch sind.

Hautens Buch ist ein Protokoll des engagierten Nachforschens über das, was speziell die psychodynamische Therapie im Wesentlichen ausmacht. Den Hintergrund bildet ein Abriss der historischen Entwicklung in Deutschland, beginnend mit der Psychoanalyse Anfang des 20. Jahrhunderts, deren existenziellen Nöten in der NS-Zeit, den begrenzten Arbeitsbedingungen in der Nachkriegszeit und schließlich ihrer Aufnahme in den Leistungskatalog der Krankenkassen gemäß der »Psychotherapierichtlinie« 1967. Dadurch wurde eine gesundheitspolitische Entwicklung eingeleitet, die mittlerweile eine völlig andere Situation geschaffen hat: An die Stelle einer kleinen Zahl von PsychiaterInnen und im Delegationsverfahren tätigen PsychologInnen, die Psychoanalyse als Therapie anboten, ist eine sehr große Zahl von überwiegend psychologischen PsychotherapeutInnen getreten, die neben psychodynamischen Therapieansätzen vorwiegend Verhaltenstherapie und neuerdings verschiedene weitere Verfahren anbieten, die inzwischen als wissenschaftlich begründet und wirksam akzeptiert sind.

Hauten fokussiert auf den Bereich der tiefenpsychologisch fundierten, psychodynamischen Psychotherapie, die aus der Psychoanalyse heraus entstanden ist. Dabei zeichnet er die Entwicklung dieses Verfahrens ideengeschichtlich nach und beschreibt über mehrere geschichtliche Epochen hinweg – die Zeit der Weimarer Republik, die NS-Zeit, die Nachkriegszeit, die frühe Bundesrepublik, das vereinte Deutschland – das Kräftespiel in den zuständigen politischen und wissenschaftlichen Gruppierungen. Die AkteurInnen sind zunächst die psychoanalytisch interessierten ÄrztInnen, die in der Privatpraxis Psychoanalyse oder analytische Therapie anbieten, später auch PsychologInnen im Delegationsverfahren. In der NS-Zeit geschieht das in dem sogenannten Reichsinstitut mit dem politisch formulierten Therapieziel der Ertüchtigung der PatientInnen und unter Ausschluss der jüdischen TherapeutInnen. Mit der Nachkriegszeit beginnt ein weiterer Abschnitt, in dem selbst zahlenden PatientInnen nervenärztlich-psychoanalytische Therapieangebote gemacht werden und PsychologInnen im Delegationsverfahren mitarbeiten können.

Die erste große Wende erfolgt 1967, als analytische und tiefenpsychologisch fundierte Psychotherapie in die kassenärztliche Versorgung einbezogen und entsprechend der Psychotherapierichtlinie den Versicherten auf Kosten der Krankenkasse angeboten werden. Als Therapieverfahren stand nicht mehr die tendenzlose Psychoanalyse, sondern eine zeitlich begrenzte psychoanalytische Behandlung mit der Zielsetzung der Symptomreduzierung zur Verfügung. Darüber hinaus wurde ein zweites Verfahren etabliert, dem Hautens Hauptinteresse gilt: die tiefenpsychologisch fundierte Psychotherapie, die bei Inkrafttreten der Richtlinie zwar formal definiert, aber inhaltlich und behandlungstechnisch noch wenig eindeutig beschrieben war. Der über Jahrzehnte hinweg regelmäßig veröffentlichte »Kommentar Psychotherapie Richtlinien« erlaubt es heute, die Entwicklung dieser Behandlung nachzuvollziehen. Hier sollten anfangs im Unterschied zur analytischen Psychotherapie nicht die unbewussten Konflikte der Persönlichkeit bearbeitet, sondern es sollte Symptomatik gelindert werden. Vor dem Hintergrund der Tatsache, dass die Indikation zur TP zunächst relativ unscharf definiert blieb, formuliert Hauten die interessante Hypothese, dass hier, nachträglich gesehen, gleichsam eine »therapeutische Leerkategorie« geschaffen wurde, die im Laufe der Jahrzehnte mit konkreten Inhalten gefüllt wurde. Am Beispiel der strukturbezogenen therapeutischen Zielsetzungen verdeutlicht er die Entwicklung und die inhaltliche Konkretisierung dieser Behandlungsindikation bis heute.

Hauten verharrt nicht im Psychologischen oder Psychoanalytischen, sondern wirft durch die Einbeziehung historischer, berufspolitischer und wissenschaftstheoretischer Aspekte ein neues Licht auf ein für alle PsychotherapeutInnen zentral wichtiges Thema. Er diskutiert, mitunter auch kritisch, wie sich das Wissenschaftsverständnis der Psychotherapie im Laufe ihrer geschichtlichen Entwicklung bis heute auf psychologische Konzepte von Störung und Behandlung eingeengt hat, wobei die ursprüngliche Breite eines gesellschaftlichen, philosophischen, historischen Menschenverständnisses partiell aus dem Blick geraten ist.

Ein weiterer, umfangreicher Teil des Buches überrascht die LeserInnen durch einen Wechsel der Perspektive: Geschildert wird, nun in Form von Fall-Novellen, die Situation einzelner TherapeutInnen, die ihre PatientInnen in der psychotherapeutischen Praxis bzw. in einem Weiterbildungsinstitut behandeln. Hier steht nun nicht länger die Störungs- bzw. Behandlungstheorie im Vordergrund, sondern die erlebte und erzählte Beziehungssituation zwischen den jeweiligen PatientInnen und TherapeutInnen oder den Auszubildenden und ihren AusbilderInnen. Es sind offenbar an die Realität angelehnte Krankengeschichten aus der Sicht von PatientInnen bzw. Behandlungsgeschichten aus TherapeutInnenperspektive. Sie spiegeln das Erleben der PatientInnen und die Erfahrung des Therapierens unter den Bedingungen der selbst verantworteten therapeutischen Praxis bzw. im Kontext der supervidierten Ausbildungssituation und ihrer speziellen Beziehungsdynamik. Indem der Autor das Atmosphärische einer Psychotherapie bzw. einer Ausbildungssituation und deren innere Entwicklungen in unterschiedlichen Konstellationen anschaulich macht, gibt er seinem wissenschaftlichen Werk abschließend eine gleichsam belletristische Abrundung. Psychotherapie hat eben nicht nur mit Wissenschaft zu tun, die menschliches Verhalten erklärt, sondern auch mit Literatur, die von Menschen Erlebtes und Erlittenes in Bildern der Sprache zu fassen vermag.

Hauten zeigt sich als kenntnisreicher Autor, der genau hinschaut, sehr differenziert beschreibt und vorsichtig sachkundig interpretiert. Den LeserInnen, die ihn dabei zu begleiten, vermittelt er nicht nur Fakten, sondern regt sie unvermeidlich an, selber weiterzudenken – was, wie man weiß, gute TherapeutInnen ausmacht.

Heidelberg, im Oktober 2020
Gerd Rudolf

Vorwort

Beginnen wir mit einem kleinen Gedankenexperiment:

Am Frankfurter Flughafen wird ein Mann aufgegriffen. Er redet wirr, manchmal als Ansprache an die Passant*innen, manchmal in unverständlicher Sprache vor sich hin. Er kneistert mit den Augen, scheint lichtempfindlich zu sein. Er ist mittelgroß, hat mittellange Haare und riecht ein wenig unangenehm. Nachdem sich Zoll und Bundespolizei davon überzeugt haben, dass er keine Drogen transportiert, wird er an die örtliche Polizei übergeben, die ihn ins nächstgelegene Krankenhaus bringt. Der dortige Stationsarzt hat zunächst die Verdachtsdiagnose einer drogeninduzierten Psychose, welche jedoch von einem Schnell-Screening nicht bestätigt wird. Der Mann scheint clean. Der Mann ist nicht orientiert zu Raum, Zeit, Ort und Person. Seine Rede, sofern verständlich, ist durchzogen von düsteren Botschaften aus der Götterwelt; er scheint von einem apokalyptischen/messianischen Wahn erfasst. Zwischenzeitlich zieht er sich vollständig in sich zurück und spricht in einer Art Phantasiesprache. Was von seiner Rede verstehbar ist, deutet in die Richtung, dass die Götter erzürnt sind und dass das Ende naht. Dem Mann werden Valium und ein Bett angeboten, es wird beruhigend auf ihn eingesprochen. Da keine offensichtliche Selbst- und Fremdgefährdung vorliegt, wird er auf eigenen Wunsch wieder entlassen.

Bewegen wir uns 10 000 km in südwestliche Richtung.

In den Anden sitzt ein Mann im Dunkeln. Seine Gesichtszüge verzerren, wenn das Kerzenlicht seine Augen erreicht. Er ist innerlich zerrissen, was sich in erratischen Körperbewegungen ausdrückt. Die letzten beiden Ernten waren schlecht. Das Dorf, an dessen Rand er (zwar respektiert, aber wenig geliebt) wohnt, ist in Aufruhr. Es gibt das Angebot eines großen multinationalen Konzerns, die nächsten Ernten zu kaufen und einen Vorschuss zu gewähren, unabhängig vom Ertrag. Geknüpft allerdings an die Bedingung, dass der Konzern den Hügel neben dem Dorf abtragen darf. Der Hügel ist vollkommen nutzlos; selbst die Ziegen finden dort keine Nahrung. Aber er ist heilig, obwohl keiner weiß, warum. Der Dorfvorsteher bat den Mann um Rat, der daraufhin auf eine Ayahuasca-Reise ging. Die Botschaft der Ahnen, welche der Mann mitbringt, ist eindeutig: Es ist keine gute Idee, den Hügel abzutragen und die Erde aufzureißen, um einen Teil ihres Inneren zu entnehmen. Auf der anderen Seite bestellt der Mann ein eigenes Feld und hat keinen Ertrag. Was soll er tun – den Rat der Ahnen befolgen und bittere Armut riskieren oder zur kurzfristigen Sicherung des eigenen Wohlergehens und das seines Dorfes vorschlagen, auf den Deal einzugehen? Der Mann spricht mit dem Dorfvorsteher, der seine Worte versteht, aber seine Botschaft nicht hören will.

Diese Beispiele sollen verdeutlichen, dass sämtliche menschlichen Lebensäußerungen in ihrer Bedeutung vom kulturell-gesellschaftlichen und historischen Kontext abhängig sind. Des einen Symptome sind des anderen Prophezeiungen.

Die Notwendigkeit zur Kontextualisierung wurde von Wampold und Imel aus wissenschaftstheoretischer Perspektive belegt.[1] Auf dem Boden einer zahlenbasierten Empirie wird die Psychotherapie als soziale Praxis dargestellt: »psychotherapy is a social healing practice« (Wampold & Imel, 2015, S. 52).

Die Berücksichtigung sozialer Bedingungen ist auch im bio-psycho-sozialen Grundverständnis der Richtlinienpsychotherapie verankert.[2] Und doch verleiht sich die Psychotherapie gern den Anschein einer kontextfrei »objektiven« Wissenschaft. Goldstandard für den Evidenzbeleg von Psychotherapieverfahren stellen immer noch RCT-Studien dar, die eben jenes für die Psychotherapie konstitutive soziale Element – die einzigartige Begegnung von Therapeut*in und Patient*in – als Störvariable herauszurechnen versuchen. Psychotherapieverfahren, die einen Wirksamkeitsnachweis nicht erbringen können, werden nicht zur Versorgung zugelassen.

Leser*innen dieses Buchs werden konkrete Anleitungen und Hilfestellungen für die Behandlungsplanung und -durchführung vermissen. Hierfür sei auf die bereits vorhandene Literatur verwiesen, der ich nichts hinzuzufügen habe. Speziell für die Tiefenpsychologisch fundierte Psychotherapie (TP) sind es vor allem Rudolf (2019a), Boll-Klatt und Kohrs (2018b) sowie Wöller und Kruse (2018). Aber auch alle anderen gängigen Lehrbücher enthalten wertvolle Kapitel zur TP: Gumz und Hörz-Sagstetter (2018), Boll-Klatt und Kohrs (2018a), Ermann (2016), Benecke (2014), Rudolf und Henningsen (2013), Reimer und Rüger (2012) sowie Hohage (2011) sowie Mentzos (2009). Für die Behandlungskonzeption und eine Orientierung in den psychoanalytischen Theorien sei verwiesen auf Jungclaussen (2018). Das vorliegende Buch sieht sich vielmehr dem Versuch einer Kontextualisierung verpflichtet.

Im ersten Teil wird die Tiefenpsychologisch fundierte Psychotherapie in ihrem theoriegeschichtlichen Zusammenhang verstanden. Es geht dabei um die Darstellung der TP in der Anwendungsform, in der sie derzeit den größten Anteil an der Regelversorgung in Deutschland hat: als ambulante Einzelpsychotherapie. Damit ist nicht nur eine Limitierung hinsichtlich des Sprachraums, sondern auch eine regionale Limitierung verbunden. Betrachtet wird das Verfahren als Teil der in dieser Form nur in Deutschland angewandten Psychotherapie-Richtlinie. Es geht weniger darum, wie sich die TP in technischer Hinsicht heute darstellt. Sondern es wird der Versuch unternommen, die Entwicklung der TP vor dem Hintergrund gesellschaftlicher und (berufs-)politischer Faktoren nachzuzeichnen. Ich habe mich dabei bemüht, für die vorgetragenen Argumente Belege in den Quellen zu finden. Es bleibt aber letzten Endes bei subjektiven Meinungsaussagen, die den Diskurs anregen mögen. Denn es geht immer auch um eine Interpretation der gefundenen Daten. Und die kann so ausfallen, wie es hier vorgeschlagen wird; man kann aber auch zu anderen Schlussfolgerungen kommen. Ich

---

1 In beeindruckender Weise werden Meta-Analysen empirischer Psychotherapieforschung unter dem Paradigma des »kontextuellen Meta-Modells« neu gerechnet und interpretiert.

2 »An der individuellen Genese der seelischen Erkrankungen sind Einwirkungen gesellschaftlicher Faktoren beteiligt.« (Dieckmann et al., 2018, S. 12)

sehe mich in diesem Zusammenhang in guter Gesellschaft: »Dabei befleißigte ich mich, sachliche Argumente anderer kaltblütig zu prüfen, was ich um so leichter tun konnte, da ich mich an keine strenge Regel und Voreingenommenheit gebunden glaube, vielmehr dem Grundsatz huldige: alles kann auch anders sein.« (Adler, 1933, S. 27)

Im zweiten Teil des Buches soll die Einzigartigkeit der psychotherapeutischen Begegnungen dadurch illustriert werden, dass Behandlungen in verschiedenen Konstellationen kontrastierend dargestellt werden. Es werden Geschichten erzählt, die sich so oder so ähnlich zugetragen haben könnten. Und es werden Kontexte vorgestellt, in denen sich Patient*in und Therapeut*in jeweils recht unterschiedlich begegnen, mit teilweise ähnlichen, teilweise verschiedenen Verläufen. In keiner Weise erheben die Geschichten den Anspruch, »Musterlösungen« abzubilden. Sie sollen stattdessen illustrieren, wie eine TP-Behandlung heute ablaufen könnte. Auch hier gilt der Grundsatz: Alles kann auch anders sein …

Insgesamt möge das Buch verstanden werden als Beitrag zur einer kontextualisierenden Sichtweise auf Psychotherapie – am Beispiel der TP. Die in diesem Buch dargestellten Inhalte beschäftigen mich seit etwa zwei Jahrzehnten. Es war ein langer Weg der Orientierung, bis ich eine ungefähre Vorstellung davon entwickelt hatte, was wir da eigentlich tun, wenn wir »TP machen«. Wenn für den einen oder die andere dieser Prozess der Selbstvergegenwärtigung durch den Text erleichtert und vielleicht beschleunigt werden könnte, dann hätte sich für mich die Mühe gelohnt.

Berlin, im Frühjahr 2021
Lars Hauten

Danksagung

Die wirkliche Welt ist kein Lehrbuch. Mein erster Dank gilt meinen Patientinnen und Patienten, die mir tagtäglich zeigen, wie ihre Welt ist, wie Psychotherapie *nicht* geht und wie sie funktionieren *könnte*. Ich bin dankbar für das Vertrauen, das sie mir entgegenbringen, für die Hoffnung, die sie einbringen – und froh über das Geschenk, dass es manchen nach unserer Begegnung bessergeht.

Gerd Rudolf verdanke ich den richtigen Motivationssatz zum rechten Moment. Ulrich Rüger danke ich für entscheidende Hinweise an historischen Weggabelungen. Ingo Jungclaussen habe ich für unser beständiges Ping und Pong zu danken. Regine Lockot und Steffen Dörre haben Licht ins Dunkel gebracht. Ohne ihre Hilfsbereitschaft wäre es mir nicht möglich gewesen, die Entstehungsgeschichte der TP nachzuvollziehen. Ich danke für das großzügig zur Verfügung gestellte Material.

Den Kolleg*innen und Kandidat*innen vom ppt-Institut sowie den Kolleg*innen aus der Praxisgemeinschaft und der Intervision gilt ebenfalls ein herausragender Dank. In der Super- und Intervision, in den Fachgruppengesprächen, in der Kasuistik versuchen wir unermüdlich auszutüfteln, was das denn eigentlich sein soll, die Psychotherapie.

Zahlreiche Expert*innen haben mir bei der Hintergrundrecherche geholfen, wofür ich ebenfalls sehr dankbar bin: Michael Dieckmann, Michael Ermann, Ulfried Geuter, Klaus Lieberz, Holger Schildt sowie viele weitere Personen, denen Dank ausgesprochen sei, auch wenn sie hier namentlich nicht aufgeführt werden.

Die Mitarbeiter*innen verschiedener Verbände und Organisationen (DGPT, DGPs, KMK, KBV, DGPM, BÄK, DÄV, AWZ) haben mir den unschätzbaren Dienst erwiesen, teils elektronische, teils staubige Archive zu durchforsten.

Ein besonderer Dank gilt auch Rosmarie Barwinski und Lisa Malich für die Begleitung der historischen Untersuchung. Im gleichen Zuge danke ich Michaela I. Levermann für die überaus hilfreiche Unterstützung bei der Umsetzung. Daniela Deja und Gela Herkens danke ich für hilfreiche Einfälle zu den Fallgeschichten.

Annegret Boll und Wulf Bertram sowie vor allem Nadja Urbani vom Verlag Schattauer/Klett-Cotta bin ich zu großem Dank verpflichtet – dafür, die Entstehung dieses Buches mit Ernst und Frohsinn begleitet zu haben.

Inhalt

TEIL I Theorie

1 Psychotherapie und Gesellschaft I: Ursuppe

»Tiefen-Dingsda«, auf diese Bezeichnung verständigten eine Patientin und ich uns einmal. Zugegeben, »Tiefenpsychologisch fundierte Psychotherapie« ist ein ziemlicher Zungenbrecher. Im ersten Teil dieses Buches soll untersucht werden, was das sein soll, die TP, wo sie herkommt und wo sie hinwill.

Die Geschichte der TP als Anwendungsform von Psychotherapie hat einen klar datierbaren Beginn: Am 3. 5. 1967 wurden die »Richtlinien des Bundesausschusses der Ärzte und Krankenkassen über tiefenpsychologisch fundierte und analytische Psychotherapie in der kassenärztlichen Versorgung« beschlossen (s. BMA, 1967, S. 499 f.).[3] Die Richtlinien traten am ersten Tag des auf ihre Veröffentlichung im Bundesanzeiger folgenden Kalendermonats in Kraft, also am 1. 10. 1967.[4]

Damit ist geklärt, *wann* die TP in die Kassenversorgung eingeführt wurde. Ungeklärt bleibt jedoch, *warum* dieses Verfahren eingeführt wurde, *was* der Begriff eigentlich bezeichnet und *wie* sich das Verfahren im Verlauf der letzten 50 Jahre entwickelt hat.

Mit dem Gesetz zur Reform der Psychotherapieausbildung von 2019[5] wird die Psychotherapie als Anwendungsform von Psychologie definiert. Daher soll die Psychotherapie zunächst in ein geschichtliches Verständnis der Psychologie eingebettet werden (vgl. Lück, 2019b).

Für ein Verständnis der TP als Psychotherapie ist es sinnvoll, zwischen den historischen Linien des Gegenstands (*Psycho-*) sowie der Praxis (*-therapie*) zu unterscheiden.

Folgen wir den Spuren des Gegenstands der Psychotherapie (Psycho-), so landen wir im antiken Griechenland, bei Platon und Aristoteles (vgl. Russell, 1945; De Crescenzo, 2017; Nölle, 2017a). Auf eine sehr kurze Formel gebracht, lassen sich Gemeinsamkeiten und Unterschiede bei Platon und Aristoteles ausmachen, die in ► Tab. 1-1 dargestellt werden.

---

3 Dieser Beschluss wurde vom Bundesministerium für Arbeit und Sozialordnung am 15. 9. 1967 bekanntgegeben und am 23. 9. 1967 im Bundesanzeiger (Bundesarbeitsblatt 19/1967) veröffentlicht; eine weitere Bekanntmachung fand am 7. 10. 1967 im »Deutschen Ärzteblatt« Nr. 40, S. 2101 f. statt.

4 Der Begriff PTRL wurde von 1967 bis 2008 im Plural verwendet (Psychotherapie-Richtlinien). Seit 2009 steht die PTRL im Singular (Psychotherapie-Richtlinie).

5 »Gesetz zur Reform der Psychotherapeutenausbildung vom 15. November 2019«; Bundesgesetzblatt Jahrgang 2019 Teil I Nr. 40, ausgegeben zu Bonn am 22. 11. 2019, S. 1604. Online: http://dipbt.bundestag.de/extrakt/ba/WP19/2446/244634.html [Abruf 19. 10. 2020]

Tab. 1-1 Seelenkonzepte von Platon und Aristoteles: Gemeinsamkeit und Unterschied

Gemeinsamkeit	Unterschied
Unterscheidung zwischen beseelten und unbeseelten Objekten Eigenschaften beseelter Objekte: 1. Eigenbewegung 2. Erkenntnis	Verschiedene Perspektive auf zeitliche und räumliche Ausdehnung: Platon: Seele als unsterbliche Entität Aristoteles: Existenz der Seele an Existenz des Körpers gebunden

Man könnte also zugespitzt formulieren: Seit mehr als 2500 Jahren besteht die Grundannahme, dass sich die Seele durch Dynamik und Erkenntnis auszeichnet, während ebenso lange Uneinigkeit über ihren »spirituellen Status« herrscht.

Hinsichtlich der Geschichte der Psychologie als Disziplin wird in der Literatur hingegen das 19. Jahrhundert als »Geburtszeitraum« der Psychologie betrachtet: »Die Psychologie hat eine lange Vergangenheit, doch nur eine kurze Geschichte.« (Ebbinghaus, 1908, S. 1)

Eine »klassische« historische Darstellung der Psychologie als Wissenschaft setzt die Einrichtung des psychologischen Laboratoriums in Leipzig durch Wilhelm Wundt 1879 als Beginn der akademischen Psychologie in Deutschland (vgl. Galliker et al., 2007). Seit dieser Einrichtung im Grenzbereich von Philosophie und Naturwissenschaft ist es möglich geworden, die Psychologie als Wissenschaft zu etablieren.

Dies korrespondiert mit einem Eintrag in »Meyer's Konversationslexikon« aus dieser Zeit: Zum Stichwort »Psychologie« gibt es einen dreiseitigen Eintrag, der die Entwicklung dieser damals noch recht jungen Wissenschaft vom Altertum über Descartes, Spinoza und Leibniz bis hin zu den (damals) zeitgenössischen Vertretern der Psychologie nachzeichnet. Dem Tenor nach wird die Psychologie als eine eigenständige Wissenschaft neben den Naturwissenschaften dargestellt (Meyer's, 1908, S. 425 ff.). Demgegenüber ist der Eintrag zum Stichwort »Psychotherapie« knapp und präzise:

> Psychotherapie (griech.): Heilung durch seelische Einwirkung auf den Kranken. (Meyer's, 1905, S. 430)

Die Beschäftigung mit der Geschichte der Psychotherapie als heilkundliche Anwendungspraxis hat hingegen sehr viel später (in der Folge der Weiterentwicklung der Psychotherapie) eingesetzt. Die Spuren der Geschichte der Praxis (Psychotherapie) führen dann auch weiter zurück als bis zum Altertum, sie verweisen in den Bereich der »Heilkulte« (vgl. Claus, 1985; Müller, 2001; Kohnen, 2005; Benecke, 2014; Maio, 2017; Nölle, 2017b; Wampold, 2018).

Es scheint bereits in prähistorischen Zeiten (spätestens seit den agrarischen Kulturen, möglicherweise auch schon im Paläolithikum) Anwendungsformen von Heiltätigkeit gegeben zu haben. Lange vor der Antike wurden bereits Methoden zur Behebung von »Störungen« entwickelt. Das Ätiologiekonzept bestand in einem Ungleichgewicht im Gefüge Mensch-Natur-Jenseits, die Symptomatik zeigte sich durch Beeinträchtigungen von Leib, Vitalseele oder Freiseele. Solche sozialen Praktiken werden gern (fälschlich und ethnozentristisch) als »Schamanismus« bezeichnet (vgl. Kohnen, 2005). Obwohl aus heutiger Sicht »wissenschaftlicher Blödsinn«, üben die frühkulturellen Weltanschauungen bis heute eine ungebrochene Faszination aus (z. B. Albers & Franke, 2012).[6]

Vor diesem kulturhistorischen Hintergrund entwickelte sich das, was wir heute die Wissenschaft Psychologie sowie ihre Anwendungsform Psychotherapie nennen.

Mit der Reform des deutschen Psychotherapeutengesetzes 2019 ist wissenschaftsgeschichtlich die Neuerung verbunden, auch die Psychotherapie als Anwendungsform der Grundlagenwissenschaft Psychologie zu »verwissenschaftlichen«. Zugangsvoraussetzung zum Beruf (bzw. zur Weiterbildung) ist ein universitärer Masterabschluss in Psychotherapie, nicht mehr ein Masterabschluss in Psychologie. In gewisser Hinsicht inkorporiert die Praxis damit den Gegenstand, indem die Psychotherapie als die eigentliche Grundlagenwissenschaft definiert wird, der sich die Psychologie (quasi als »Wissenslieferant«) unterzuordnen hat (vgl. BMG, 2019b, S. 57).

Man könnte also zusammenfassend sagen:

- Seit Beginn der Menschengeschichte gibt es soziale Praxen, um seelisch-körperlichen Ungleichgewichten heilkundlich zu begegnen.
- Seit dem Altertum gibt es philosophische Bemühungen, Gegenstand und Verfasstheit des Seelenlebens auch theoretisch zu erkunden.
- Spätestens seit 1879 ist die Psychologie wissenschaftlich institutionalisiert.
- Seit 2020 ist die Psychotherapie wissenschaftlich institutionalisiert.

Man kann die Geschichte der Psychologie aber auch anders lesen. Leiser (2017) setzt eine andere Geburtsstunde für die gegenwärtige akademische Psychologie an als die Einrichtung des psychologischen Laboratoriums durch Wundt. Seiner Auffassung nach ist Francis Galton (1822–1911) der eigentliche Gründervater der modernen akademischen Psychologie. Galton stand für eine »Statistifizierung

---

6 Auch diese Faszination ist geprägt von einem dem positiven Rassismus ähnlichen ethnozentristischen Blick aus der Perspektive der westlichen Industrienationen. Wenn wir im Feuilleton davon lesen, dass in lateinamerikanischen Ländern ein einklagbares Recht von Mutter Erde (»Pachamama«) in die Verfassungen geschrieben wird (wie in Kolumbien, Bolivien, Ecuador), dann finden wir das toll. Übersehen wird dabei gern, dass mit dem »guten Leben« (Vivier Bien) eine radikale Kritik an globaler Klima- und Handelspolitik verbunden ist, die einen direkten Einfluss auch auf unsere Konsumgewohnheiten hätten – und dass der damit verbundene Kampf gegen die Globalisierung leider nicht besonders erfolgreich ist. (Vgl. https://www.deutschlandfunkkultur.de/boliviens-mutter-erde-das-wissen-der-vorfahren-nutzen.979.de.html?dram:article_id=434919; https://www.boell.de/de/2018/11/14/bolivien-sprunghaft-explodierter-pestizideinsatz [Abruf 19. 10. 2020])

der Psychologie«, die Fortführung seiner Ansätze (z. B. durch Spearman und Pearson) prägen die Statistik für Sozialwissenschaften bis heute.

Wie kommt es zu dieser Neuzuordnung? Leisers Ansatz bedeutet, die Geschichte nicht allein entlang der Abläufe von Daten zu sortieren, sondern ihrem jeweiligen zeithistorischen Zweck zuzuordnen.

Leiser kontrastiert die Auffassungen von Wundt und Ebbinghaus hinsichtlich der »Einordnung« von Psychologie als Disziplin entlang der dahinterliegenden gesellschaftspolitischen Absicht. Er nennt die von Wundt vertretene Haltung einer grundsätzlich zweckfreien Psychologie »philosophische Position«. Die von Ebbinghaus vertretene Emanzipation der Psychologie von der Philosophie als eigenständige Disziplin hingegen bringt er in Verbindung mit einer von ihm so benannten »utilitaristischen Position«:

> Die neue Zielsetzung des *Nutzens* öffnet den Weg für ein umfassendes axiomatisches Projekt einer neuen Psychologie, die den Anspruch erhob, ein für allemal mit dem ›philosophischen Laster‹ Schluss zu machen und dem Bedarf nach einem psychologischen Intrumentarium von Kontrolltechniken nachzukommen, der sich in der Gesellschaft und insbesondere in der Wirtschaft artikulierte. (Leiser, 2017, S. 163; Hervorheb. i. O.)

Die unterschiedlichen Auffassungen darüber, welche Form von Wissenschaft die Psychologie darstellt, lässt sich also auch mit einem politischen/gesellschaftlichen Zweck ihrer Anwendung in Verbindung bringen.

Für Wundt (1832–1920) war die Psychologie weiterhin Philosophie, und er beharrte darauf, dass sein Institut an der philosophischen Fakultät gut aufgehoben war. Damit verbunden ist eine Wissenschaftsauffassung von Neutralität und Fundamentalität: Die Psychologie wird aufgefasst als Grundlagenwissenschaft, die einerseits von gesellschaftlichem Zweck befreit ist und andererseits – als Teilgebiet der Philosophie – notwendige Voraussetzung für alle anderen Wissenschaften.

Ebbinghaus (1850–1909) hingegen setzte sich stark für eine Emanzipation der Psychologie von der Philosophie und die Etablierung als eigenständige Naturwissenschaft ein.

Galton kann als Vertreter einer naturwissenschaftlich-utilitaristischen Position angesehen werden. Ihm ging es nicht allein darum, die Statistik in die Psychologie einzuführen. Er war als Naturforscher und im Sinne Charles Darwins (die beiden waren Cousins) ein Gründungsvater der Eugenik. Es ging darum, die grundsätzliche Zweckfreiheit der philosophischen Position der Psychologie einzutauschen gegen eine Verwertbarkeit der psychologischen Forschung für die drängenden gesellschaftlichen Aufgaben. Und das war zu seiner Zeit das Vorantreiben des wissenschaftlichen Rassismus. Die »Statistifizierung der Psychologie« war keine zweckfreie Grundlagenforschung. Sondern sie sollte der Verwertung psychologischer Erkenntnisse zur sogenannten Verbesserung der menschlichen Rasse dienen. Es war zu jener Zeit nicht anstößig, sondern folgte dem State of the Art, per Diagnostik die Unter- oder Überlegenheit von Individuen festzustellen, um eine Förderung der Entwicklung überlegener und eine Eindämmung unterlegener Gruppen zu betreiben.[7]

Mit der Psychoanalyse betrat eine andere Form von Wissen(-schaft) über das menschliche Seelenleben die Bühne: die Hermeneutik. Freud selbst hätte seine Wissenschaft gern als exakte Naturwissenschaft, mindestens jedoch als eine Wegbereiterin dahin verstanden: »Die Psychologie ist auch eine Naturwissenschaft. Was sollte sie denn sonst sein?« (Freud, 1938, S. 143) Habermas (1968, S. 263) prägte für diese Haltung Freuds den Begriff »szientistisches Selbstmissverständnis«.[8] Wie Habermas herausarbeitet, ist der Erkenntnisprozess in der Psychoanalyse eben nicht naturwissenschaftlich. Tatsächlich ist in dieser Lesart die Psychoanalyse eher eine Geistes- denn eine Naturwissenschaft: Der Erkenntnisprozess ist wissenschaftstheoretisch ein tiefenhermeneutisches Vorgehen. Die Zielsetzung ist nicht allein die Untersuchung und Behebung seelischer Störung, sondern die psychoanalytischen Methoden lassen sich auch zur Untersuchung kultureller Faktoren einsetzen. Habermas kommt zu dem Schluss, dass Freud »in der Tat eine neue *Humanwissenschaft* begründet, in ihr aber stets eine *Naturwissenschaft* gesehen hat« (Habermas, 1968, S. 301).

Freud war sich den Möglichkeiten und Grenzen der Methode durchaus bewusst. So unternimmt er in »Das Unbehagen in der Kultur« (Freud, 1930) den Versuch, die psychoanalytische Methode auf Gesellschaften anzuwenden. Während er die Prinzipien durchaus für anwendbar hält, erkennt er jedoch auch die Grenzen an: Es würde bei einer solchen »Behandlung von Völkern« zum einen an der Vergleichspopulation für das »Gesunde« mangeln, zum anderen an der »die Kur verordnenden« Autorität (Freud, 1930, S. 505).

Freud wirft damit bereits recht früh zwei Fragen auf, die aus seiner historischen Position heraus noch nicht beantwortbar waren: Die erkenntnistheoretische Frage nach dem ex-zentrischen Ort der Betrachtung sowie die gesellschaftstheoretische Frage nach der Macht.

Diese Fragen nach Machtverhältnissen und Erkenntnispositionen im Zusammenhang mit Psychologie und Psychotherapie bedurften weiterer, soziologisch orientierter Methoden. Die Subjekttheorie liefert diese gesellschaftswissenschaftliche Ergänzung zur geisteswissenschaftlichen Perspektive. Die Kritische Psychologie ermöglichte es, gesellschaftliche Einflüsse auf die Subjektbildung zu untersuchen. Mit Foucaults subjekttheoretischem Ansatz kann die Modernisierung

7 Das ist keineswegs »Schnee von gestern«, als man noch dachte, mit Schädelvermessungen Verbrecher identifizieren zu können. 1994 legten Murray und Herrnstein von der Harvard University mit »The Bell Curve« ein Machwerk vor, das man als direkten Anschluss an Galtons utilitaristische Position verstehen kann. Rechtsextreme, eugenische und rassistische Vorurteile werden durch geschickte Lesarten von Glockenkurven verwissenschaftlicht (vgl. Zevallos, 2017).

8 Vielleicht ist dieser wissenschaftstheoretische Zwiespalt Freuds ein Teil davon, wie folgendes berühmte Zitat zu verstehen ist: »Es hat doch beinahe den Anschein, als wäre das Analysieren der dritte jener ›unmöglichen‹ Berufe, in denen man des ungenügenden Erfolgs von vornherein sicher sein kann. Die beiden anderen, weit länger bekannten, sind das Erziehen und das Regieren.« (Freud, 1937, S. 94)

des Machtgeschehens in der Gesellschaft aus der Innenperspektive der Subjektwerdung verstanden werden (vgl. Foucault, 1968, 1976, 1978a, 1978b, 1983): An die Stelle der Repression von außen ist die Unterwerfung von innen getreten. An die Stelle der Unterdrückung von Individuen ist die Schaffung von Subjekten getreten. Das macht es zum einen schwierig, sich die Macht zu verschaffen, etwas zu ändern, weil die Macht fluide und in Form des Dispositivs allgegenwärtig ist. Zum anderen ist *zunächst* kein Ort außerhalb denkbar, von dem aus man agieren könnte, wenn bereits in der Erschaffung des denkenden Subjektes sowohl Wirkung als auch Erhalt der Macht inbegriffen ist.[9] Dieser Ansatz, individuelles Leiden als gesellschaftliche Folge zu verstehen, lässt sich auch auf das Feld von Psychotherapie beziehen (vgl. Ehrenberg, 2015; Fuchs et al., 2018).

Paradoxerweise ist es gerade die Erkenntnis der Unentrinnbarkeit, welche die Suche nach »Ritzen, Lücken und Spalten« in der Totalität der Macht erst ermöglicht (vgl. Sève 1969/2016; Baumann, 2005; Bruder-Bezzel et al., 2016; Grubner, 2017).

Aus dieser Perspektive lässt sich die Entwicklung der Disziplin jeweils verschiedenen Wissenschaftsverständnissen zuordnen. Dabei geht es nicht um eine chronologische Abfolge, sondern darum, die den verschiedenen Wissenschaftsauffassungen zugeordneten gesellschaftspolitischen Zielsetzungen zu identifizieren. Eine mögliche »Sortierung« zeigt Tab. 1-2.

Tab. 1-2 Zuordnung von Psychologien und Wissenschaften

Geschichte in Schachteln			
Philosophie	**Naturwissenschaft**	**Geisteswissenschaft**	**Gesellschaftswissenschaft**
Psychophysik	Akademische Psychologie	Psychoanalyse	Kritische Psychologie Subjekttheorie

Aus der Perspektive der historischen Wissenschaftstheorie ist also eine Entwicklungslinie erkennbar: Psychologie und Psychotherapie haben ihre Erkenntnisbereiche und -methoden dergestalt erweitert, dass nicht mehr nur im philosophischen Sinne neutrale Grundlagenforschung betrieben werden kann. Die zweckerfüllte naturwissenschaftliche Position wurde durch geistes- und gesellschaftstheoretische Perspektiven ergänzt und erweitert, sodass sich Psychologie und Psychotherapie im Prinzip selbst zum Gegenstand der Untersuchung machen können.

Die gegenwärtige akademische Psychologie jedoch ist weit hinter die Erkenntnisse sowohl der Psychoanalyse als auch der Subjektwissenschaft zurückgefallen.

---

9 Foucaults Diktum *Es gib keinen Ort außerhalb der Macht* ist in diesem Zusammenhang als direkte Fortschreibung von Adornos Diktum Es gibt kein richtiges Leben im falschen zu verstehen (vgl. Adorno, 1951, S. 18; Foucault, 1983, S. 116).

Es ist eine »nahezu ausschließlich naturwissenschaftlich orientierte ›Monokultur‹« (Eichenberg & Plischke, 2014, S. 499) zu verzeichnen.

Nach der obigen Einteilung gibt sich die Psychologie (in der Form der neu zu schaffenden akademischen Disziplin Psychotherapie) also den *Anschein* einer zweckfreien Grundlagenwissenschaft. Sie nimmt (fälschlicherweise) die ursprüngliche philosophische Position in Anspruch. Tatsächlich aber ist die neue »Wissenschaft Psychotherapie« der »utilitaristischen Position« zuzuordnen, denn sie soll ein gesundheitspolitisches Instrument werden. Psychologie/Psychotherapie wird dabei auch zur Begründungsinstanz für eben jene Diskurse, die dann zur Schaffung der spätkapitalistischen Herrschaftssubjekte dienen, was sich mithilfe der gesellschaftspolitisch angewandten Subjekttheorie durchaus darstellen lässt.

Anders als zu den Zeiten des »wissenschaftlichen Rassismus« wird die Zweckgerichtetheit verschleiert: Die akademisch institutionalisierte Psychologie wird dargestellt, als wäre sie eine kontext- und ideologiefreie Grundlagenwissenschaft. Sie erschwert es auf diese Weise, innerhalb der Disziplin einen Ort der Reflexion zu schaffen.

Auf der einen Seite soll die Psychotherapie, als Wissenschaft diversifiziert, alle am Leid der Patientinnen und Patienten beteiligten Faktoren berücksichtigen (soziale, sexuelle, religiöse, kulturelle, lebensaltersbedingte usw.). Auf der anderen Seite soll die universitäre Psychotherapiewissenschaft strikt bedarfsabhängig konzipiert werden, also ein Instrument der öffentlichen Gesundheitsfürsorge werden (vgl. BMG, 2019b). Zugleich sollen die in den Psychotherapieverfahren enthaltenen Grundlagentheorien einem »evidenzbasierten Pluralismus« weichen (vgl. Benecke, 2019, S. 348).

Eine Psychotherapie, die sich dergestalt handlungspraktisch und theorielos begreift, kann dann auch nur auf eine Beseitigung der *Folgen* (das individuelle Leid) ausgerichtet sein, was wenig Raum lässt für eine Untersuchung der *Ursachen* (die gesellschaftlichen Bedingungen). Der gesellschaftliche und historische Kontext bleibt unterbelichtet.

Das stellt für uns als Psychotherapeut*innen der Gegenwart eine unbequeme Frage. Während es für Freud noch außer Frage stand, dass wir die notwendige Macht zur Veränderung gesellschaftlicher Faktoren nicht *haben*, müssen wir uns heute fragen, ob wir nicht bereits Teil der die gesellschaftlichen Faktoren prägenden Macht *sind* (vgl. Mader et al., 2019; Grubner, 2017; Schmechel et al., 2015):

Zur Psychotherapie kommen Menschen, die leiden. Dieses Leid findet, wie alle menschlichen Daseinsäußerungen, nicht in einem gesellschaftlichen Vakuum statt. Zuweilen scheinen die Symptomäußerungen quasi »aus sich selbst heraus« entstanden zu sein. In anderen Fällen ist jedoch sehr deutlich, dass das individuelle Leiden von gesellschaftlichen Bedingungen verstärkt oder überhaupt erst hervorgerufen wird. Wenn wir diesen Menschen nun dabei helfen, mit sich, mit ihrem Leben wieder besser zurechtzukommen, dann helfen wir zuweilen bei einer Anpassung an krank machende Bedingungen.

Der Neoliberalismus kann begriffen werden als das (sozial-)politische Programm der Postmoderne. Baumann (1992) weist den Unterschied zwischen Moderne und Postmoderne anhand der Formen von Einflussnahme auf Gesellschaft und Individuum nach. Während es in der Moderne darum ging, vermittels autoritärer Herrschaft quasi von oben eine Veränderung der Gesellschaft herbeizuführen (social engineering), funktioniert das in der Postmoderne von innen heraus. Wenn sich die Subjekte ihre eigene Beherrschung kreieren, indem sie sich von selbst unterwerfen, ohne es zu bemerken, dann wird Repressionsenergie eingespart (vgl. Foucault, 1968, 1978a). Das funktioniert ganz wesentlich darüber, dass die Identitätsbildungen beeinflusst werden. Die profitökonomischen Prinzipien werden dabei verschleiert:

> An zentraler Stelle stehen Anforderungen der Arbeitsorganisation, die zwar rein ökonomisch und profitmaximierend begründet sind, aber als Versprechungen an die Subjekte daherkommen und mit Schlagwörtern wie Eigenverantwortlichkeit, Individualisierung und Subjektivierung der Arbeit, Flexibilität, Kreativität, Freiheit, Selbstverwirklichung, Autonomie und Selbstregulation verbunden sind. (Bruder-Bezzel et al., 2016, S. 15)

Ein Kernstück dieser postmodernen Herrschaftsverhältnisse ist, dass bei der gleichzeitigen Betonung der Notwendigkeit von Individualität und »soft skills« der *Anschein* der Bezogenheit der Subjekte aufrechterhalten bleibt. Im Kern jedoch findet eine immense Entsolidarisierung statt, deren Schlusspunkt in einer völligen Zerstörung menschlicher Beziehungen liegen könnte. Dieser Prozess macht auch vor der Psychotherapie nicht halt. Maio drückt es aus medizinethischer Perspektive so aus:

> Je mehr die Therapie einem technologisch-rationalen Planbarkeitsimperativ unterworfen wird, desto mehr entsteht ein Kult der Effizienz, der sich am Ende sogar gegen die Beziehung selbst wendet. (Maio, 2016, S. 97)

Maio, der generell für eine »Medizin der Zuwendung« (Maio, 2015, 2017) eintritt, verbindet die Untersuchung gesellschaftlicher Bedingungen mit den Voraussetzungen heilkundlicher Tätigkeit. Er konstatiert, dass durch eine »Ökonomisierung« des gesamten gesellschaftlichen Lebens auch die Heilberufe der Marktlogik zu folgen haben. Das verwandle die Heiltätigkeit »vom Dienst am Menschen zum Kundendienst« (Maio, 2011, S. 133).

Die Anwendung von Psychotherapie hat demnach einen dilemmatischen Ausgangspunkt: Auf der einen Seite wären Psychologie/Psychotherapie in ihrer gesellschaftswissenschaftlichen Form in der Lage, die »krank machenden Bedingungen« und ihren eigenen Anteil an deren Aufrechterhaltung zu analysieren. Auf der anderen Seite wird in der Psychotherapie nicht eine globale Veränderung der Verhältnisse angestrebt, sondern eine individuelle Anpassung an diese. Psychotherapie darf nicht dabei stehenbleiben, nach Erklärungen für die Ursachen des individuellen Leidens zu suchen. Sondern die Patient*innen haben einen berechtigten Anspruch auf eine Linderung ihres Leidens. »Ich möchte wieder funktionieren«, ist ein häufiger Patient*innenwunsch. Das haben wir zu respektieren, auch wenn es bedeutet, dass die/der Patient*in wieder ein Teil der krank machenden Bedingungen sein möchte und damit zur Aufrechterhaltung der politisch problematischen Bedingungen beiträgt.

Dieser Ausgangspunkt gilt für jeden psychotherapeutischen Ansatz. Das Dilemma wird erst erkennbar, wenn von einer ausschließlich deskriptiven Beschreibung der Entwicklung von Methoden abgesehen und eine zusätzliche gesellschaftliche und historische Perspektive eingenommen wird.

Vor diesem etwas abstrakten wissenschaftshistorischen Hintergrund soll nun die »eigentliche« Geschichte der Tiefenpsychologisch fundierten Psychotherapie nachgezeichnet werden. Auch hierzu muss ein wenig ausgeholt werden.

2 Tell Me About Your Mother

Die Psychoanalyse wird gern (jedenfalls von Psychoanalytiker*innen) als »Mutter aller Psychotherapie« aufgefasst. Zwar haben die Psychotherapie, wie in Kapitel 1 dargestellt, und damit auch die Psychoanalyse einen langen Vorlauf in der Menschheitsgeschichte. Und doch ist diese Aussage zutreffend. Lück (2009) weist darauf hin, dass im Alltagsverständnis Psychoanalyse und Psychologie gleichgesetzt werden, obwohl es kaum noch psychoanalytische Lehrstühle in der akademischen Psychologie gibt.[10]

An dieser Stelle soll nicht die Historie der Psychoanalyse erzählt werden.[11] Vielmehr soll auf den Prozess der Wissensbildung fokussiert werden, um den theoriegeschichtlichen Vorlauf der TP zu erhellen.

Freud hat weder die Psychotherapie noch das Unbewusste erfunden (vgl. Storck, 2019; Gödde & Buchholz, 2011; Gödde, 2009; Schüßler, 2002). Er hat jedoch als Erster sowohl die Behandlungstechnik als auch die zugrundeliegende Psychologie systematisiert (vgl. Kauders, 2014; Dührssen, 1994). Die Vorgehensweise folgte dabei, von ihm unerkannt oder ignoriert (vgl. Habermas, 1968), einer damals schon bekannten erkenntnistheoretischen Logik, der Hermeneutik. Konkret bedeutet das, dass Freud die Behandlungstechnik anhand der klinischen Erfordernisse gewonnen und modifiziert hat und aus der Analyse der empirischen Befunde ein theoretisches Modell entwickelte (Metapsychologie), die nicht nur für die klinische Praxis relevant ist (therapeutische Technik), sondern darüber hinaus Grundlagenhypothesen zur seelischen Verfasstheit von Menschen generierte (Kulturtechnik).

Die Psychoanalyse ist eine im Kern empirische Wissenschaft: Aus empirischen Befunden werden theoretische Ableitungen vorgenommen, die in praktische Anwendungsmodelle überführt werden. Die Anwendung der Modelle auf dem empirischen Feld erzeugt dann weiteres Material für die theoretische Analyse. Es folgt eine Modifikation der Modelle, die dann in die Praxis rückgebunden werden, wo sie neues Material zur weiteren Untersuchung erzeugen usw.

Freud war stets bereit, seine bereits entwickelte Theorie anhand neuer Erkenntnisse auf dem Feld der Empirie zu modifizieren. Problematisch wird der Blick auf den Prozess der psychoanalytischen Wissensbildung, wenn man die Aufmerksamkeit auf die (unausgesprochenen) Prinzipien der Theorieentwicklung lenkt. Denn der Abgleich von neuen Erkenntnissen mit der bestehenden Theorie galt für Freud mit einer folgenschweren Einschränkung: Es waren nicht *irgendwelche*

---

10 Stand 2020 ist einer von 50 Lehrstühlen für Psychologie an den staatlichen Universitäten mit einem Psychoanalytiker besetzt.

11 Hierzu sei auf die einschlägige Literatur verwiesen, z. B. Kauders, 2014; Lockot, 2013b; Springer et al., 2007; Dührssen, 1994; Clark, 1980; Freud, 1914d.

Erkenntnisse, und es war nicht eine *irgendeine* psychoanalytische Theorie, sondern es war ausschließlich die Freud'sche Psychoanalyse, die als Referenzsystem heranzuziehen war, und es waren ausschließlich von ihm »ratifizierte« Modifikationen, die zulässig waren (vgl. Rudolf, 1977/1987).

Ganz allgemein gesprochen, »funktioniert« die psychoanalytische Wissensbildung nach einem erkennbaren Schema: Am Beginn steht eine Idee, die jemand (meistens ein Mann) mit seinem Namen verknüpft. Dieser kann andere dafür begeistern, und gemeinsam wird die Idee zur Theorie ausgebaut, ausgedehnt, und es werden Veränderungen vorgenommen. An einem kritischen Punkt werden die Modifikationen so weitgehend, dass sie nicht mehr der Normlehre entsprechen. Wer nun die neuen Ideen weiterverfolgt, wird von der Gruppe ausgestoßen. Er hat dann selbst diese neue Idee, versucht andere für sich zu begeistern, versammelt eine Gruppe um sich, die Theorie wird ausgebaut, bis zu einem kritischen Punkt – und alles wiederholt sich.

Raguse (2007) schildert, dass Freud in einem Brief an Pfister die Sexualtheorie (im Sinne einer ätiologischen Kernhypothese für alle Neurosen) als »Schibboleth«[12] bezeichnet. Nur durch ein »Bekenntnis« zur Sexualtheorie sei es der Schweizerischen Gesellschaft für Psychoanalyse ermöglicht worden, Mitglied der Internationalen Psychoanalytischen Vereinigung zu werden.

Dührssen (1994) greift das Konzept des »Schibboleth« auf und wendet es auf die Vorstellung vom »reinen Gold der Psychoanalyse« an. Im übertragenen Sinne heißt das, dass die Zugehörigkeit zur »richtigen« Gruppe durch das »richtige« Sprechen bewiesen werden muss. Die Nichtzugehörigkeit bedeutet zugleich den Verlust der eigenen Existenzberechtigung.

Freuds berühmt gewordener Beitrag auf dem V. Internationalen Psychoanalytischen Kongress (1919 in Budapest) enthielt zwei Botschaften, die je nach Lesart unterschiedlich interpretiert werden können. Auf der einen Seite vertrat Freud sehr eindeutig die Position, dass die Psychoanalyse (und damit die Psychotherapie) verbreitert werden und allen Gesellschaftsschichten kostenfrei zugänglich gemacht werden müsste:

> Irgend einmal wird das Gewissen der Gesellschaft erwachen und sie mahnen, daß der Arme ein ebensolches Anrecht auf seelische Hilfeleistung hat wie bereits jetzt auf lebensrettende chirurgische. (Freud, 1919, S. 192)

Dies kann als eine Ermunterung verstanden werden, die Therapie den Erfordernissen und Möglichkeiten der Patienten sowie der gesellschaftlichen Rahmenbedingungen anzupassen, statt wie bisher die Patienten nach ihrer Eignung für die Behandlung zu selektieren (vgl. Reimer & Rüger, 2012; Rüger, 1993).

---

12 Ein Schibboleth ist eine sprachliche Besonderheit, mit der sich die Zugehörigkeit zu einer sozialen Gruppe prüfen lässt (vgl. Knauf, 2007). Über die »richtige« oder »falsche« Aussprache wird die Zugehörigkeit zu einer sozialen Gruppe festgestellt – im Alten Testament mit lebensentscheidenden Konsequenzen: Wer falsch spricht, wird erschlagen.

Auf der anderen Seite aber kann die Metapher von »Gold und Kupfer« verstanden werden als Mahnung, streng über eine Einhaltung der Normtheorie zu wachen (vgl. Hartung et al., 2016):

> Wir werden auch sehr wahrscheinlich genötigt sein, in der Massenanwendung unserer Therapie das reine Gold der Analyse reichlich mit dem Kupfer der direkten Suggestion zu legieren (…). Aber wie immer sich auch diese Psychotherapie fürs Volk gestalten, aus welchen Elementen sie sich zusammensetzen mag, ihre wirksamsten und wichtigsten Bestandteile werden gewiß die bleiben, die von der strengen, der tendenzlosen Psychoanalyse entlehnt worden sind. (Freud, 1919, S. 193 f.)

Rüger beschreibt diese beiden Interpretationsweisen von Freuds Beitrag zum Budapester Kongress als Ausgangspunkt einer »Polarisierung zwischen bewahrender Orthodoxie und kreativer Weiterentwicklung« (Rüger, 2008, S. 253).

Wenn das »reine Gold« ein Schibboleth darstellt, dann bedeutet das für die psychoanalytische Theoriebildung, dass es nicht darum geht, sich auf den jeweils gültigen Forschungsstand zu beziehen, sondern sich durch ein Bekenntnis der »richtigen« Schule zuzuordnen.

Psychologiegeschichte kann mit dem »Great-man«-Ansatz untersucht werden, also indem die Geschichte des Fachs über das Lebenswerk großer Persönlichkeiten erzählt wird (z. B. Boring, 1929). Lück kritisiert, dass eine auf diese Weise vorgenommene Geschichtsschreibung den ideengeschichtlichen Kontext vernachlässigt. Er prägt dafür den Begriff »personalistisch« (Lück, 2009, S. 21).

Mit diesem Begriff lässt sich die psychoanalytische Theoriebildung ebenfalls als *personalistisch* bezeichnen. Die Herausbildung von »Schulen« entsteht aus einer untrennbaren Verknüpfung von Theorie mit dem jeweiligen Begründer. Bis heute kann man »Freud, Adler, Jung« sagen, und jeder wird verstehen, dass man »Psychoanalyse, Individualpsychologie, Analytische Psychologie« meint (vgl. Lück, 2009; Rieken et al., 2011). Man konnte die Namen der psychoanalytischen Theorien und ihrer Begründer lange sogar vollständig synonym verwenden. Die Geschichte der bekanntesten »Abtrünnigen« der Freud'schen Psychoanalyse (Adler und Jung) ist bekannt. Wichtig ist in diesem Zusammenhang, dass es aufgrund dieser sehr persönlich geführten Kontroversen bis zum Zweiten Weltkrieg auch in theoretischer Hinsicht im Grunde nur »drei Psychotherapien« gab, deren Theorie jeweils mit den Namen ihrer Begründer verknüpft war.

Heute ist das Feld der psychotherapeutischen Ansätze sehr ausdifferenziert. In einer kritischen Zählung nennt Jaeggi (1995) bis zu 500 »Therapieschulen«. Auch in den psychoanalytischen Theorien ist ein hoher Grad an Diversifizierung zu verzeichnen: Mertens zählte Mitte der 90er-Jahre des vergangenen Jahrhunderts neun »Schulen« in der Psychoanalyse (Mertens, 1997), 15 Jahre später bereits 15–20 »Richtungen« (Mertens, 2012). Dennoch scheint sich am grundlegenden Prozess der Wissensbildung nicht viel geändert zu haben: »Ich kann mir eine Identitätsbildung ohne Abgrenzung nicht vorstellen« (Tenbrink, 2013, S. 23). Es geht also weiterhin darum, sich mit der »richtigen« Schule zu identifizieren, um die eigene Identität zu bestätigen. Kernberg hält für dieses Phänomen eine psychologische Erklärung bereit:

> Noch immer hält sich vielleicht so etwas wie eine Tendenz zur »Pilgerreise« nach irgendwo zu der einen oder anderen verehrungswürdigen Figur, aber das ist im Grunde ein universelles Problem in der Geschichte der Psychoanalyse: unsere Unsicherheiten veranlassen uns, nach »Gurus« Ausschau zu halten. (Kernberg, 2007, S. 378)

Diese deutliche Kritik an der psychoanalytischen Wissensbildung zielt darauf ab, dass das wissenschaftlich fundierte Erkenntnisinteresse einem Bedürfnis nach Zugehörigkeit untergeordnet wird.

Ein zum personalistischen Ansatz alternativer Prozess der Wissensbildung könnte als *methodenzentriert* bezeichnet werden. Das ist im Grunde das Wachstumsprinzip der modernen Verhaltenstherapie (VT).[13] Das Einschlusskriterium für die Zugehörigkeit zum Verfahren ist nicht der Abgleich mit einer bestehenden Normtheorie, sondern die empirische Evidenz der Wirksamkeit.

Auch wenn aus heutiger Sicht die Aussagekraft der ausschließlich vermittels randomisierter Kontrollstudien gewonnenen Evidenz bezweifelt werden darf (vgl. Wampold et al., 2015, 2018; Strauß & Willutzki, 2018), gilt in der Verhaltenstherapie ein »pragmatischer (technischer) Eklektizismus«, ohne dass dabei auf die Quelle des Begriffs Bezug genommen wird, die vermutlich bei Wilhelm Griesinger zu verorten wäre (vgl. Sponsel, 1998; Norcross, 1986): Wer nachweisen kann, dass seine Methode wirksam ist, der ist willkommen im Kreis der Verhaltenstherapie. Selbstverständlich gibt es auch in der VT Konkurrenzen und Kämpfe um Traditionen. Dennoch werden in der VT tendenziell mehr Neuerungen integriert als in den psychoanalytischen Verfahren, und inhaltlich sehr weit auseinanderliegende methodische Ansätze lassen sich zu neuen Strömungen (z. B. zur »dritten Welle«) zusammenfassen (vgl. Heidenreich & Michalak, 2013). Auch ist es in der VT üblich, die methodischen (nicht so sehr theoretischen) Formvarianten mit griffigen Akronymen abzukürzen. Zur Bezeichnung werden üblicherweise die Akronyme allein oder jedenfalls vor dem Namen ihrer Begründer genannt.[14]

Der personalisierte Prozess der Wissensbildung in der psychoanalytischen Theorie vermag zu erklären, warum es so lange gedauert hat, bis eine »massentaugliche« Psychotherapie wie die TP aus der Psychoanalyse abgeleitet wurde. Impulse für behandlungstechnische Modifikationen waren schon früh gesetzt

---

13 Gemeint ist an dieser Stelle die Verhaltenstherapie im Rahmen der Psychotherapie-Richtlinie (PTRL), die nicht synonym ist mit dem international gebräuchlichen Begriff der Cognitive Behavioral Therapy (CBT).

14 Man sagt »Freud'sche Psychoanalyse« und »Adlerian pychology«, aber »DBT (nach Linehan)« oder »Schema therapy (Young)«.

worden (z. B. Stekel, 1908; Rank & Ferenczi, 1924[15]; Alexander & French, 1946; für eine wertneutrale Übersicht s. Ermann, 2016). Sie ließen sich jedoch in der psychoanalytischen Community nicht durchsetzen, sofern sie gegen das »Schibboleth« der personalisierten Traditionen verstießen.

Zusammenfassend lässt sich festhalten, dass die wesentlichen theoretischen und technischen Bestimmungsstücke der TP bereits vorlagen, lange bevor die TP als Richtlinienverfahren konzipiert wurde. Die Implementierung der TP hatte weitere Vorlaufbedingungen, die in den folgenden Kapiteln beleuchtet werden.

---

15 Schröter (2007, S. 413) zufolge dominierten die technischen Neuerungen von Ferenczi und Rank in thematischer Hinsicht den 8. Internationalen Psychoanalytischen Kongress (1924 in Salzburg).

3 Weichenstellungen im »Dritten Reich«

»Gegen seelenzersetzende Überschätzung des Trieblebens!
Für den Adel des menschlichen … der menschlichen Seele!
Ich übergebe dem Feuer die Schriften der Schule Sigmund Freuds!«
(4. Rufer bei der Bücherverbrennung am 10. 5. 1933 am Berliner Opernplatz, zit. nach DHM, 2000)[16]

Mit der Verbrennung der Schriften Freuds wurde die Psychoanalyse öffentlich als »undeutsch« gebrandmarkt. Psychoanalytikerinnen und Psychoanalytiker wurden im Nationalsozialismus verfolgt, vertrieben, verhaftet und ermordet. Die Deutsche Psychoanalytische Gesellschaft (DPG) verlor durch den Ausschluss[17] ihrer jüdischen Mitglieder 1935 ca. zwei Drittel ihrer Angehörigen, bevor sie 1938 insgesamt aufgelöst wurde (vgl. Lockot, 2013a; Dührssen, 1994).

Damit, dass Freuds Bücher verbrannt wurden, ist der Grundstein gelegt für einen »Verfolgungsmythos« von Psychoanalyse und Psychotherapie insgesamt. Ungeachtet der eigenen Wurzeln, der sehr verschiedenen Haltungen und Handlungen von Psychoanalytiker*innen während der Nazi-Zeit, nimmt die Psychoanalyse eine unhinterfragte Opferhaltung ein. Jones (1962) spricht von einer »Liquidation« der Psychoanalyse.[18] Die wenigen, dafür aber sehr gründlichen

16 Versprecher im Original. Die Tonaufnahme ist auch online verfügbar (DHM, 2002). – Es mag überlegenswert sein, ob dem Rufer hier eine Fehlleistung (sensu Freud, 1904) unterlief, ausgerechnet in der Zeile, in der auf den von den Nationalsozialisten als »Kulturgermane« vereinnahmten mittelalterlichen Mönch Meister Eckhart Bezug genommen wird (»vom Adel der menschlichen Seele«). Vielleicht wäre der Versprecher, vollständig ausgesprochen, so weitergegangen: »Für den Adel des menschlichen Volkes«. Der unbewusste Gehalt könnte dann in der Aussage liegen, dass alle anderen als die Angehörigen des Deutschen Volkes bzw. der arischen Rasse ihres Status als Menschen enthoben und als Untermenschen definiert würden. Ein Konzept, das damals schon bekannt, aber vielleicht noch nicht so verbreitet (also gewissermaßen vorbewusst) war. Rosenberg übersetzte 1930 den Begriff Under Man von Stoddard (1922); Klemperer (1947, S. 80) bezeichnet den Begriff »Untermensch« dennoch als spezifische Wortschöpfung der Sprache des Dritten Reichs.

17 Obwohl das Austreten der jüdischen Mitglieder »freiwillig« erfolgte, ist hier von einem Ausschluss zu reden (vgl. Lockot, 2013a, S. 39 ff.).

18 Dem widerspricht Nitschke sehr energisch: »Die Aussage ist prägnant – und falsch« (Nitschke, 2011, S. 1).

Werke zur Geschichte von Psychoanalyse und Psychotherapie während des »Dritten Reichs« zeichnen indes ein anderes Bild[19]:

Die offizielle Verdammung der Psychoanalyse bedeutete nicht, dass die Psychoanalyse *als solche* ein Opfer des Nationalsozialismus wurde und dass *alle* Psychoanalytiker*innen Opfer des Regimes wurden. Vielmehr scheint es so gewesen zu sein, dass die Internationale Psychoanalytische Vereinigung das »Trolley-Problem der Psychoanalyse«[20] (sollte man die DPG auflösen oder nicht; sollte man Psychoanalyse unter nationalsozialistischer Herrschaft überhaupt betreiben) in der Weise gelöst werden sollte, dass die jüdischen Mitglieder die DPG »freiwillig« verließen und dafür eine Direktmitgliedschaft in der IPV erhielten (s. Lockot, 2013a).

Lieber sollten die jüdischen Mitglieder die DPG verlassen, als dass die Psychoanalyse als Ganzes in Gefahr eines vollständigen Verbots geriete: »I should still say that I prefer Psycho-Analysis to be practised by Gentiles in Germany than not at all.« (Ernest Jones an Anna Freud, 11. 11. 1935, zit. nach Lockot, 2013a, S. 43 f.)

Die Psychoanalyse sollte also um jeden Preis gerettet werden, auch wenn dafür der Ausschluss der jüdischen Psychoanalytiker*innen in Kauf genommen werden musste. Freilich war damit auch eine »harte Haltung« gegenüber politisch Aktiven verbunden: Wer mit dem Kommunismus oder dem Widerstand sympathisierte (wie Edith Jacobson oder Wilhelm Reich), riskierte den Ausschluss aus der DPG (vgl. Lockot, 2013a, S. 39 ff.).

Im öffentlichen Diskurs um »verfolgte Psychoanalyse« wird so gut wie nie auf Reich eingegangen[21], obwohl er einer der bekanntesten Psychoanalytiker seiner Zeit gewesen sein dürfte. Seine »Charakteranalyse« (Reich, 1933b) dient noch heute als Grundlage körpertherapeutischer Ansätze. Und im Vergleich zu Freuds »Unbehagen in der Kultur« (Freud, 1930) darf die »Massenpsychologie des Faschismus« (Reich, 1933a) als deutlich radikalere Anwendung der Psychoanalyse als Kulturtechnik aufgefasst werden, mit deren Mitteln auch heutige rechts-

19 Zu nennen sind hier vor allem die herausragenden Werke von Lockot (1985 sowie 1994/2013a und 2013b) und Cocks (1985). Die Entwicklung der akademischen Psychologie im Nationalsozialismus ist bei Geuter (1984) umfänglich und detailliert beschrieben. Dührssens (1994) Lesart der Geschichte der Psychoanalyse hat ihr den Vorwurf des Antisemitismus eingehandelt, weil sie die Frage nach der »jüdischen Wissenschaft« theoriesoziologisch aufgriff. Eine Ausstellung der International Psychoanalytic Association von 1985 legt einen starken Akzent auf den Aspekt der Verfolgung (vgl. Brecht et al., 2010). Peglau (2013, 3. Aufl.: 2017a) legt mit seiner Studie über Wilhelm Reich eine sehr genaue Untersuchung der Psychoanalyse und ihrer Verstrickungen im Nationalsozialismus vor.

20 Als »Trolley-Problem« wird das moralische Dilemma beschrieben, ob man wenige opfern solle, um viele zu retten. Versinnbildlicht wird das Dilemma an der Rolle eines Weichenstellers, der darüber zu entscheiden hat, ob er einen außer Kontrolle geratenen Straßenbahnzug so umlenken solle, dass er weniger Menschenleben opfert, als wenn er nichts täte. Dieses 1930 als Gedankenexperiment konzipierte Dilemma bekommt eine makabre Realität vor dem Hintergrund, dass jüdische »Funktionshäftlinge« in den KZs Deportationslisten zusammenzustellen hatten (vgl. Ludewig-Kadmi, 2001).

21 Diese Lücke schließt Peglau erst 2013 (3. Aufl.: 2017a).

populistische Bewegungen untersucht werden können (vgl. Peglau, 2017b). Es scheint, dass eine explizit auf grundlegende gesellschaftliche Veränderung abzielende Psychotherapie auch dann keine Aufmerksamkeit erhalten sollte, wenn sie ganz offensichtlich Opfer von Verfolgung geworden war.

Die Verbrennung der Bücher Freuds war dem gegenüber eine mehr symbolische als eine faktische Handlung. Tatsächlich war die Zensur differenzierter: Grundlegende Schriften, die Psychoanalyse und Individualpsychologie *darstellen*, wurden von den Bücherverboten explizit ausgenommen. Es sollte die *Verbreitung* der Lehren unterbunden werden, sofern sie im Widerspruch zur nationalsozialistischen Weltanschauung standen. Peglau (2014, S. 155) fasst es folgendermaßen zusammen: »nur was dem Nationalsozialismus widersprach *und* keine grundlegende wissenschaftliche Bedeutung hatte, sollte ›ausgemerzt‹ werden«.

Psychotherapie wurde auch vom nationalsozialistischen Regime als wichtig erachtet (vgl. Cocks, 1985). Nitschke zitiert Kurt Gauger, den stellvertretenden Direktor des »Deutschen Instituts für Psychologische Forschung und Psychotherapie«[22] wie folgt: »Die politischste Disziplin von allen Disziplinen aber ist die Psychotherapie!« (Nitschke, 2011, S. 7)

Lockot (1985) konstatiert einen steigenden Bedarf an Psychotherapie auch und gerade unter den Bedingungen der Diktatur. Während der NS-Zeit wurden wesentliche Vorbedingungen geschaffen für eine spätere Implementierung der Richtlinienpsychotherapie (▶ Kap. 4), welche bis in die Gegenwart hineinreichen.

Es sind im Wesentlichen zwei Faktoren, die für die spätere Entwicklung der TP als Richtlinienverfahren bedeutsam sind: Zu einen ist es eine aus der Sicht der nationalsozialistischen Ideologie notwendige »Integration«[23] von verschiedenen psychotherapeutischen Richtungen. Zum anderen handelt es sich um die Frage, wer Psychotherapie durchführen darf, es geht also um eine Integration von Behandelnden in die psychotherapeutische Versorgung.

Die Bedingung für die Installation einer »Neuen Deutschen Seelenheilkunde« war es, die Psychotherapie der nationalsozialistischen Weltanschauung zu unterstellen (vgl. Cocks, 1983, 1985; Lockot, 1985, 2013a). Auch die *seelische* »Volksgesundheit« war ein wichtiger Bestandteil der nationalsozialistischen Gesellschaftsvorstellung. Die Zielsetzung war dabei, der Rassenlehre folgend, eine eugenische: Es ging darum, als »wertvoll« erachtete Elemente des »Volkskörpers« zu fördern und als »unwert« erachtete Elemente zu vernichten. Dazu war es nötig, jene seelischen Zustände, die durch psychotherapeutische Maßnahmen zu heilen sind, von den als unheilbar erachteten zu unterscheiden. Sofern eine »Verbesserung«

---

22 Das »Deutsche Institut für psychologische Forschung und Psychotherapie« wurde 1936 gegründet. Es übernahm Funktion und Räume der 1920 gegründeten Berliner psychoanalytischen Poliklinik. Geleitet wurde es von Matthias Heinrich Göring (einem Vetter von Hermann Göring). Im Folgenden wird das Institut auch als »Deutsches Institut« oder »Göring-Institut« bezeichnet.

23 Da es sich bei der Unterstellung aller Psychotherapie unter die nationalsozialistische Weltanschauung nicht um eine theoretisch-wissenschaftliche Leistung handelt, sondern um eine Folge der »Gleichschaltung« (vgl. Bracher et al., 1960), wird der Begriff »Integration« hier in Anführungszeichen gesetzt.

als nicht möglich eingeschätzt wurde, wurden die so Erkrankten der Euthanasie in Form von Sterilisierung oder Ermordung überstellt (vgl. Lockot, 1985, 2013a; Peglau, 2014, 2017a).

Vor dem Hintergrund dieser Zweck- und Zielsetzung sind die »theoretischen«[24] Bemühungen der Psychotherapie im Nationalsozialismus zu lesen. Es gab zum einen die Bestrebung, durch Psychoanalyse und Psychotherapie zur Verbesserung des »Volkskörpers« beizutragen:

> Die Psychoanalyse bemüht sich, unfähige Weichlinge zu lebenstüchtigen Menschen, Instinktgehemmte zu Instinktsicheren, lebensfremde Phantasten zu Menschen, die den Wirklichkeiten ins Auge zu sehen vermögen, ihren Triebimpulsen Ausgelieferte zu solchen, die ihre Triebe zu beherrschen vermögen, liebesunfähige und egoistische Menschen zu liebes- und opferfähigen, am Ganzen des Lebens Uninteressierte zu Dienern des Ganzen umzuformen. Dadurch leistet sie eine hervorragende Erziehungsarbeit und vermag den gerade jetzt neu herausgestellten Linien einer heroischen, realitätszugewandten, aufbauenden Lebensauffassung wertvoll zu dienen. (Müller-Braunschweig, 1933/1983, S. 1139)

Zum anderen wurde am »Deutschen Institut« ein »Diagnosen-Schema« entwickelt, dass zur Selektion von an »unheilbaren Erbkrankheiten befallenen« Menschen dienen konnte:

> In diesem Schema werden erst (A) Zustände aufgeführt, bei denen die Psychotherapie im allgemeinen nur eine Nebenrolle spielt. Hier ist besonders wichtig die Gruppe: »Erblich degenerative Psychopathie«. »Psychopathien« sind für unsere Auffassung genotypisch bedingte seelische Mißbildungen, die nur in gewissem Maße besserungsfähig, im wesentlichen aber unheilbar sind, während die unter B aufgeführten: »Neurotischen Persönlichkeiten« günstigenfalls gesunden können. (Schultz, 1940[25], S. 161)

Die in Kapitel 1 dargestellte Unterscheidung von Psychologie/Psychotherapie entlang des zugrundegelegten Wissenschaftsverständnisses erlaubt eine Zuordnung der »Neuen Deutschen Seelenheilkunde« zur utilitaristischen Position. Die als naturwissenschaftlich (und damit ahistorisch) aufgefassten psychologischen Erkenntnisse sollten dem Zweck einer Verbesserung der »Volksgesundheit« zur Verfügung gestellt werden.

---

24 Siehe Fußnote 23: Es handelte sich hier um politisch motivierte Vorgänge im Dienste der Gleichschaltung. Die Anführungszeichen mögen das verdeutlichen. Bohleber spricht in diesem Zusammenhang vom »Projekt einer synoptischen Psychotherapie«, welche die Vertreibung der jüdischen Psychoanalytikerinnen und Psychoanalytiker zur Voraussetzung gehabt habe (Bohleber, 2010, S. 294 f.).

25 J. H. Schultz (1884–1970) ist heute vor allem als Begründer des Autogenen Trainings bekannt.

Der theoretische Weg dahin, die psychoanalytischen Erkenntnisse für die nationalsozialistische Weltanschauung nutzbar zu machen, war den »verwertbaren Gehalt« der psychoanalytischen Forschungsergebnisse von ihren »jüdischen Wurzeln« abzutrennen. Cocks (1985, S. 103) beschreibt es so: »... in proper racial hands even Jewish thought could be beneficial to non-Jewish practitioners and patients«. Arier können also auch »jüdische Gedanken« als hilfreiches Werkzeug verwenden.

Damit verbunden ist die Notwendigkeit, die in Kapitel 2 beschriebene personalistische Geschichtsschreibung der psychoanalytischen Theorie aufzubrechen: Es war nötig, die Ideen und Erkenntnisse der Psychoanalyse von den Personen, die sie hatten, abzutrennen – ganz einfach, weil zu viele führende Theoretiker*innen der Psychoanalyse Jüdinnen oder Juden waren.

Die personelle Besetzung des »Deutschen Instituts« war insofern klug gewählt, als dass Vertreter aller drei damals prominenten therapeutischen Schulen (Psychoanalyse, Individualpsychologie, Analytische Psychologie; vgl. Kap. 3) bestellt wurden. Namentlich wurden für die Freud'sche Richtung Boehm, Müller-Braunschweig und Schultz-Hencke, für die Jung'sche Richtung Moritz, Kranefeld und Weizsäcker, für die Adler'sche Richtung Künkel und Herzog in den Verwaltungsbeirat des von Göring geleiteten Instituts berufen (vgl. Lockot, 1985).[26]

Inhaltliche Vorgabe für das »Deutsche Institut« war es, die Psychoanalyse von der »jüdischen Lehre« der Sexualtheorie zu befreien, um ihren für die nationalsozialistische Ideologie wertvollen Gehalt (Trieb- und Entwicklungslehre) in den Dienst der »Volksgemeinschaft« zu stellen (vgl. Lockot, 1985). Die »Abkopplung« der Theorien von ihren Gründern (und damit auch die Aufhebung der personalistischen Geschichtsschreibung) folgte demnach nicht einer erkenntnistheoretischen Einsicht, sondern war Ergebnis einer weltanschaulichen »Notwendigkeit«: Wenn Psychoanalyse und Individualpsychologie als »jüdische Ideen« galten, dann musste »das Jüdische« daraus getilgt werden, um die »Neue Deutsche Seelenheilkunde« zu schaffen. Die verschiedenen Strömungen sollten daher von ihren Erfinderpersönlichkeiten gelöst und unter einem mit der nationalsozialistischen Ideologie kompatiblen theoretischen Dach integriert werden (vgl. Lockot, 1985).

Die Bemühungen um eine »Integration« der verschiedenen psychoanalytischen Schulen werden von ihrer theoretischen Qualität her als eher bescheiden eingestuft (Cocks, 1983, 1985; Lockot, 1985; Peglau, 2017a). Die »Neue Deutsche Seelenheilkunde« war, theoretisch betrachtet, kein großer Wurf. Cocks (1983, S. 1064) spricht von »naiven Visionen« bei der Synthese der psychoanalytischen Denkschulen.

---

26 Cocks (1985, S. 53 ff.) »sortiert« etwas anders: Schultz-Hencke und Rittmeister als Freudianer, Heyer als Jungianer, Göring, Künkel und Seif als Adlerianer sowie Hattingberg und Schultz als Unabhängige. Für die spätere Entwicklung innerhalb der Psychoanalyse (► Kap. 4) ist hervorzuheben, dass beiden Quellen zufolge aus Sicht des »Deutschen Instituts« Schultz-Hencke als Vertreter der Freud'schen Schule aufgefasst wurde.

Die Folgen waren jedoch alles andere als harmlos: Wer z. B. nach dem »Diagnosen-Schema« des Göring-Instituts an einer »erblich degenerativen Psychopathie« (Schultz, 1940, S. 161) litt, war in unmittelbarer Lebensgefahr:

> Wir sind übereinstimmend der Ansicht, daß es auch eine hysterische Psychopathie, eine Entartungshysterie gibt, die völlig unheilbar ist. (…) Meistens scheint es sich hier um eine sehr durchschlagende Vererbung zu handeln. Die wenigen Fälle, wo ich dies Todesurteil in Form einer Diagnose gestellt habe, zeigten das deutlich; Sie wissen, dass im neuen Scheidungsrecht in Deutschland mit Recht diese Form der Hysterie als Scheidungsgrund gilt; denn es kann keinem Mann zugemutet werden, mit einer solchen Bestie zu leben. (Schultz, 1940, S. 114 f.)

Der (pseudo-)theoretische, politisch motivierte Vorgang – die Abkopplung der Theorien von ihren Gründern – war ein wesentlicher Schritt in der Entwicklung der Psychotherapie, dessen Folgen über die Einführung der Richtlinienpsychotherapie bis hin zur Novellierung des Psychotherapeutengesetzes auch heute noch wirksam sind. Die andere wesentliche Weichenstellung während des Nationalsozialismus betrifft nicht die »Integration« von Theorien, sondern die Integration von Behandler*innen.

Das nationalsozialistische Deutschland war ein totalitärer Staat (vgl. Arendt, 1951). Das bedeutete aber nicht, dass das Staatsgebilde so reibungslos und widerspruchsfrei funktionierte, wie es sich den Anschein gab (vgl. Broszat, 1960, 1969). Dies gilt selbstverständlich auch für den Bereich von Medizin und Psychotherapie. Zahlreiche innersystemische Machtkämpfe und Intrigen sind zu verzeichnen. Cocks kommt mit Blick auf Psychoanalyse und Psychotherapie zu dem Schluss, »dass der Hitlerstaat, obwohl er mit tragischem Erfolge eine mächtige Nation mit all ihren sozialen, ökonomischen und militärischen Ressourcen für Krieg und Ausrottung zu mobilisieren vermochte, in Wort und Tat nichts weniger als monolithisch war« (Cocks, 1983, S. 1058). Das bedeutet, dass auch zwischen den Beteiligten im Gesundheitswesen Macht- und Verteilungskämpfe herrschten. An dieser Stelle geht es nicht darum, die einzelnen beteiligten Personen in ihrem Ringen miteinander um Einflussnahme und Handlungsspielräume darzustellen.[27] Aus abstrakterer Perspektive beinhalten diese persönlich geführten Kämpfe und Verstrickungen gesellschafts- und berufspolitisch auch die Aushandlung der Frage »Wem gehört die Psychotherapie?«. Verschiedene Berufsgruppen bemühten (und bis heute: bemühen) sich darum, die Ausübungshoheit für Psychotherapie für sich zu beanspruchen. Namentlich sind das Medizin, Psychiatrie, Psychoanalyse und Psychologie.

Seit die Psychoanalyse als heilkundliche Tätigkeit am Beginn des 20. Jahrhunderts populär wurde, gab es auch eine berufspolitische Auseinandersetzung darüber, wer sie ausüben darf.

---

27 Diese historischen Vorgänge sind sehr gut dargestellt in den bereits erwähnten Werken von Lockot (v. a. 1985, 2013a), Cocks (1985), Peglau (2017a, 2017b) sowie Geuter (1984).

Freuds Position war in der Frage der Laienanalyse eindeutig. Ein Studium der Medizin bedeutete für ihn keinen Vorteil gegenüber einer anderen Vorbildung beim Erwerb psychoanalytischer Kompetenzen. Sondern es war die psychoanalytische Ausbildung selbst (und hier vor allem die in der Lehranalyse gemachten Erfahrungen), welche zum psychotherapeutischen Handeln befähige: »Nun, für den Kranken ist es gleichgültig, ob der Analytiker Arzt ist oder nicht« (Freud, 1926, S. 279).

Freuds Position konnte indes die gesetzlichen Rahmenbedingungen der Länder, in denen Psychoanalyse angewandt wurde, nicht beeinflussen. So herrschte in Deutschland durch eine Klausel in der Gewerbeordnung des Norddeutschen Bundes von 1869 eine faktische Kurierfreiheit, während in Österreich als Schutz vor »Kurpfuscherei« die Heilbehandlung Ärzt*innen vorbehalten war (vgl. Jütte, 1997). Diese Lage änderte sich in Deutschland 1939 mit der Einführung des Heilpraktikergesetzes. Fortan wäre es eigentlich auch in Deutschland nur Ärzt*innen erlaubt gewesen, psychotherapeutisch tätig zu werden. Die Frage war, ob die nichtärztlichen Psychotherapeut*innen den Regularien des Heilpraktikergesetzes zu unterstellen waren. Ein »Schlupfloch« für die Zulassung nichtärztlicher Behandler*innen wurde am »Deutschen Institut« aufgetan. Hier konnten die sogenannten »Behandelnden Psychologen« unter bestimmten Voraussetzungen Psychotherapie durchführen. Sie wurden als »Hilfskräfte in der Gesundheitspflege« jenseits dieses »Gesetzes gegen die Kurpfuscherei« angesiedelt. Dieser Zulassungsvorgang ist unter dem Begriff »Göring-Erlass« Teil der Psychotherapiegeschichte in Deutschland geworden.

Faber und Haarstrick (1989) datieren den Göring-Erlass auf 1940. Geuter (1984) beschreibt, dass das Reichsinnenministerium dem »Göring-Institut« eine Zuordnung der »Behandelnden Psychologen« zu den ärztlichen Hilfsberufen zugesichert habe, es zu einer Ausformulierung der entsprechenden Bestimmungen im Krankenpflege-Gesetz aber kriegsbedingt nicht mehr kam.

Lockot (1985; 2010) sortiert die unübersichtliche Quellenlage (eine Reihe von Rundschreiben, die kriegsbedingt nicht Gesetzesstatus erlangten) etwas anders, sodass der Göring-Erlass auf den 18. 03. 1943 datiert wird.[28] Allerdings sei bereits mit einem Vertrag zwischen dem »Deutschen Institut« und dem »Verband der Angestellten Krankenkassen« am 01. 10. 1942 die Möglichkeit zum Einbezug der nichtärztlichen Psychotherapeutinnen und -therapeuten ermöglicht worden (Lockot, 2016, unveröff.).

Matthias Göring, als individualpsychologisch ausgebildeter Arzt und Leiter des 1936 gegründeten »Deutschen Instituts für psychologische Forschung und Psychotherapie«, legte damit den Grundstein für das sogenannte »Delegationsverfahren«, also der eigenständigen Patientenbehandlung durch Psycholog*innen unter ärztlicher Verantwortung und auf ärztliche Anordnung. Damit war es

28 Bei Elliger (1986, S. 165) findet sich ein Rundschreiben des Reichsinnenministeriums vom 18. 3. 43, welches diese Einschätzung bekräftigt: Hier wird dokumentiert, das RMI habe einen Erlass dazu, die »Behandelnden Psychologen« als Hilfskräfte in der Gesundheitspflege zwar in Aussicht, vorläufig aber zurückgestellt.

auch Nicht-Ärzt*innen möglich, psychotherapeutisch tätig zu werden, sofern die Hauptverantwortung der Behandlungen in ärztlicher Hand lag und sofern sie ihre Ausbildung am »Deutschen Institut« absolviert hatten.

Damit war auch eine leichte Verschiebung und eine starke Verschärfung der Konfliktlinie verbunden: War die Frage der Laienanalyse zunächst eine Auseinandersetzung innerhalb der psychoanalytischen Zunft, so verhärtete der Göring-Erlass die Frontstellung zwischen Psychotherapie und Psychiatrie. Denn das »Deutsche Institut für psychologische Forschung und Psychotherapie« hatte innerhalb des nationalsozialistischen Gesundheitsapparates vor allem die Psychiatrie als mächtigsten Gegenspieler (vgl. Cocks, 1987; 1985). Mit dem Göring-Erlass wurde nun quasi halb-offiziell eine neue Gruppe von Behandler*innen in die öffentliche Gesundheitspflege eingeführt.[29]

Diese Vorgänge – die Erweiterung der als Behandler*innen zugelassenen Berufsgruppen und in der Folge eine Verschiebung im Machtgefüge hinsichtlich der Ausübungshoheit über die Psychotherapie – werden im späteren Verlauf der Geschichte wiederholt. Denn auf dem Wege der Hilfskonstruktion des »Göring-Erlasses« behandelten ab 1972 wieder Diplompsycholog*innen im Delegationsverfahren, und das Psychotherapeutengesetz von 1998 sowie dessen Novellierung 2019 bedeuten eine Schwerpunktverlagerung der Zuständigkeit für Psychotherapie weg von der Medizin und hin zur Psychologie (s. Kap. 5 und 11). Man könnte also sagen, dass die Machtvorgänge innerhalb des nationalsozialistischen Gesundheitsapparates (dabei insbesondere der Göring-Erlass) für die Einführung einer Psychotherapie jenseits der klassischen Psychoanalyse (und damit auch der TP) wegbereitend waren.

Nun war es jedoch nicht so, dass Göring das Delegationsverfahren aus einer inhaltlichen Einsicht heraus erlassen hätte. Es ging ihm nicht darum, die Psycholog*innen zur Behandlung zuzulassen, weil der Psychologie eine besondere Wichtigkeit für die Psychotherapie zugemessen worden wäre (das war eine sehr viel später wirksam werdende Folge, keine Ursache). Die Psychologie selbst erlebte während der Nazi-Zeit eine Konsolidierung und Professionalisierung[30] (vgl. Geuter, 1984), jedoch ohne einen klinisch-therapeutischen Schwerpunkt. Vielmehr war die Einführung des Delegationsverfahrens ein pragmatischer Akt, der aufgrund der Versorgungsrealität notwendig war: Wenn das »Deutsche Institut« eine flächendeckende Heilbehandlung anbieten wollte, mussten hinreichend Behandler*innen vorgehalten werden. Diese standen jedoch nicht in ausreichender Anzahl zur Verfügung (nicht zuletzt aufgrund des Ausschlusses jüdischer Ärzt*innen), sodass auch Nicht-Ärzt*innen in die Behandlungen einbezogen werden mussten, um den Bedarf zu decken. Der Einbezug der zahlenmäßig durchaus relevanten Gruppe der »Behandelnden Psychologen« sollte als »Zwi-

---

29 Für die Praktizierenden der Psychotherapie war die Angehörigkeit zu einem Heilberuf neben der Zulassung zur Versorgung auch mit dem Vorteil einer Freistellung vom Reichsarbeitsdienst verbunden (vgl. Lockot, 1985, S. 246). Auch scheinen die am »Deutschen Institut« gezahlten Gehälter recht anständig gewesen zu sein (vgl. Lockot, 1985, S. 194, und Cocks, 1985, S. 145 ff.).

30 Beispielsweise durch den Erlass der ersten Diplom-Prüfungsordnung 1941.

schenlösung« dienen, bis hinreichend ärztliche Psychotherapeut*innen ausgebildet sein würden, welche dann die nichtärztlichen Psychotherapeut*innen überflüssig machen würden: »Das Deutsche Institut wird nur noch in Ausnahmefällen für eine kurze Übergangszeit Nicht-Ärzte zu Heilpraktikern/Psychologen ausbilden.« (Göring, 8. 8. 1938, zit. nach Lockot, 1985, S. 244)

Dieses Vorhaben war jedoch aus personellen Gründen nicht umsetzbar. Das ärztliche Personal reichte nicht hin, um diese Aufgaben zu übernehmen. Lockot (1985, S. 245) weist darauf hin, dass 1937 ein etwa gleichwertiges Verhältnis von Ärzt*innen und Nicht-Ärzt*innen in der Deutschen Landesgruppe herrschte, mit einem leichten Übergewicht der Nicht-Ärzt*innen. Aus diesem Grunde kam es dann zum »Göring-Erlass«.

Ähnliche Eingriffe in die psychotherapeutische Landschaft aufgrund versorgungspolitischer Notwendigkeiten sind später auch bei der Einführung der Richtlinienpsychotherapie (▶ Kap. 4) und bei der Novellierung des Psychotherapeutengesetzes (▶ Kap. 11) zu verzeichnen.

Zusammengefasst sind es vor allem zwei Prozesse während der Nazi-Zeit, die einen Einfluss auf die spätere Entwicklung von Psychotherapie (und damit auch der TP) in Deutschland hatten (▶ Tab. 3-1): Das 1936 gegründete »Deutsche Institut« sollte zur »Arisierung« der Psychotherapie eine »Neue Deutsche Seelenheilkunde« schaffen. Dazu mussten einerseits die verschiedenen psychoanalytischen Schulen (Psychoanalyse, Individualpsychologie und Analytische Psychologie) miteinander und mit den sonstigen Ansätzen von Psychotherapie verschmolzen werden, was eine Ablösung der Theorien von ihren Gründern verlangte und die psychoanalytische Geschichtsschreibung sozusagen auf Null setzte. Zum anderen war es nötig, die geisteswissenschaftlichen Ansatzpunkte der psychoanalytischen Theorien selbst auszulöschen und eine naturwissenschaftliche Universalität zu behaupten, um die Psychotherapie im Sinne des Utilitarismus der nationalsozialistischen Weltanschauung zu unterstellen.

Der »Göring-Erlass« (1940/43) verknüpfte berufsrechtliche Zulassungsbedingungen mit gesundheitspolitischen Bedarfsanforderungen: Nicht-Ärzt*innen (»Behandelnde Psychologen«) sollten Psychotherapie durchführen dürfen, solange ärztliche Psychotherapeut*innen nicht in ausreichender Zahl zur Verfügung standen, um den Bedarf zu decken. Nicht inhaltliche, sondern versorgungsplanerische Aspekte wurden den Zulassungsentscheidungen also zugrundegelegt.

Tab. 3-1 Weichenstellungen im Nationalsozialismus

1936: Gründung des »Deutschen Instituts«	1940 (1943): Göring-Erlass
Als »Neue Deutsche Seelenheilkunde« soll eine Psychotherapie konstruiert werden, die die wesentlichen Inhalte von Psychoanalyse, Individualpsychologie und Analytischer Psychologie aufnimmt.	Solange nicht hinreichend ärztliche Psychotherapeut*innen ausgebildet werden, dürfen »Behandelnde Psychologen« unter ärztlicher Aufsicht Psychotherapie durchführen.

4 Richtlinienpsychotherapie

Die im vorigen Kapitel für die NS-Zeit beschriebene Verschränkung von versorgungspolitischen Notwendigkeiten mit berufspolitischen Machtkämpfen findet sich auch im Vorfeld der Einführung der Psychotherapie-Richtlinien[31]. Zwischen verschiedenen beteiligten Interessengruppen (Krankenkassen, Psychiatrie, Psychoanalyse, ärztliche Psychotherapie) wurde lange darüber verhandelt, wer unter welchen Bedingungen welche psychotherapeutischen Leistungen zu welchem Honorar abrechnen darf (vgl. Lockot, 2016, unveröff.). Dies fand statt vor dem Hintergrund einer gesellschaftlichen Neuorientierung. In allen gesellschaftlichen Bereichen – damit auch im Bereich der Heilkunde – gab es Brüche und Kontinuitäten, die erst sehr viel später reflektiert wurden (vgl. Schmuhl, 2016; Bruns, 2009; Thom & Caregorodcev, 1989).

Die Nachkriegsjahre waren davon gekennzeichnet, dass sich die Psychotherapie (damals mehr oder weniger ausschließlich Psychoanalyse im Sinne der beschriebenen »drei Schulen« Freud/Adler/Jung) neu- und wiederfinden musste.[32] Insbesondere gegenüber der internationalen Community waren die »Daheimgebliebenen« in einem Erklärungsnotstand. Abgelesen werden kann dieses »moralische Ringen« an den Bemühungen der deutschen Psychoanalyse um eine Wiederaufnahme in die Internationale Psychoanalytische Vereinigung IPV (vgl. Lockot, 2013b; Cocks, 2010, S. 45; Kernberg, 2007; Dührssen, 1994).[33]

Darüber hinaus aber scheinen die bereits lange in der Geschichte der Psychoanalyse angelegten Konflikte weiterhin personal geführt worden zu sein. So dürfte es nicht vorrangig die Frage von persönlicher Verwicklung ins Nazi-Regime von Schultz-Hencke gewesen sein, vor allem waren es sein Engagement für die »Neo-Psychoanalyse« sowie die beschriebenen Vereinheitlichungsbemühungen im »Deutschen Institut«, welche zu unüberwindbaren Klüften innerhalb der psychoanalytischen Community führten (eine ausführliche Chronologie bietet Lockot, 2013a/b). Eine Untersuchung der Person Schultz-Henckes (Theilemann, 2018) kommt zu dem Schluss, dass jener vom Verdacht nationalsozialisti-

---

31 Siehe Fußnote 4: Bei ihrer Einführung wurden die »Psychotherapie-Richtlinien« begrifflich im Plural gefasst, seit 2009 steht die PTRL im Singular.

32 Die folgende Entwicklung wird vor allem aus westdeutscher Sicht geschildert. Auf die Gefahr einer gewissen »Siegerarroganz« hin soll diese Perspektive beibehalten werden, weil sich die gegenwärtige Situation maßgeblich aus der westdeutschen Historie heraus erklärt. Eine knappe Darstellung der Psychotherapie in Ostdeutschland findet sich bei Geyer (1996) sowie Maaz (2011); ausführlicher bei Geyer (2011).

33 Eine Betrachtung der Nachkriegs-Psychotherapie mit Fokus auf die Psychiatrie findet sich bei Roelcke (2012); eine historische Betrachtung der »Lindauer Psychotherapiewochen« mit Blick auf die Kontinuitäten zur NS-Zeit ist bei Mettauer (2010) nachzulesen.

scher Gesinnung freizusprechen sei (was einer schuldhaften Verstrickung auf struktureller Ebene freilich nicht entgegensteht).[34]

Rüger weist darauf hin, dass die Konflikte innerhalb der psychoanalytischen Community sehr viel tiefer wurzeln sind. Im Grunde handelt es sich hier um eine Fortsetzung der in Folge des »Budapester Kongresses« (1919) angestoßenen Kontroverse um Orthodoxie versus Modernisierung (vgl. Kap. 2):

> Bereits nach dem Tode Karl Abrahams [1925; Anm. d. A.] waren unter den Berliner Psychoanalytikern erste Konflikte virulent geworden. So bemerkt Ernst Simmel in einem Brief vom 2. Februar 1926 an Sigmund Freud, dass nach dem Tod Karl Abrahams zunächst »etwas wie ein schleichendes Paranoid« unter den Mitgliedern in Erscheinung getreten sei. (Rüger, 2008, S. 251)

Lockot (2013a, 2010) untersucht mit hoher Detailkenntnis die Verstrickungen und persönlichen Feindschaften, die 1950 dazu führten, dass sich die Deutsche Psychoanalytische Vereinigung (DPV) von der Deutschen Psychoanalytischen Gesellschaft (DPG) abspaltete. Es waren lange angelegte Konflikte innerhalb der psychoanalytischen Community, die sich in den Figuren Müller-Braunschweig und Schultz-Hencke personalisierten. Lockot identifiziert die Auseinandersetzungen letztlich als »Stellvertreterdiskussionen« im Rahmen der Auseinandersetzung um die NS-Vergangenheit:

> [U]nd so erscheinen die oft aggressiv agierten Konflikte zwischen DPV und DPG als Platzhalter für einen noch unbestimmbaren emotionalen Ort – einen Ort des Innehaltens, der Beschämung und des Trauerns. (Lockot, 2010, S. 1239)

Damit ist eine Verbindung hergestellt zwischen einer ausbleibenden Aufarbeitung von persönlichen und institutionellen Verstrickungen im Nationalsozialismus mit einer inhaltlichen und theoretischen Diskussion um Psychoanalyse und Psychotherapie.

Dies stellt eine Variante der in Kapitel 2 beschriebenen personenbezogenen/personalistischen Theoriebildung dar. Verschärft durch die Faktoren politisch-moralischer Schuld wurde hier zugleich über die »Reinheit der Lehre« verhandelt: Wenn die Menschen, welche die »Erneuerungen« im Dritten Reich mittrugen, persönlich und moralisch diskreditiert werden, können zugleich ihre Ideen verworfen werden. Umgekehrt kann der »moralische Freispruch« derjenigen, die sich von der Psychoanalyse im Dritten Reich distanzierten, verwendet werden, um deren Ideen zu validieren.

---

34 Nitzschke (1991) betont, dass Schultz-Hencke 1933 gegen die »Arisierung« des DPG-Vorstandes stimmte. Und doch arbeiteten alle Angestellten des »Deutschen Instituts« mit an der Entwicklung der »Neuen Deutschen Seelenheilkunde« – inklusive des in Kapitel 3 geschilderten tödlichen Diagnosen-Schemas.

Institutionell ähnelt diese Logik der in Kapitel 2 beschriebenen psychoanalytischen Tradition der »Schulenbildung durch Spaltung«. In diesem Fall handelte es sich um eine »Konfliktlösung durch Spaltung«. Die psychoanalytische Community war offenbar nicht in der Lage, das Spannungsverhältnis von Orthodoxie und Erneuerung weiter auszuhalten, sodass es zu einer Spaltung in Form der Bildung zweier Berufsverbände kam, die über die Deutungshoheit der Psychoanalyse rangen (vgl. Lockot, 2013a; Reimer & Rüger, 2012; Dührssen, 1994; Rudolf, 1987).

Spaltung führt zwangsläufig zu einer vereinfachenden Aufteilung des Gegenstandes in »Schwarz und Weiß«. In Bezug auf die Verschränkung von theoretischer Position und politischer Integrität lautet diese Schwarz-weiß-Logik wie folgt: Wer sich für eine Modernisierung der Psychoanalyse und Psychotherapie einsetzt, gerät zugleich in den Verdacht der Mitläufer- oder Mittäterschaft am NS-Regime; wer sich für eine Reinhaltung der psychoanalytischen Lehre einsetzt, kann sich zugleich politisch-moralisch rehabilitiert fühlen.

Diese sehr verkürzte Auffassung ist historisch nicht haltbar: Immerhin war es der spätere Gründer der DPV, Carl Müller-Braunschweig, der eine Rettung der Psychoanalyse durch Anpassung an die nationalsozialistische Weltanschauung versuchte (Müller-Braunschweig, 1933; s. Zitat in Kap. 3). Weiterhin war »keiner der am Berliner Institut bis 1933 ausgebildeten Mitglieder der Deutschen Psychoanalytischen Gesellschaft (…) der NSDAP beigetreten – bei einem fast 50 %igen Organisationsgrad der deutschen Ärzteschaft in dieser Partei« (Rüger, 2008, S. 252).

Tatsächlich waren die Verstrickungen der institutionalisierten Psychoanalyse mit dem Nationalsozialismus viel komplexer und durchaus nicht an das Verhalten einzelner in Deutschland verbliebener Psychoanalytiker*innen gebunden. Nitzschke zeigt auf, dass die (teilweise vorauseilende) Unterwerfung der Psychoanalyse unter die nationalsozialistische Weltanschauung einer Strategie zur Rettung der Psychoanalyse folgte, die von der DPG stets mit der Führung der IPV abgestimmt und sowohl von Anna als auch Sigmund Freud nicht nur gebilligt, sondern sogar gefordert wurde (Nitzschke, 1991, S. 34, 37, 39).

Der »moralische Freispruch« von Müller-Braunschweig durch die IPV bestand darin, dass dessen DPV in die IPV aufgenommen wurde, die DPG hingegen nicht. Im Grunde legitimierte die IPV damit gleichzeitig rückwirkend ihre eigene Strategie.

Die inhaltliche Theoriedebatte bezog sich darauf, ob man die Psychoanalyse in ihrer reinen Form erhalten müsse (DPV) oder modernisieren solle (DPG). Auch diese Verkürzung wird der Geschichte nicht gerecht. Rüger (2020, pers. Mitteilung) weist darauf hin, dass die Gleichsetzung von DPG mit Neo-Psychoanalyse schon deshalb nicht korrekt ist, weil nach der Abspaltung der DPV die verbliebenen DPG-Mitglieder mehrheitlich *nicht* Neo-Psychoanalytiker*innen waren (vgl. Baumeyer, 1971).

Diese Mischung aus inhaltlichen und moralischen sowie machtpolitischen Kontroversen fand vor einem Hintergrund statt, der eine flächendeckende psychotherapeutische Versorgung verlangte. Diese wurde 1967 durch die Einführung der Psychotherapie-Richtlinien einheitlich implementiert. Für die Interessenvertretung der Psychoanalyse in diesem Prozess war ein funktionsfähiger Dachverband notwendig. Dieser (die DGPT) wurde auf »dünnem Eis« (Lockot, 2010) errichtet.

Während die Auseinandersetzung innerhalb der psychoanalytischen Community und zwischen den Berufsgruppen unvermindert fortdauerte, stieg nämlich im gesellschaftlichen Umfeld der Bedarf an Psychotherapie (oder die Wahrnehmung desselben). Denn die Kriegs- und Nachkriegszeit brachten auch vermehrt seelische Erkrankungen mit sich (vgl. Lockot, 2013a). Die nach Kriegsende weitgehend ungeregelte psychotherapeutische Versorgung (vgl. Lockot, 2016, unveröff.) sollte daher durch verbindliche Regeln in die gesetzliche Krankenversicherung eingeholt werden.

Die psychoanalytischen Berufsverbände waren zunächst darauf aus, auch eine vollumfängliche Psychoanalyse als Kassen-Psychotherapie zu implementieren. In einem Brief der DGPT aus dem Jahr 1960 heißt es:

> Die Deutsche Gesellschaft für Psychotherapie und Tiefenpsychologie vertritt als wissenschaftliche Vereinigung in der Bundesrepublik und in Westberlin alle in dieser Disziplin unter bestimmten Weiterbildungsvoraussetzungen tätigen Fachkollegen, die analytische Psychotherapie in der Forschung, in der Ausbildung und wissenschaftlichen Weiterbildung, sowie die fachlich-beruflichen Interessen ihrer Mitglieder. Die Gesellschaft stellt hiermit den Antrag, die analytische Psychotherapie als kassenübliche, ärztliche Heilmethode anzuerkennen. Unter analytischer Psychotherapie werden die Psychoanalyse im engeren Sinne und die unmittelbar von ihr abgeleiteten analytischen, d. h. aufdeckenden psychotherapeutischen Verfahren verstanden.[35]

Damit war die bereits in Kapitel 3 beschriebene Kontroverse um die Psychotherapie zwischen der Psychoanalyse auf der einen und der Psychiatrie/Nervenheilkunde/ärztlichen Psychotherapie auf der anderen Seite erneut angefacht. Der psychoanalytische Dachverband brachte also in die Diskussion als eine Art Maximalforderung ein, dass »Psychoanalyse im engeren Sinne« – also in ihrer tendenzlosen Form – Kassenleistung werden sollte. Lockot (2016, unveröff.) weist darauf hin, dass es hier auch (und vielleicht vor allem) um eine Verhandlung über Honorarverteilung ging: Die vollständig ausgebildeten Psychoanalytiker*innen hatten die Sorge, dass psychotherapeutisch nicht aus- oder weitergebildete Nervenärzt*innen Psychotherapie abrechnen würden, wenn die Kassen dies gestatteten.

1956/57[36] wurde mit der Einführung der Zusatzbezeichnung »Psychotherapie« die ärztliche Psychotherapie formell etabliert. Es war damit möglich, eine

---

35 Schreiben von Dr. Brocher vom 05. 12. 1960 an die Kassenärztliche Bundesvereinigung (Abschrift, Anlage zum Vorstandsrundschreiben Nr. 17 vom 06. 12. 1960). DGPT-Archiv.

36 Der Beschluss über den Zusatztitel wurde 1956 gefasst, eingeführt wurde er 1957.

Weiterbildung unterhalb des Standards einer psychoanalytischen Ausbildung der therapeutischen Tätigkeit zugrundezulegen. Damit war der Konflikt zugleich beigelegt und verschärft, denn die oben beschriebene Befürchtung der psychoanalytischen Community, dass nämlich Psychotherapie von nicht psychoanalytisch ausgebildeten Therapeut*innen durchgeführt werden könne, wurde real. Der Konflikt drehte sich im Wesentlichen um die Ausgestaltung der Weiterbildung, hier insbesondere die Rolle der Lehranalyse, traditionell ein Kernstück der psychoanalytischen Ausbildung. Hier war ein Kompromiss zu finden, wenn man die Psychotherapie als ärztlichen Zusatztitel einführen wollte.

Denn die Einführung des Zusatztitels Psychotherapie war alles andere als reibungslos, wie im Protokoll des 59. Ärztetages (21.–23.09.1956 in Münster) nachzulesen ist. Gerade die fehlende Einigung zwischen DGPT und AÄGP hinsichtlich der Lehranalyse diente den Nervenärzt*innen, vertreten durch die Deutsche Gesellschaft für Psychiatrie und Neurologie (DGPN[37]), als Argument dafür, die Ausbildung zur Befähigung der Psychotherapie an den Facharztausschuss zurückzuverweisen. Es wurde vorgeschlagen, die Ausbildung schwerpunktmäßig an den Universitäts-Nervenkliniken durchzuführen (vgl. Bundesärztekammer, 1956, S. 41 f.).

Es war daher ein wichtiges Signal, dass es zwischen AÄGP und DGPT zu einer Einigung gekommen war:

> »Prof. Dr. Mitscherlich – Deutsche Gesellschaft für Psychotherapie und Tiefenpsychologie: Herr Präsident, meine Damen und Herren! Die Allgemeine Ärztliche Gesellschaft für Psychotherapie und die Deutsche Gesellschaft für Psychotherapie und Tiefenpsychologie haben sich geeinigt! Sie haben sich geeinigt, einen Antrag zu stellen, der auch Ihnen zugegangen ist. Zu diesem ›berühmten‹ Punkt der Lehranalyse sind die beiden Gesellschaften übereingekommen, dass es den namentlich zu nennenden Ausbildungsinstituten überlassen werden soll, ob sie eine Lehranalyse durchzuführen wünschen bei den entsprechenden Kandidaten oder nicht.« (Bundesärztekammer, 1956, S. 42)

Die Einigung bestand also darin, dass DGPT und AÄGP *keine* gemeinsam verbindlichen, sondern je eigene Qualifikationsrichtlinien erstellen konnten.[38] Damit war der Weg für einen Beschluss über den Zusatztitel »Psychotherapie« freigeräumt, blieb aber dennoch nicht unwidersprochen. Trotz dieser Einigung gab es bei diesem Ärztetag noch zwei Änderungsvorschläge in die Richtung, die Psychotherapie als Zusatztitel ganz zu streichen oder aber den Nervenärzt*innen

---

37 Vorläuferorganisation der DGPPN.

38 Wie zuvor von Lockot für die Zusammenarbeit von DPG und DPV innerhalb der DGPT beschrieben (Lockot, 2010) kamen hier also konkurrierende (ärztliche) Verbände zusammen, um gemeinsame Ziele zu verfolgen. In den 1950er Jahren war das die Einführung des Zusatztitels »Psychotherapie«, 10 Jahre später war es die Einführung einer psychotherapeutischen Regelversorgung in der GKV.

vorzubehalten. Das führte letztlich dazu, dass der Präsident des Ärztetages die Delegierten nachdrücklich dazu aufforderte, den Zusatztitel zu beschließen (Bundesärztekammer, 1956, S. 61). Diese Einigung war also eine wichtige Voraussetzung für die weitere Entwicklung der Psychotherapie im Rahmen der gesetzlichen Krankenversicherung. Trotz sehr verschiedener Vorstellungen über Psychotherapie und die Frage, wer das im Kassensystem wie machen dürfen solle, gab es also eine deutliche Bewegung aufeinander zu.

Anfang der 1960er-Jahre fanden unter dem Vorsitz der KBV Verhandlungen über die Schaffung eines Tarifs für psychotherapeutische Leistungen statt, bei denen folgende Fachgesellschaften beteiligt waren: DGPN, DGPT, AÄGP, Berufsverband Deutscher Nervenärzte. Für Walter Theodor Winkler, der bei diesen Besprechungen die AÄGP vertrat, waren diese beiden bedeutsamen Schwellen – die Einführung der Zusatzbezeichnung Psychotherapie zum sonstigen Arzttitel 1956 und die Einführung der Psychotherapie-Richtlinien 1967 – besonders hervorgehobene Beispiele für eine erfolgreiche Zusammenarbeit von Psychiatrie und psychoanalytischen Fachgesellschaften. Der Allgemeinen Ärztlichen Gesellschaft für Psychotherapie (AÄGP) kam dabei durch gemeinsame Kongresse mit der »Deutschen Gesellschaft für Psychiatrie und Nervenheilkunde« (DGPN) *unter Einbezug der DGPT* eine Scharnierfunktion bei der Integration der Psychotherapie in die Medizin, aber auch bei der Befriedung des Konflikts zwischen Psychiatrie und Psychoanalyse zu (vgl. Winkler, 1977, 1982).

Allerdings war diese Bewegung eine innerärztliche Angelegenheit – die Rolle der Psychologie in der Psychotherapie wurde dabei ausgeklammert. Die nichtärztlichen Psychotherapeut*innen verloren also zunächst die unter Göring erlangten, relativ sicheren Behandlungsmöglichkeiten wieder, zumindest offiziell. Sehr deutlich wird dies in der Niederschrift einer dieser Besprechungen (vom 24. 9. 1962), in welcher klargestellt wurde, dass »Psychoagogik« nicht in den Gebührenordnungskatalog aufgenommen werden könne, »wobei Herr Dr. Faber nochmals herausstellt, daß man selbstverständlich hier keine Regelung treffen wolle für die nichtärztliche Psychotherapie, die unter ›Psychagogik‹ verstanden werden könne«.[39]

Der Einbezug der nichtärztlichen Psychotherapeut*innen war zunächst ungeregelt, obwohl ihr Beitrag erneut aus versorgungspolitischen Erwägungen heraus nötig war. Eine Zwischenlösung war das »Verbergen« der Nicht-Ärzt*innen hinter dem Begriff des »ärztlichen Hilfspersonals«. Lockot (2016, unveröff., S. 10) weist darauf hin, dass im Rahmen von Einzelverträgen bereits vor der Einführung der PTRL auch Nicht-Ärzt*innen an der Versorgung beteiligt blieben. Offiziell wurde jedoch erst 1972 durch das »Delegationsverfahren« wieder eine Möglichkeit für Psycholog*innen geschaffen, Psychotherapie eigenständig, aber unter

39 »Niederschrift über die Besprechung betr. einer Schaffung eines Tarifs für psychotherapeutische Leistungen auf dem Ersatzkassensektor mit den Fachgesellschaften mit den Fachgesellschaften am 24. 09. 1962 in Frankfurt/Main.« DGPT-Archiv, Ordner Brocher 1962–64, unveröffentlicht, S. 6.

ärztlicher Leitung durchzuführen (vgl. Vogel & Wasem, 2004; Faber & Haarstrick, 1989).

Parallel dazu wurde auf institutioneller Ebene eine Linie aufgegriffen, die mit der Gründung der psychoanalytischen Poliklinik 1920 in Berlin ihren Anfang nahm, vom »Deutschen Institut« 1936 fortgeführt wurde und schließlich im 1946[40] gegründeten »Zentralinstitut für psychogene Erkrankungen der Allgemeinen Ortskrankenkasse Berlin« mündete: Es ist dies die Verbindung von psychotherapeutischer Praxis und Forschung an einer ambulanten Stelle.

Im »AOK-Institut« wurden zahlreiche Behandlungen für Menschen aus verschiedenen gesellschaftlichen Schichten angeboten. Die Behandlungen wurden dokumentiert und damit der wissenschaftlichen Forschung zugänglich gemacht. So konnte die Wirksamkeit von Psychotherapie im Sinne einer Kostenersparnis nachgewiesen werden: Menschen, die eine ambulante Psychotherapie erhielten, produzierten geringere Folgekosten durch stationäre Behandlungen oder Arbeitsunfähigkeiten als Unbehandelte (vgl. Dührssen & Joswieck, 1965).

Der Ansatz, das Einsparpotenzial von ambulanter Psychotherapie empirisch zu überprüfen, ist bis heute gültig: Auch die groß angelegte »TK-Studie« zielte u. a. darauf ab, den »return of interest« zu messen (vgl. TK, 2013).[41] In berufspolitischer Hinsicht dürften es diese ganz pragmatischen, empirisch unterlegten Argumente gewesen sein, die in einem »historischen Zeitfenster« (Rudolf & Rüger, 2018) dazu geeignet waren, die Kostenträger ins Boot zu holen.

Die bereits angesprochenen Verhandlungen um eine Einführung eines Tarifs für Psychotherapie wurden zunehmend fokussierter, um auf pragmatische Weise die versorgungspolitischen Problemstellungen zu lösen. Dies wurde wesentlich befördert durch gesellschaftliche Rahmenprozesse. Nach dem sogenannten »Neurosen-Urteil« des Bundessozialgerichtes von 1964 bestand die Notwendigkeit, die Finanzierung von Psychotherapie auf irgendeine Weise zu regeln. Vor dem BSG wurde damals ein Rentenbegehren aufgrund einer neurotischen Störung verhandelt. Das BSG legte in diesem Zuge die Auffassung von der Krankheitswertigkeit auch seelischer Störungen aus, was letztlich die Notwendigkeit einer geregelten Behandlung in der GKV schuf (vgl. BSG, 1964).

Im selben Jahr legte die Deutsche Forschungsgemeinschaft (DFG) zwei Bestandsaufnahmen vor, die den damaligen Stand von Psychotherapie und Psychologie erhellen. Dies ist zum einen die »Denkschrift zur Lage der ärztlichen Psychotherapie und der psychosomatischen Medizin« (Görres et al., 1964), zum anderen die »Denkschrift zur Lage der Psychologie« (Hoyos, 1964). Sehr eindeutig ist hier die Psychotherapie dem Bereich der Medizin zugeordnet. In der Zusammenschau ergibt sich das Bild, dass es einen hohen Bedarf an Psychotherapie in Deutschland gab, welchen die ärztliche Psychotherapie kaum und schon

---

40 Das »AOK-Institut« wurde durch einen Vertragsschluss zwischen der Versicherungsanstalt Berlin am 29. 04. 1946 gegründet. Gründungsname war »Institut für Psychopathologie und Psychotherapie« (vgl. Dührssen, 1971).

41 In eine ähnliche Richtung deutet der »Report Psychotherapie«, welcher 2007 von der Gmünder Ersatzkasse durchgeführt und 2020 von der Barmer repliziert wurde (vgl. Best, 2020).

gar nicht allein mit Psychoanalyse zu decken in der Lage war (Heiß, 1964). Dies führte fast zwangsläufig dazu, dass die »Behandelnden und Beratenden Psychologen« auch in die psychotherapeutische Tätigkeit einbezogen werden mussten. Auf der anderen Seite jedoch wurde für die Psychologie konstatiert, dass es den Bereich der »Klinischen Psychologie« überhaupt erst aufzubauen gelte, um zukünftig der gesellschaftlichen Aufgabe gerecht werden zu können, Psychotherapie anzubieten (Hoyos, 1964).

Vor diesem Hintergrund kam es nach jahrelangen Verhandlungen dazu, dass 1967 die ersten Psychotherapie-Richtlinien in Kraft gesetzt wurden (vgl. Rüger, 2002, 2010). Ziel war es, eine möglichst flächendeckende psychotherapeutische Versorgung der Bevölkerung vorzuhalten. Abgegrenzt werden sollte und musste die Richtlinienpsychotherapie vor allem gegen eine »tendenzlose Analyse«, die aufgrund der im Prinzip nicht kalkulierbaren Stundenumfänge sowie der nicht auf Krankenbehandlung begrenzten Zielsetzung mit den Krankenkassen nicht zu verhandeln war:

> Psychoanalyse in ihrer »tendenzlosen« Form hebt sich von der in den Richtlinien festgelegten – der Krankenbehandlung in einem bestimmten Versorgungssystem dienenden – analytischen Psychotherapie ab. (…) Verschiebt sich der Inhalt der therapeutischen Arbeit in Richtung psychoanalytischer Zielkriterien oder ist die Behandlung von Krankheit abgeschlossen, (…) endet die Verpflichtung der gesetzlichen Krankenkasse zur Übernahme der Kosten. (Faber & Haarstrick, 1989, S. 38)[42]

Damit war das Ansinnen der DGPT, »Psychoanalyse im engeren Sinne« in die PTRL aufzunehmen, gescheitert. Dörre[43] (2020, pers. Mitteilung) unterstreicht, dass dieser Umstand auch sprachlich nachvollziehbar ist am Wortlaut der ersten Psychotherapie-Richtlinien:

> Die tiefenpsychologisch fundierte und analytische Psychotherapie ist dann eine Leistung der gesetzlichen Krankenversicherung und gehört zur kassenärztlichen Versorgung, wenn mit dieser Art der ärztlichen Behandlung allein oder neben anderer ärztlicher Behandlung Krankheiten im Sinne der RVO geheilt oder gebessert werden können. (BMA, 1967, S. 499)

---

42 Der »Faber/Haarstrick-Kommentar« ist das relevante Erläuterungs- und Entwicklungswerk zu den Psychotherapie-Richtlinien. Er wird bis heute unter dem Namen der Erstautoren geführt, die maßgeblich an der Entwicklung und Einführung der PTRL beteiligt waren. Für die Kommentargeschichte ist anzumerken, dass der Kommentar erstmals 1989 in Buchform erschien. Vorherige Erläuterungsschriften wurden im Deutschen Ärzteblatt veröffentlicht. Die erste Kommentarschrift bestand aus zwei Teilen: Kohlhausen (1967a) und Faber (1968). Zur Geschichte und zur Wirkung des »Faber/Haarstrick-Kommentars« vgl. Jungclaussen & Hauten, 2019.

43 Ich danke Steffen Dörre für den diesbezüglichen Hinweis.

Durch die Formulierung, dass »tiefenpsychologisch fundierte und analytische Psychotherapie eine Leistung der Krankenversicherung *ist*« (und nicht: *sind*) wird verdeutlicht, dass mit den beiden Adjektiven der Begriff »Psychotherapie« ausgelegt werden sollte. »Analytische und tiefenpsychologisch fundierte Psychotherapie« ersetzen den Begriff »Psychotherapie«. Der Begriff (und das Konzept) Psychoanalyse war nicht vorgesehen. Zugleich ist daran auch abzulesen, dass es noch keine ausdifferenzierte Vorstellung von TP und AP als voneinander abgrenzbare Verfahren gab.

Die Psychotherapie-Richtlinien sollten also dazu dienen, ein flächendeckendes Angebot an Psychotherapie vorzuhalten. Dabei war ein versorgungsrelevantes pragmatisches Problem zu lösen. Es war einerseits eine Begrenzung der von den Kassen bereitgestellten finanziellen Ressourcen zu realisieren. Andererseits standen nur begrenzte Behandlungsplätze zur Verfügung. Dies wurde in der bereits erwähnten Bestandsaufnahme zur Lage der Psychotherapie sehr deutlich formuliert:

> Tausend Psychotherapeuten könnten mit den heute bekannten Methoden der analytischen Psychotherapie im Jahr etwa 10 000 bis 20 000 Kranke behandeln. Das ist im Verhältnis zum Bedarf eine sehr kleine Zahl, weil sicher mehr als ein Prozent der Bevölkerung, also mehr als ½ Million Menschen, unter schwereren neurotoiden und psychosomatischen Krankheitssymptomen leiden, die einer analytischen Therapie zugänglich und bedürftig wären. Daraus folgt, dass die analytische Psychotherapie heute für die Volksgesundheit praktisch so gut wie bedeutungslos ist (…), weil die gegenwärtige und die in Zukunft zu erwartende Zahl von Psychotherapeuten um ein Vielfaches geringer ist als der Bedarf. (Görres, 1964, S. 5)

Diese Ausgangslage einer Unterversorgung wurde auch bei der Konstruktion der ersten Psychotherapie-Richtlinien bedacht, wie aus der ersten Kommentar-Schrift zu den PTRL hervorgeht:

> Nach den bisherigen Erfahrungen ist zu unterstellen, dass die Zahl der Patienten, für die eine ärztliche psychotherapeutische Behandlung nach den Richtlinien angezeigt erscheint, größer ist, als die Möglichkeit der Behandlung durch die begrenzte Zahl der vorhandenen erfahrenen ärztlichen Psychotherapeuten. (Kohlhausen, 1967a, S. 2733)

Die Lösung des Problems gelang durch eine indikatorische und eine konzeptionelle Setzung. Es wurde zum einen der Bereich festgelegt, für den eine Indikation zur Psychotherapie anerkannt wird. Und es wurden konzeptionell tiefenpsychologisch fundierte und analytische Psychotherapie als *zwei* von der Psychoanalyse abgeleitete Ansätze formuliert.

Hinsichtlich der *Indikation* wurde festgelegt, dass nur ein aktuelles Krankheitsgeschehen Gegenstand der Richtlinienpsychotherapie sein solle:

> Pauschal ausgeführt ist hiermit die in den Richtlinien wiedergegebene Einteilung zwischen Krankheit im Rechtssinne und den Zuständen, die keine Krankheiten sind, gemeint. Das Ziel der Psychotherapie bei Zuständen im Gegensatz zu Krankheit ist nicht, eine »Krankheit« zu beseitigen, sondern die Erwerbsfähigkeit zu erhalten, wiederherzustellen oder zu bessern oder eine Resozialisierung oder beides zugleich, zu erreichen. Die Psychotherapie kann bei diesen Fällen nach dem Gesetz keine Leistung der Krankenversicherung sein. (ebd., S. 2732)[44]

Die grundlegende Bearbeitung der Persönlichkeitsstruktur, wie sie in der Psychoanalyse angestrebt wird, wurde ausgeschlossen:

> Maßnahmen, die auf eine Umstrukturierung der Persönlichkeit des Patienten – auch nach Beseitigung der aktuellen Störung – hinzielen, gehören nicht zur tiefenpsychologisch fundierten und analytischen Psychotherapie als Leistung der gesetzlichen Krankenversicherung. (BMA, 1967, S. 499)

Die *konzeptionelle* Lösung bestand darin, ein zweites Behandlungsverfahren zu schaffen, das auch von Nicht-Psychoanalytiker*innen durchgeführt werden konnte. Die »tiefenpsychologisch fundierte Psychotherapie« sollte es ermöglichen, eine breite Versorgung anzubieten. Denn dies wäre, wie oben gezeigt, mit den personellen Mitteln voll ausgebildeter Psychoanalytiker*innen zu diesem Zeitpunkt nicht zu machen gewesen. Daher war es also nötig, ein zweites, von der Psychoanalyse abgeleitetes, aber auch von ihr abgrenzbares Therapieverfahren einzuführen, um einen größeren Kreis von Behandler*innen zu erschließen (vgl. Reimann & Rüger, 2012; Winkler, 1982; Faber, 1968; Kohlhausen, 1967a, b).

Für ein flächendeckendes Angebot mussten auch solche Therapeut*innen zugelassen werden, die keine »vollwertige« psychoanalytische Ausbildung nachweisen konnten, die aber den Bedarf an Psychotherapie zu decken bereit und in der Lage waren (vgl. Rudolf & Rüger 2016; Rüger et al. 2014; Dührssen 1994; Faber & Haarstrick 1989). Dies waren eben jene Ärzt*innen, die den vergleichsweise jungen Zusatztitel »Psychotherapie« trugen. Hier entfaltete die beschriebene Annäherung zwischen AÄGP und DGPT ihre volle berufspolitische Wirkung.

Dieser Diskussionsprozess ist innerhalb und zwischen den Berufsständen nicht ohne Schmerzen vonstatten gegangen, wie Faber in der zweiten Kommentarschrift zu den PTRL berichtet:

> Schon die duale Gliederung in eine tiefenpsychologisch fundierte und eine analytische Psychotherapie, die nicht ohne emotionalen Aufwand diskutiert

---

44 Der Verweis auf eine Indikation von Psychotherapie als Rehabilitationsmaßnahme bedeutet in diesem Zusammenhang, dass die Finanzierung dieser mehr grundlegenden, über das aktuelle Krankheitsgeschehen hinausgehenden Behandlungen auf einen anderen Kostenträger (Rentenkasse) abgewälzt werden sollte.

> und kritisiert worden ist, kann als Frucht unserer Bemühungen um eine Adaptierung der Psychotherapie an die gesetzlichen Normen der Krankenversicherung angesehen werden. (Faber, 1968, S. 29)

Mit der Psychotherapie befasst waren zum Zeitpunkt der Einführung der PTRL im Wesentlichen zwei Gruppen von ärztlichen Psychotherapeut*innen: Psychoanalytiker*innen, die in DGPT-Instituten ausgebildet worden waren und Ärzt*innen, die eine Weiterbildung gemäß den Richtlinien der Allgemeinen Ärztlichen Gesellschaft für Psychotherapie (AÄGP) durchlaufen hatten. Die Psychotherapie-Richtlinien stellten insofern eine Kompromisslösung für die Kontroverse zwischen ärztlicher Psychotherapie und Psychoanalyse insofern dar, als dass beide Behandler*innengruppen berücksichtigt wurden: »Beide Gruppen mussten sich in den Psychotherapie-Richtlinien wiederfinden«, so Rüger (2019, pers. Mitteilung), und gemeint waren – etwas verkürzt – DGPT-Instituts-Ausgebildete und AÄGP-orientiert Weitergebildete.

Weder in den Psychotherapie-Richtlinien selbst noch in den ersten sie auslegenden Kommentaren (Kohlhausen, 1967a; Faber, 1968) wurde eine inhaltliche Differenzierung der beiden Ansätze »tiefenpsychologisch fundierte« und »analytische Psychotherapie« vorgenommen. Die beiden Begriffe treten in den ersten PTRL (BMA, 1967) *ausschließlich paarweise* auf. Das bedeutet, dass die Differenzierung zwischen TP und AP hinsichtlich Methodik/Behandlungstechnik sowie Indikationsbereich am Anfang noch nicht gegeben war. TP und AP bildeten *zusammen* »die Psychotherapie«, die als Kassenleistung angeboten wurde. Welcher Ansatz zur Anwendung kam, hatte mehr mit der Zuordnung der Anbieter zu einer der beiden erwähnten Gruppen (Psychoanalytiker*innen oder Ärzt*innen mit dem Zusatztitel Psychotherapie) zu tun als mit dem konkreten Behandlungsfall. Dazu im Widerspruch steht folgende Ausführung von Kohlhausen (Verfasser der ersten Kommentarschrift zu den PTRL):

> Beide Verfahren haben ihre absolute Indikation. Ein Entweder-Oder ist ausgeschlossen. Bei der Wahl der Methode entscheidet also nicht die Ökonomie in zeitlicher oder materieller Hinsicht, sondern es sind ausschließlich die die theoretischen Grundlagen beider Verfahren für die Indikation maßgebend. (Kohlhausen, 1967b, S. 232)

Mit dieser Auslegung der Konzeption von TP und AP als Verfahren mit je eigenem Indikationsbereich setzt sich Kohlhausen jedoch in Widerspruch auch zu seiner eigenen Kommentierung der PTRL (Kohlhausen, 1967a), in welcher für TP und AP gemeinsame Indikationsbereiche festgelegt wurden. Die Vorstellung einer differenziellen Indikation darf daher eher als eine weitsichtige Vorwegnahme späterer Prozesse der Ausdifferenzierung verstanden werden (vgl. Rüger, 2020; ▸ Kap. 6 und 7).

Die Konstruktion von TP und AP als undifferenzierte Richtlinienverfahren ermöglichte aber nicht nur, dass die verschiedenen Berufsgruppen sich wiederfinden konnten. Darüber hinaus eröffnete sie einen Entwicklungsraum für die

TP als Methode. Die TP war als das noch unschärfere Konzept als die AP auch gedacht als ein »Platzhalter« für methodische Weiterentwicklungen, wie in der zweiten Kommentarschrift zu den PTRL erläutert wird:

> Die Psychotherapie-Richtlinien wollen also von vornherein nicht auf eine therapeutische Methode, nämlich die klassische Analyse mit obligater Übertragungs- und Widerstandsanalyse und der Begünstigung einer Übertragungsneurose, festlegen, sondern die Möglichkeit offenhalten, neue und vielleicht für die Kassenpraxis angemessenere Verfahren zu entwickeln. Auch mit Rücksicht auf die Kindertherapie und Familientherapie war es notwendig, eine Behandlungskategorie zu schaffen, die den Therapeuten methodisch nicht zu sehr festlegt. (Faber, 1968, S. 29)

Die TP wurde also aus einer versorgungspolitischen Notwendigkeit heraus geschaffen, vor allem, um ausreichend Behandlungskapazitäten zu erschließen. Dabei war die TP als eine Art eine »Leerkategorie« gefasst, die erst im Laufe der folgenden Jahrzehnte inhaltlich gefüllt wurde (vgl. Rüger, 2020). Vor diesem Hintergrund ist es auch verständlich, dass es keine inhaltlich-theoretische Herleitung des Begriffs »tiefenpsychologisch fundierte Psychotherapie« gibt. Es lässt sich jedoch der Weg nachzeichnen, wie dieses Verfahren zu seinem Namen kam. Dazu muss die damalige Verwendung des Begriffs »Tiefenpsychologie«[45] etwas genauer beleuchtet werden.

In den bereits erwähnten Denkschriften der DFG wurde zum einen befunden, dass die »lerntheoretisch begründete Psychotherapie« in der Praxis »in Deutschland noch fast unbekannt« ist (Görres et al., 1964, S. 8). Zum anderen wurde konstatiert, dass zwar die »Beratenden und Behandelnden Psychologen« die größte Gruppe innerhalb der Psycholog*innen darstelle (Hoyos, 1964, S. 38), dass die Entwicklung einer eigenständigen »klinischen Psychologie« jedoch noch eine Zukunftsaufgabe für die akademische Psychologie darstelle (vgl. ebd., S. 41, 67). Der übergeordnete Begriff, der hier gewählt wird, ist »Tiefenpsychologie« (ebd., S. 9). Es werden darunter im Wesentlichen die in Kapitel 2 erwähnten »drei psychoanalytischen Schulen« (Freud, Adler, Jung) verstanden.

Heiß[46] (1956) nennt sein Lehrbuch »Allgemeine Tiefenpsychologie«. Er begreift die »Tiefenpsychologie« dabei als übergeordnete Kategorie, die sowohl die Freud'sche Psychoanalyse als auch deren Weiterentwicklungen einschließt. Das Gegenstück zur Tiefenpsychologie sieht er in der von ihm als »ältere Psychologie« (Heiß, 1956, S. 18) bezeichneten »Bewusstseinspsychologie«. Während er (selbst Psychologe und Mitautor der Denkschrift von Görres) also die akademische Psychologie als weitgehend klinikfern beschreibt, wird die Tiefenpsychologie als »ärztliche Psychologie« aufgefasst.

---

45 Auch Freud verwendete »Tiefenpsychologie« lange synonym mit »Psychoanalyse« (vgl. Rüger, 2002; s. auch Kap. 9).

46 In Druckerzeugnissen oft »Heiss« geschrieben.

»Tiefenpsychologie« könnte demnach als Begriff für die aus der (ärztlichen) psychotherapeutischen Praxis abgeleitete Theorie sein. In diesem Sinne könnte die Psychotherapie als »Tiefenpsychologie« auch einen eher schleichenden Einzug in die akademische Psychologie gefunden haben. Die Diplom-Prüfungsordnung von 1941 galt im Wesentlichen unverändert, bis 1973 die Kulturministerkonferenz neue »Rahmenrichtlinien« vorlegte (Lück, 2020, S. 47 f.). Der Teufel steckt hier im Detail: Denn es gab in den 60er-Jahren durchaus Diplom-Prüfungsordnungen, die als Fach »Tiefenpsychologie und Psychagogik« aufwiesen (vgl. Fliegel, 2010; Hoyos, 1964). Das könnte den Schluss nahelegen, dass »schon immer« Tiefenpsychologie im Rahmen des Psychologie-Studiums gelehrt worden wäre[47]. Dies ist indes nicht der Fall; die erste Diplom-Prüfungsordnung für Psychologie von 1941 enthielt das Fach »Pädagogische Psychologie und Psychagogik«.[48]

Tatsächlich wurde 1955 (also vor der grundlegenden Änderung der Diplom-Prüfungsordnung) das Fach »Tiefenpsychologie und Psychoagogik« *neben* dem Fach »Pädagogische Psychologie« eingeführt, wie aus einem Beschluss der Kultusministerkonferenz hervorgeht.[49]

Die Deutsche Gesellschaft für Psychologie legte 1964 einen Entwurf für die Rahmen-Prüfungsordnung und 1967 einen für die Studienordnung vor. In beiden Vorschlägen ist das Fach »Tiefenpsychologie und Psychagogik« beschrieben; es wird aber auch deutlich gemacht, dass regional sehr unterschiedliche Schwerpunktsetzungen an den Universitäten möglich sind (DGPs, 1964, 1967). So scheint es im Nachkriegsdeutschland sehr unterschiedliche Handhabungen bei der Implementierung von Psychotherapie (als »Tiefenpsychologie«) in der akademischen Psychologie gegeben zu haben. Schulte (2020, pers. Mitteilung) bekräftigt die »Tatsache, dass mit dem neuen Grundgesetz nach dem Kriege die Länder die Kulturhoheit bekamen. Es gab keine bundeseinheitliche Prüfungsordnung. Die Deutsche Gesellschaft für Psychologie beschloss lediglich Rahmenprüfungsordnungen. Die Universitäten konnten ihre Prüfungsordnungen individuell – mit Zustimmung der zuständigen Landesbehörde – beschließen.« Es kann also angenommen werden, dass »Tiefenpsychologie« im Rahmen der akademischen Psychologie als eine Art Sammelbegriff synonym für »Psychotherapie« fungierte, dass die Ausgestaltung und Verbreitung dieses Faches jedoch noch sehr uneinheitlich war.

Im Feld der angewandten Praxis hingegen, also der ärztlichen Psychotherapie,

---

47 Diesem Irrtum sitzt auch Elliger (1985) auf, der in seiner Arbeit ansonsten sehr akribisch die Rezeption von Freud in der akademischen Psychologie untersucht.

48 Deutsche Wissenschaft, Erziehung und Volksbildung – 7.1941 (7) [online: https://scripta.bbf.dipf.de/viewer/image/991084217_0007/270/LOG_0416/; Zugriff 29. 9. 2020].
Auch die Erweiterung der DPO vom 22. 3. 1943 enthielt das Fach »Tiefenpsychologie« nicht.

49 »Diplomprüfungsordnung für Studierende der Psychologie. Beschluß der Ständigen Konferenz der Kultusminister der Länder vom 7. 12. 1955 (Beschlußsammlung der KMK Nr. 1915)« [Quellenhinweis: Da der Beschluss aufgehoben wurde, ist er nicht mehr in der Sammlung der KMK-Beschlüsse unter Nr. 1915 zu finden. Ein herzliches Dankeschön an die Mitarbeiterinnen der KMK für das Auffinden im Archiv.]

war die Diskussion um die Begriffe schon länger und deutlich differenzierter im Gange (wobei auch hier die Begriffe bunt durcheinander gewürfelt verwendet wurden):

> Aber es scheint doch so zu sein, als handele es sich bei der dynamic psychiatry und psychology um diejenige Psychiatrie und Psychologie, die insbesondere von den Freudschen Positionen, aber sehr weitgehend auch unter Hineinnahme der Adlerschen, weniger der Jungschen, gestaltet worden ist. Das würde dann dem hier verwandten Wortsinn des »Analytischen« voll entsprechen.[50] (…) Auch im deutschen Sprachbereich ist ein Terminus aufgetreten, der in das hier behandelte Gebiet gehört. Nicht nur das, sondern er erhebt sogar vielfach den Anspruch, es als Ganzes zu betiteln. Gemeint ist der Ausdruck »tiefenpsychologisch« als Beiwort und der andere: Tiefenpsychologie. Nicht so selten wurde sogar vorgeschlagen, im gleichen Sinne, wie oben erörtert, nicht von analytischer Psychotherapie, sondern von tiefenpsychologischer Psychotherapie zu sprechen. (…) Augenscheinlich hat sich dieser Terminus aber doch nicht durchgesetzt. (Schultz-Hencke, 1951, S. 3 f.)

Das bedeutet, dass die Begriffe »analytisch«, »tiefenpsychologisch« und »dynamisch« als erklärende Adjektive zur psychotherapeutischen Heiltätigkeit schon länger und auch mit Blick auf den internationalen Sprachgebrauch in der Diskussion waren. Inhaltlich berührt die begriffliche und theoretische Suchbewegung die weiter oben angesprochene Spannung zwischen Orthodoxie und Weiterentwicklung.

So wurde das von Alexander[51] und French 1946 vorgelegte Buch »Psychoanalytic Therapy« sehr kritisch aufgenommen (vgl. Rüger, 2008). Die Autoren leiteten die Berechtigung weitgehender Modifikationen der »Standard-Psychoanalyse« ab, indem sie Freuds Junktim von Heilen und Forschen auflösten. Salopp gesagt: Wenn genug geforscht worden ist, muss nicht mehr jeder Patient auch Forschungsgegenstand sein.[52] Die Unterscheidung zwischen »Standard-Psychoanalyse« und modifizierter Psychotherapie wird letztlich aufgegeben:

---

50 Schultz-Hencke begreift sein 1951 veröffentlichtes »Lehrbuch der analytischen Psychotherapie« als einschließende Weiterentwicklung der von ihm 1940 in 1. Auflage vorgelegten Neurosenlehre (Schultz-Hencke, 1947). Es sei nunmehr möglich, die »Positionen Freuds, Adlers und Jungs zwanglos und gegenstandsgerecht amalgamieren zu können« (Schultz-Hencke, 1951, S. IV). »Analytische Psychotherapie« ist demnach der 1951 von ihm gewählte Oberbegriff für alle psychoanalytischen (bzw. aus der Psychoanalyse abgeleiteten) Verfahren, wohingegen in der Schrift von 1940/47 noch zuweilen »Tiefenpsychologie« als Oberbegriff auftaucht.

51 Franz Alexander galt als »Berliner shooting star« beim 7. Internationalen Psychoanalytischen Kongress 1922 in Berlin; er wurde dort von Freud mit einem Preis ausgezeichnet (Schröter, 2007, S. 424).

52 »With the advance of knowledge in this field, however, we can now use generalizations and principles tested by our extended experience to develop a more flexible and economical procedure adjusted to the individual nature of the great variety of neurotic patients.« (Alexander & French, 1946, S. vii)

> At the beginning of our collaborative investigation, there was a tendency among us to differentiate sharply between »standard« psychoanalysis and more flexible methods of psychotherapy. Gradually, however, it was recognized that in every case the same psychodynamic principles are applied for the purpose of therapy (…). We therefore regard all of the work set forth in this book as »psychoanalytic«.[53] (Alexander & French, 1946, S. vii)

Allerdings sind es *nicht* diese theoretischen und methodischen Auseinandersetzungen, welche der TP ihren Namen verschafften. Insbesondere die Verknüpfung von »tiefenpsychologisch« und »fundiert« taucht in der Theoriedebatte überhaupt nicht auf. Die begriffliche Neuschöpfung »tiefenpsychologisch *fundierte* Psychotherapie« hat eine andere Geschichte im Rahmen (bzw. im Vorfeld) der Einführung der Psychotherapie-Richtlinien. In der Sekundärliteratur wird die Schaffung des Begriffs »tiefenpsychologisch fundierte Psychotherapie« Walter Theodor Winkler zugeschrieben:

> Die tiefenpsychologisch fundierte Psychotherapie wurde mit den ersten Psychotherapie-Richtlinien 1967 in den Leistungskatalog der gesetzlichen Krankenversicherung aufgenommen. Der von dem Psychiater Theodor Winkler geprägte Begriff hat sich – ausschließlich – im deutschsprachigen Raum durchgesetzt und bezieht sich auf eine Gruppe von methodischen Ansätzen fokussierender und zielbegrenzter Anwendung analytischer Krankheits- und Behandlungslehre. (Dieckmann et al., 2018, S. 37)

Und:

> Mit der Einführung der Psychotherapie-Richtlinien 1967 wurden auf Vorschlag von Theodor Winkler unter dem Begriff »Tiefenpsychologisch fundierte Psychotherapie« die psychoanalytisch begründeten Behandlungsverfahren zusammengefasst, die sich von der analytischen Psychotherapie durch eine niedrigere Behandlungsfrequenz und ein anderes Behandlungssetting unterscheiden. (Rüger, 2002, S. 12 f.)

53 Alexander und French (1946) beziehen sich bei ihren technischen Modifikationen auf Ferenczi und Rank (1924). Die offensichtlichsten »Abweichungen« von der »reinen« Analyse betreffen die Betonung der korrigierenden emotionalen Erfahrung, die Begrenzung der Stundenzahl sowie eine passagere Aufgabe der technischen Neutralität. Wie breit die hier vorgestellte Vorstellung von »psychoanalytic psychotherapy« ist, mag das letzte Fallbeispiel in diesem Buch illustrieren: Hier wird eine einwöchige Narkosynthese mit Natriumpentathol zur Überwindung eines Kriegstraumas geschildert (Grinker, 1946, S. 325 ff.). Dass es in der orthodoxeren Psychoanalyse auf Widerspruch stieß, dies als psychoanalytisch zu bezeichnen, verwundert sicher nicht.

Sowie:

> Die Bezeichnung »tiefenpsychologisch fundiert« stammt von Walter Theodor Winkler (1914–1984), damals Vorsitzender der AÄGP, der als Sozialpsychiater Vertreter einer breit angelegten psychodynamischen Psychotherapie war und zu den maßgeblichen Initiatoren der Kassenregelungen für die Psychotherapie in Deutschland gehört (pers. Mitteilung von Helmut Enke, ehem. Präsident der AÄGP). (Ermann, pers. Mitteilung, 2019)

Winkler hat zum Thema »tiefenpsychologisch fundierte Psychotherapie« keine Primärschriften veröffentlicht. Die Sekundärliteratur weist Winkler eindeutig als Urheber des Begriffs TP aus, ohne dass jedoch eine genauere Kontextualisierung oder gar inhaltliche Ausrichtung erkennbar wird:

> Die TP wurde definiert als »eine Anwendung der Psychoanalyse«; allerdings wurde die TP als Behandlungsform anhand fach- und berufspolitischer Aspekte konzeptualisiert, nicht auf der Basis einer fachwissenschaftlichen Diskussion. (Boll-Klatt & Kohrs, 2018b, S. 16)[54]

Anhand unveröffentlichter Primärquellen lässt sich nachvollziehen, dass der Begriff »tiefenpsychologisch fundierte Psychotherapie« im Vorfeld der Einführung der Psychotherapie-Richtlinie und im Zusammenhang mit einer Auseinandersetzung um Honorarhöhe und Abrechnungsgenehmigung in die Diskussion aufgenommen wurde.

Verhandlungen um ärztliches Honorar sind eine heikle Angelegenheit, weil hier sehr verschiedene Interessen abgeglichen werden müssen. Seitens der Gesundheitspolitik und der Kostenträger wird eine einheitliche und sparsame Verteilung der Kosten angestrebt. Seitens der Ärzteschaft ist die Freiberuflichkeit/Honorarfreiheit mit einem Anspruch auf Honorarverbindlichkeit in Einklang zu bringen. Honorarverteilungskämpfe gibt es zwischen dem ambulanten und dem stationären Sektor ebenso wie zwischen den Facharztgruppen (eine ausführliche Darstellung findet sich bei Heuft et al. 2011).

Die Diskussion um die ärztliche Gebührenordnung beschäftigte die Delegierten der Deutschen Ärztetage im Vorfeld der Einführung der PTRL in den Jahren 1954, 1955, 1957, 1962, 1963, 1964, 1965, 1966 (vgl. Bundesärztekammer, o. D.[55]). Auf dem Sektor der Ersatzkassen war 1963 eine Gebührenordnung erstellt worden, die sogenannte E-Adgo. Aufbauend auf der E-Adgo wurde 1965 die Gebührenordnung für Ärzte (GOÄ) erlassen.[56] Diese von der Politik gefundene Kom-

---

54 Die an gleicher Stelle getroffene Annahme, dass Winkler den Begriff TP erstmals auf dem Ärztetag 1966 verwendete, ist historisch nicht belegt (vgl. Bundesärztekammer, 1966).

55 Online: https://www.bundesaerztekammer.de/aerztetag/geschichteauszeichnungen/themen-der-deutschen-aerztetage-seit-1948/ (Abruf 19. 10. 2020)

56 Bundesgesetzblatt Teil I, Nr. 9, ausgegeben zu Bonn am 25. März 1965, S. 89–123.

promisslösung hatte provisorischen Charakter, wie Nienhaus (der für die KBV in diesen Verhandlungen federführend war) berichtet: »Die Kritik der Ärzte führte dazu, dass die damals amtierende Bundesgesundheitsministerin gelegentlich der Verkündung der GOÄ diese nur als eine ›Übergangsgebührenordnung‹ bezeichnete. Eine Reihe von Ärzten gab daraufhin der GOÄ den Kurznamen ›ÜGO‹. Wohl kein Mensch konnte damals ahnen, dass dieser ›Übergang‹ nahezu zwanzig Jahre dauern würde!« (Nienhaus, 1982a, S. 53)

Hinsichtlich der Psychotherapie sind es die bereits erwähnten Verhandlungen um das ärztliche Honorar unter der Leitung der KBV, anlässlich derer die Verfahrensbegriffe TP und AP gefunden wurden.

Es wurde bereits ausgeführt, dass in den Verhandlungen explizit die nichtärztliche Psychotherapie aus den Psychotherapie-Richtlinien ausgeklammert werden sollte. Im Verlauf der Verhandlungen wurden aber auch die Interessenkonflikte zwischen den ärztlichen Gruppen deutlich, wie die Niederschrift der Unterredung vom 24. 9. 1962 zeigt:

> Aus diesen Erfahrungen heraus bittet der Berufsverband der Niedergelassenen Nervenärzte, in den psychiatrischen Teil der Gebührenordnung für Ersatzkassen einzufügen:
> 636*) Psychotherapeutisches Gespräch (Mindestdauer 20 Min.)
> oder (alternativ): Psychotherapeutische Führung durch ärztliches Gespräch (Mindestdauer 20 Min.)
> 637*) Psychotherapeutische Behandlung mit besonderen Methoden (Hypnose, autogenes Training, Narkoanalyse und gleichwertige Methoden).
> (…)
> *) Die unter Ziffer 636–638 ff. aufgeführten Leistungen dürfen nur bei nachgewiesener Vorbildung Anwendung finden. Diese ist als gegeben anzusehen bei allen Fachärzten für Neurologie und Psychiatrie, sowie bei denjenigen Ärzten, die sich die Berechtigung zur Zusatzbezeichnung »Psychotherapie« erworben haben. (DGPT-Archiv, S. 4[57])

Dieses Ansinnen betraf exakt die Befürchtung der »spezialisierten« Psychotherapeut*innen, dass andere Berufsgruppen – hier die Nervenärzt*innen ohne psychotherapeutische oder psychoanalytische Weiterbildung – die Honorarpositionen zur Psychotherapie »mitabrechnen« würden. Das mühsam ausgehandelte Einvernehmen zwischen AÄGP und DGPT wurde dadurch ins Wanken gebracht. Entsprechend harsch klingt die Erwiderung: »Herr Dr. Kohlhausen meint, ein sog. ›psychotherapeutisches Gespräch‹ maße sich fast jeder zu. Damit aber werde die ganze hier zur Debatte stehende Sache verdorben.« (ebd., S. 11)

---

57 »Niederschrift über die Besprechung betr. einer Schaffung eines Tarifs für psychotherapeutische Leistungen auf dem Ersatzkassensektor mit den Fachgesellschaften mit den Fachgesellschaften am 24. 09. 1962 in Frankfurt/Main.« DGPT-Archiv, Ordner Brocher 1962–64, unveröffentlicht, S. 4.

In diesem Diskussionsfeld wurde auch der Begriff TP gebildet. Winkler schlug dabei zwei Formulierungen vor: »Aktive, tiefenpsychologisch fundierte Psychotherapie (Einzelbehandlung)/Dauer jeder Sitzung mindestens 30 Minuten./Gebührenvorschlag: DM 15,–/Bei einer Sitzung von mindestens 60 Minuten doppelter Satz« (ebd., S. 2) sowie: »Herr Prof. Winkler schlägt demgegenüber vor zu sagen ›Aktiv aufdeckende tiefenpsychologisch fundierte Psychotherapie‹, denn dann sei auch der Unterschied zu den Ziffern 638 und 639b[58] herausgestellt.« (ebd., S. 6)

Als Diskussionsergebnis wird 1962 letztlich festgehalten, dass es neben einer Gebührenposition für eine »psychotherapeutische Beratung« zwei Positionen für Psychotherapie geben sollte: »Tiefenpsychologisch fundierte« und »Analytische« Psychotherapie (► Abb. 4-1).

Diese Diskussionen im Rahmen der Einführung von Psychotherapie und deren Honorierung auf dem Ersatzkassensektor verliefen letzten Endes ohne Ergebnis (Kohlhausen, 1967b, S. 231), bildeten aber die Vorlage, die dann auch in die bereits erwähnte »Übergangs-GOÄ« von 1965 einging (► Abb. 4-2).

Die Definition der beiden Verfahren AP und TP in den Psychotherapie-Richtlinien greifen die Bezeichnungen dieser Gebührenpositionen auf. Andersherum ausgedrückt, bereiten die Honorarverhandlungen die Richtlinienformulierung vor:

> Vor Wirksamwerden der Gebührenordnung Ärzte (GOÄ) am 1. 4. 1965 waren es zunächst die Ersatzkassen, die vor einigen Jahren in Verhandlungen eintraten, um eine Regelung (Ergänzung zum Ersatzkassenvertrag) für die Gewährung von Psychotherapie zu erreichen. Diese Verhandlungen scheiterten. Ihr Ergebnis zu den sachlichen Erörterungen bildete aber die Grundlage für die im »Bundesanzeiger« erschienenen Richtlinien für die Gewährung von Psychotherapie. (Kohlhausen, 1967b, S. 231)

Dass der Begriff TP während dieser Verhandlungen um die Honorarpositionen entwickelt wurde, scheint sicher zu sein, wie auch Haarstrick rückblickend konstatiert:

> Der Notwendigkeit, eine fachlich qualifizierte Behandlung der Neurose zu erreichen und die Leistungsansätze der tiefenpsychologisch fundierten (dieser Begriff entstand erst während der Verhandlungen) und der analytischen Psychotherapie gegen Missbrauch zu sichern, konnte leider nur durch einen Gutachter – und das noch recht unvollkommen – entsprochen werden. (Haarstrick, 1968)

58 Haarstrick hatte vorgeschlagen, die Ziffer 638 für die Analytische Psychotherapie zu verwenden, 639a für die Tiefenpsychologisch fundierte Psychotherapie und 639b für Autogenes Training, Hypnose und übende Verfahren.

Der heute erarbeitete Entwurf für den Tarif hat nunmehr folgenden Wortlaut:

636	Psychotherapeutische Beratung eines Nerven- oder Geisteskranken von mindestens 20 Minuten Dauer	6,--
637	Anwendung und Auswertung projektiver Testverfahren (wie z.B. Rorschach-Test, TAT), mit schriftlicher Aufzeichnung, insgesamt	50,--
638	Anwendung und Auswertung standardisierter Intelligenz- und Entwicklungstests, sog. Staffeltests (wie z.B. HAWIE bzw. HAWIK, ISt [Amthauer] , Bühler-Hetzer, Binet-Simon, Kramer), mit schriftlicher Aufzeichnung, insgesamt	20,--
639	Anwendung und Auswertung orientierender Testuntersuchungen (Fragebogentest, z.B. Eysenck: MPQ oder MPI, Wartegg-Zeichentest, Zeichentest: Haus, Baum, Mensch), insgesamt	5,--

- 14 -

- 14 -

642	Erhebung einer biographischen Anamnese unter neurosepsychologischen Gesichtspunkten mit schriftlicher Aufzeichnung, Dauer jeder Sitzung 50 bis 60 Minuten	30,--
	Ziffer 642 ist insgesamt nur dreimal im Krankheitsfall berechnungsfähig.	
643	Hypnose oder übende Verfahren, wie autogenes Training (Einzelbehandlung), Dauer mindestens 20 Minuten	8,--
644	Übende Verfahren in Gruppen, wie autogenes Training bis zu 6 Teilnehmern von 30 Minuten Dauer von 7 bis 12 Teilnehmern, 60 Minuten Dauer pro Teilnehmer	3,--
645	Tiefenpsychologisch fundierte Psychotherapie (Einzelbehandlung), Dauer mindestens 30 Minuten	12,--
645a	Tiefenpsychologisch fundierte Psychotherapie (Einzelbehandlung), Dauer mindestens 60 Minuten	24,--
646	Tiefenpsychologisch fundierte Gruppentherapie, Dauer mindestens 60 Minuten, bis zu 8 Patienten zulässig, je Patient	6,--
647	Analytische Psychotherapie (Einzelbehandlung), Dauer jeder Sitzung 50 bis 60 Minuten	25,--
647a	Analytische Psychotherapie (Einzelbehandlung), Dauer jeder Sitzung 100 bis 120 Minuten	50,--
648	Analytische Gruppenpsychotherapie, Dauer jeder Sitzung 50 bis 60 Minuten, Gruppe nur bis zu 8 Patienten zulässig, je Patient	6,--
648a	Analytische Gruppenpsychotherapie, Dauer jeder Sitzung 100 bis 120 Minuten, Gruppe nur bis zu 8 Patienten zulässig, je Patient	12,--

- 15 -

Abb. 4-1 Diskussionsergebnis der Honorarverhandlungen 1962 (mit freundl. Genehmigung der DGPT).

89

Bundesgesetzblatt

Teil I

Z 1997 A

1965	Ausgegeben zu Bonn am 25. März 1965	Nr. 9

Tag	Inhalt	Seite
18. 3. 65	Gebührenordnung für Ärzte .... *Sammlung des Bundesrechts, Bundesgesetzbl. III 2122-1-9*	89
18. 3. 65	Gebührenordnung für Zahnärzte .... *Sammlung des Bundesrechts, Bundesgesetzbl. III 2123-1-9*	123

Gebührenordnung für Ärzte

Vom 18. März 1965

Sammlung des Bundesrechts, Bundesgesetzbl. III 2122-1-9

Auf Grund des § 11 der Bundesärzteordnung vom 2. Oktober 1961 (Bundesgesetzbl. I S. 1857) verordnet die Bundesregierung mit Zustimmung des Bundesrates:

§ 1

Den Ärzten stehen für ihre Berufstätigkeit Vergütungen (Gebühren, Entschädigungen und Auslagen) nach dieser Verordnung zu. Durch Vereinbarung kann eine von dieser Verordnung abweichende Regelung getroffen werden.

§ 2

Die Vergütung bemißt sich nach dem Einfachen bis Sechsfachen der Sätze des anliegenden Gebührenverzeichnisses, soweit nicht etwas anderes bestimmt ist. Innerhalb dieses Rahmens sind die Gebühren und Entschädigungen unter Berücksichtigung der besonderen Umstände des einzelnen Falles, insbesondere der Schwierigkeit der Leistung, des Zeitaufwandes, der Vermögens- und Einkommensverhältnisse des Zahlungspflichtigen sowie der örtlichen Verhältnisse nach billigem Ermessen zu bestimmen.

§ 3

(1) Vergütungen nach dem Gebührenverzeichnis sind zu berechnen, wenn Träger der Sozialversicherung oder die Bundesanstalt für Arbeitsvermittlung und Arbeitslosenversicherung die Zahlung leisten. Das gleiche gilt für die Kostenträger Bund, Länder, Gemeinden oder Gemeindeverbände und für Kostenträger, die bei Gewährung freier Heilfürsorge oder Heil- oder Krankenbehandlung nach dem Bundesversorgungsgesetz oder nach Gesetzen, die dieses Gesetz für anwendbar erklären, die Zahlung leisten.

(2) Absatz 1 findet nur Anwendung, wenn dem Arzt vor der Inanspruchnahme eine von dem die Zahlung Leistenden ausgestellte Bescheinigung vorgelegt wird. In dringenden Fällen kann die Bescheinigung auch nachgereicht werden.

(3) Soweit besondere Schwierigkeiten der ärztlichen Leistung oder ein erheblicher Zeitaufwand dies rechtfertigen, kann abweichend von Absatz 1 eine höhere Gebühr berechnet werden.

§ 4

Eine Gebühr darf für eine Leistung nicht berechnet werden, die nach den Leistungsansätzen des Gebührenverzeichnisses Teil einer anderen Leistung ist, wenn für die letztere eine Gebühr berechnet wird.

§ 5

(1) Die allgemeinen Praxiskosten und die durch die Anwendung von ärztlichen Instrumenten und Apparaturen entstehenden Kosten werden mit den Gebühren abgegolten, soweit nicht etwas anderes bestimmt ist.

(2) Neben den für die einzelnen Leistungen festgesetzten Gebühren können nur die Kosten für Arzneimittel, Verbandmittel und Materialien, die Kosten für die Instrumente, Gegenstände und Stoffe, die der Kranke zur weiteren Verwendung behält oder die mit einer einmaligen Anwendung verbraucht sind, berechnet werden, soweit nicht etwas anderes bestimmt ist.

(3) Mit den Gebühren für Laboratoriumsdiagnostik, Röntgendiagnostik oder die Anwendung radioaktiver Stoffe werden alle hierdurch entstandenen tatsächlichen Kosten, ausgenommen Versand- und Portokosten, abgegolten, soweit nicht für einzelne Leistungen etwas anderes bestimmt ist. Die Gebühren für die Anwendung radioaktiver Stoffe umfassen nicht die Kosten solcher Stoffe, die mit ihrer Anwendung verbraucht sind.

§ 6

Leistungen, die in dieser Gebührenordnung nicht aufgeführt sind, sind nach den Bestimmungen der

Abb. 4-2 GOÄ 1965 (mit freundl. Genehmigung des Bundesanzeiger Verlags).

Nr. 9 — Tag der Ausgabe: Bonn, den 25. März 1965 **111**

731	Schlingenextraktion von Harnleitersteinen, in mehreren Sitzungen, einschl. Unkosten für die Schlinge, je Sitzung	35,—
732	Cystoskopie mit Harnleitersondierung	20,—
733	Cystoskopie mit Harnleitersondierung und Nierenbeckenspülung	25,—
734	Cystoskopie mit Harnleitersondierung und Nierenfunktionsprüfung (einschl. intravenöser Injektion)	25,—
735	Cystoskopie mit Harnleitersondierung und Nierenfunktionsprüfung (einschl. intravenöser Injektion) mit Nierenbeckenspülung	30,—

VIII. Mund und Kiefer

736	Besonders schwierige oder umfangreiche Osteotomie zur Entfernung verlagerter oder retinierter Zähne mit partieller Kieferresektion	40,—
737	Osteotomie zur Beseitigung der Prognathie	50,—
738	Osteotomien zur Beseitigung der Progenie	100,—
739	Operative Freilegung und typische Exhairese eines peripheren Trigeminusastes	50,—

IX. Neurologie, Psychiatrie und Psychotherapie

740	Eingehende neurologische oder psychiatrische Untersuchung eines Nerven- oder Geisteskranken	9,—
	Neben dieser Leistung sind die Leistungen nach den Nrn. 78, 90, 91, 531, 613, 615, 616, 619, 742, 743, 785, 809 an demselben Tage nicht berechnungsfähig.	
741	Eingehende neurologische und psychiatrische Untersuchung eines Nerven- oder Geisteskranken	14,—
	Es gilt dieselbe Beschränkung wie zu Nr. 740.	
742	Genaue Geruchs- und/oder Geschmacksprüfung zur Differenzierung von Störungen der Hirnnerven	5,—
743	Gezielte neurologische Gleichgewichts- und Koordinationsprüfung (cerebellar/vestibular)	6,—
	Neben dieser Leistung ist die Leistung nach der Nr. 25 an demselben Tag nicht berechnungsfähig.	
744	Elektroencephalographische Untersuchung einschl. Kosten	40,—
745	Befunderhebung am Nervensystem durch elektrische bzw. andere besondere Untersuchungsmethoden	10,—
746	Leitung der Überführung eines Geisteskranken einschl. der Ausstellung der notwendigen Zeugnisse	18,—
747	Anoxie-Behandlung	5,—
748	Intravenöse Schockbehandlung	12,—
749	Elektroschock-Behandlung	18,—
750	Gezielte psychiatrische Exploration mit eingehender therapeutischer Beratung	8,—
751	Anwendung und Auswertung projektiver Testverfahren (wie Rorschach-Test, TAT) mit schriftlicher Aufzeichnung, insgesamt	50,—
752	Anwendung und Auswertung standardisierter Intelligenz- und Entwicklungstests (Staffeltests, bzw. Hawik, IST/Amthauer/, Bühler-Hetzer, Binet-Simon, Kramer) mit schriftlicher Aufzeichnung, insgesamt	25,—
753	Anwendung und Auswertung orientierender Testuntersuchungen (Fragebogentest, wie Eysenck, MPQ oder MPI, Wartegg-Zeichentest „Haus, Baum, Mensch"), insgesamt	8,—
754	Erhebung einer biographischen Anamnese unter neurosen-psychologischen Gesichtspunkten mit schriftlicher Aufzeichnung, auch in mehreren Sitzungen	50,—
755	Übende Verfahren in Einzelbehandlung (wie autogenes Training), Dauer mindestens 20 Minuten	8,—
756	Übende Verfahren in Gruppenbehandlung, Dauer mindestens 20 Minuten, je Sitzung insgesamt	10,—
757	Behandlung durch Hypnose	8,—
758	Tiefenpsychologisch fundierte Psychotherapie (Einzel- oder Gruppenbehandlung), Dauer mindestens 50 Minuten	30,—
759	Analytische Psychotherapie (Einzel- oder Gruppenbehandlung), Dauer mindestens 50 Minuten	30,—
	Bei Gruppenbehandlung nach den Nrn. 758 und 759 ist das Honorar anteilig auf die Patienten umzulegen.	

Abb. 4-2 Fortsetzung

Es ist aus den verfügbaren unveröffentlichten Primärquellen nicht eindeutig abzuleiten, dass der Begriff »tiefenpsychologisch fundierte Psychotherapie« tatsächlich *als Erstes* von Winkler in die Diskussion eingebracht wurde. Die Urheberschaftszuschreibung findet erst sehr viel später statt, im ersten »Faber/Haarstrick-Kommentar«, der in Buchform erschien:

> Andererseits haben die Forderungen seitens der gesetzlichen Krankenversicherung fruchtbare Impulse für die Entwicklung der psychoanalytisch begründeten Verfahren gegeben. Zur Differenzierung der Therapieverfahren wurde z. B. der Begriff der »tiefenpsychologisch fundierten Psychotherapie« (TH. WINKLER) mit den Richtlinien erst geschaffen. (Faber & Haarstrick, 1989, S. 16)

Da die Autoren bei den maßgeblichen Verhandlungen aktiv involviert waren, ist dies eine sehr glaubhafte Zuschreibung. Damit kann als geklärt gelten, *wie* und *warum* die TP zu ihrem Namen kam. Nicht geklärt werden kann hingegen, warum es genau dieser Name sein sollte. Denn die von Kohlhausen benannten »theoretischen Grundlagen beider Verfahren« (Kohlhausen, 1967b, S. 232) lagen nicht vor. Von Winkler gibt es keine Veröffentlichung, welche die theoretischen Grundlagen der TP umschreiben würde. Dies stellt einen Bruch dar zu der in Kapitel 2 beschriebenen psychoanalytischen Theoriebildung.

Es war nicht so, dass Winkler (und evtl. eine Gruppe Gleichgesinnter) anhand spezieller behandlungstechnischer Anforderungen eine Modifikation der psychoanalytischen Technik mit einem neuen Begriff belegt hätte. Sondern der Begriff wurde eingeführt, um die Rahmenbedingungen von Psychotherapie als Kassenleistung zu konstruieren. Dieses Rahmenwerk sollte dazu dienen, abzugrenzen, wo die Leistungspflicht der Krankenkassen beginnt und wo sie endet (vgl. Kohlhausen, 1967a). Die Zuweisung von Indikationsbereichen zu den beiden Verfahren (vgl. Kohlhausen, 1967b) war bei Einführung der PTRL noch nicht vorhanden.

Erst allmählich wurde die »Leerkategorie« TP mit Inhalt gefüllt:

> Aus heutiger Sicht lässt sich die Zeit von 1967 bis zum Ende der 90er-Jahre für die tiefenpsychologisch fundierte Psychotherapie als Phase der Etablierung und Konsolidierung kennzeichnen. Das Behandlungsverfahren wurde theoretisch konzeptualisiert und ausdifferenziert. (Rüger, 2020, S. 17)

Zusammengefasst lässt sich die Geschichte des Begriffs TP und der dazugehörigen Theorieentwicklung wie folgt beschreiben: Der Begriff »tiefenpsychologisch fundierte Psychotherapie« wurde geschaffen im Rahmen von Verhandlungen darüber, welche Leistungen von wem zu Lasten der Krankenkassen abgerechnet werden können. Die Notwendigkeit für diese Neuschöpfung ergab sich aus einem Versorgungsengpass an Psychotherapie. Der *Begriff* »Tiefenpsychologisch fundierte Psychotherapie« war eine Art »Platzhalter« für das als »Leerkategorie« konstruierte *Verfahren*. Das sollte ermöglichen, auf sich wandelnde Versorgungsbedarfe durch behandlungstechnische Modifikationen flexibel reagieren zu können.

Zugespitzt ließe sich formulieren, dass die TP an ihrem Ursprung keine Theorie- und Begriffsgeschichte *hat*, da sie als Kompromiss in macht- und versorgungspolitischen Auseinandersetzungen quasi am Reißbrett geschaffen wurde.

Zugleich wurde in der TP als »Psychotherapie jenseits der Psychoanalyse« ein zukunftsweisendes Moment gesehen. In den 50 Jahren seit der ersten Fassung der PTRL wurde dieses Potenzial auch fleißig genutzt. Dem »Faber/Haarstrick-Kommentar« kam dabei eine immense Bedeutung zu – hinsichtlich der Auslegung, aber auch der Neuausrichtung der Richtlinien (vgl. Jungclaussen & Hauten, 2019; Hauten & Jungclaussen, 2018a, 2018b).

Die Psychotherapie-Richtlinien von heute sind nicht mehr die von 1967, wie eine Gegenüberstellung verdeutlicht. Tab. 4-1 zeigt die »Essentials« der Richtlinienpsychotherapie, wie sie sich aus den PTRL sowie dem »Faber/Haarstrick«-Kommentar ergeben.[59]

59 Die Systemische Therapie wurde 2019 in die PTRL aufgenommen und 2020 in der Versorgung implementiert. Zum Zeitpunkt der Drucklegung dieses Buches war die 12. Auflage des »Faber/Haartsrick«-Kommentars noch nicht erschienen, sodass die hier vorgenommene Gegenüberstellung hinsichtlich der ST als vorläufig zu betrachten ist.

Tab. 4-1 Psychotherapie-Richtlinien 1967–2020

<table>
<tr><td rowspan="3">1967</td><td>Verfahren</td><td colspan="3">Tiefenpsychologisch fundierte und analytische Psychotherapie
(keine Psychoanalyse)</td></tr>
<tr><td>Indikation</td><td colspan="3">Aktuelle seelische Krankheit
(seelische Strukturen nicht Gegenstand der Krankenbehandlung)</td></tr>
<tr><td>Gutachterverfahren</td><td colspan="3">Prüfung von Notwendigkeit, Zweckmäßigkeit, Wirtschaftlichkeit
(vorgelagerte Qualitätssicherung)</td></tr>
<tr><td rowspan="6">2020</td><td colspan="4">Verfahrensübergreifende Aspekte</td></tr>
<tr><td colspan="4">Krankheit als ursächlicher Prozess (Ätiologie)
Ursache: aktuelle Krise oder pathologisch veränderte seelische Struktur
Ganzheitliche Erfassung des Menschen (bio-psycho-soziales Modell)</td></tr>
<tr><td colspan="2">Psychoanalytisch begründete Verfahren</td><td rowspan="2">Verhaltenstherapie
VT</td><td rowspan="2">Systemische Therapie
ST</td></tr>
<tr><td>TP</td><td>AP</td></tr>
<tr><td colspan="2">Ätiologie:
unbewusste Psychodynamik neurotischer Störungen</td><td>Ätiologie:
ursächliche & aufrechterhaltende Bedingungen (Verhaltensanalyse)</td><td>Ätiologie:
Symptome als kontraproduktive Lösungsversuche psychosozialer und psychischer Probleme (Systemanalyse)</td></tr>
<tr><td>Behandlungstechnik:
• Beachtung von Ü/GÜ und Widerstand
• Begrenzung der Regression
• Fokussierung</td><td>Behandlungstechnik:
• Nutzung von Ü/GÜ und Widerstand
• Förderung der Regression
• Breitere Zielsetzung</td><td>Behandlungstechnik:
• Stimulus-Methoden
• Response-Methoden
• Modelllernen
• kognitive Umstrukturierung
• Selbststeuerungsmethoden</td><td>Behandlungstechnik:
• Systemische Gesprächs- und Fragetechniken
• Narrative, lösungs- und ressourcenorientierte Methoden
• Symbolische, expressive und Aktionsmethoden
• Strukturell-strategische Methoden
• Arbeit am inneren System</td></tr>
</table>

5 Psychotherapeut*innengesetz

In Kapitel 3 wurde dargestellt, wie Versorgungsnotwendigkeiten in die machtpolitischen Auseinandersetzungen verschiedener Berufsgruppen eingriffen. In der Auseinandersetzung zwischen Psychoanalyse und Psychiatrie konnte Erstere durch die vergleichsweise einflussreiche Stellung des »Göring-Instituts« eine Festigung ihrer Position erringen. Mit dem Göring-Erlass (1940/43) wurden Psycholog*innen zur Behandlung in nennenswerter Zahl zugelassen, obwohl die Psychotherapie eigentlich als ärztliche Tätigkeit definiert wurde. Das wurde in der Nachkriegszeit weitergeführt: Mit Einführung der Psychotherapie-Richtlinien wurde die Psychotherapie weiterhin als hauptsächlich ärztliches Tätigkeitsfeld definiert.

Allerdings war durch die Einführung der TP als »Leerkategorie« auch eine Tür dafür geöffnet, Varianten der psychoanalytischen Heilbehandlung in die Regelversorgung aufzunehmen. Die Psychologie behielt weiterhin eine machtpolitisch untergeordnete Rolle, konnte aber durch das »Delegationsverfahren« an der Versorgung beteiligt bleiben (► Tab. 5-1).

Tab. 5-1 Psycholog*innen decken Versorgungsbedarfe

<table>
<tr><th>Datum</th><th>Inhalt</th><th>Bedeutung</th></tr>
<tr><td>1940/1943</td><td>Behandelnde Psychologen</td><td rowspan="2">Psycholog*innen dürfen Psychotherapie machen, um Versorgungsbedarfe zu decken</td></tr>
<tr><td>1972</td><td>Delegationsverfahren</td></tr>
</table>

Schulte (2019) beschreibt, dass sich in den drei Jahrzehnten zwischen der Einführung der Psychotherapie-Richtlinien und der Verabschiedung des Psychotherapeutengesetzes in mehreren Phasen ein Ringen um die Ausübungshoheit über Psychotherapie entwickelte. Die Akteurinnen und Akteure dieser berufs- und gesellschaftspolitischen Auseinandersetzung lassen sich dem medizinischen und dem psychologischen Berufsfeld zuordnen.

Das Machtgefüge veränderte sich 1999 mit der Einführung des Psychotherapeutengesetzes erheblich: Fortan waren Psychotherapeut*innen mit psychologischer Grundausbildung den Fachärztinnen und Fachärzten für Psychotherapie gleichgestellt. Das bedeutete berufspolitisch einen enormen Machtzuwachs der Psychologie gegenüber der Medizin. Die bis dato eher geduldeten nichtärztlichen Psychotherapeut*innen bekamen einen festen Platz im Gesundheitssystem, verbunden mit eigenen Kassensitzen für Nicht-Ärztinnen und -Ärzten. Das »PsychThG«[60]

60 Das »Psychotherapeutengesetz vom 16. Juni 1998 (BGBl. I S. 1311), das zuletzt durch Artikel 18 des Gesetzes vom 15. August 2019 (BGBl. I S. 1307) geändert worden ist« wurde als Artikel 1 G 2122-5/1 v. 16. 06. 1998 I 1311 vom Bundestag mit Zustimmung des Bundesrates beschlossen.

wurde 1998 beschlossen und trat zum Jahr 1999 in Kraft. Die Einführung des Psychotherapeutengesetzes ist ein wichtiger Zwischenschritt in der Entwicklung der TP als Richtlinienpsychotherapie.

Dass es nach jahrzehntelanger Kontroverse schließlich zur Einführung des Gesetzes kam, dürfte maßgeblich durch zwei Entwicklungslinien in den Jahrzehnten nach Einführung der Richtlinienpsychotherapie erklärbar sein (vgl. Faber & Haarstrick, 1989, S. 16):

Zum einen ist die Zahl der an der psychotherapeutischen Versorgung beteiligten Psycholog*innen seit (Wieder-)Einführung des Delegationsverfahrens 1972 stetig gewachsen. Hier hat erneut – wie 1940/1943 unter Göring – ein Versorgungsengpass zu einem Einbezug der Berufsgruppe der Psycholog*innen in die Psychotherapie geführt.

Zum anderen ist die 1980 in die Versorgung einbezogene und 1987 in den Richtlinien verankerte Verhaltenstherapie in akademischer Hinsicht stärker in der Psychologie als in der Medizin beheimatet. Laut Schulte (2019) war bereits in den 1970er-Jahren im Gefolge der Psychiatrie-Enquete die Psychologie kurz davor, ein Psychotherapeutengesetz durchzusetzen, seinerzeit auch getragen von einer starken Vertretergruppe der damals sehr populären Gesprächspsychotherapie.

Darüber hinaus dürfte für die Einführung des Psychotherapeutengesetzes auch die gesellschaftliche Aufgabe eine Rolle gespielt haben, Psychotherapeut*innen aus der DDR in das Gesundheitssystem einzubeziehen (vgl. Maaz, 2011; Geyer, 2011).

Mit Einführung des Psychotherapeutengesetzes 1999 wurden drei anerkannte Verfahren (VT, TP, AP) und zwei eigenständige von einer ärztlichen Grundausbildung unabhängige gesetzlich geschützte Berufsbezeichnungen (»Psychologischer Psychotherapeut« und »Kinder- und Jugendlichenpsychotherapeut«) festgelegt. Damit war die in Kapitel 3 angesprochene »Frage der Laienanalyse« beantwortet: Eine ärztliche Grundausbildung ist seitdem nicht mehr Voraussetzung für die *eigenständige* Durchführung von Psychotherapie, also ohne ärztliche Verordnung. Eine psychologische Grundausbildung führte bei entsprechender Weiterqualifizierung (nach diesem Gesetz: Ausbildung) zu einer Gleichstellung mit den Fachärzt*innen. Eine weitere Verschiebung im Machtgefüge zwischen den Berufsgruppen ist durch das Gesetz zur Reform der Psychotherapeutenausbildung von 2019 zu sehen.

Im »Kampf um die Psychotherapie« hat die Psychologie durch die Einführung des Psychotherapeutengesetzes also einen (Etappen-)Sieg über die Medizin errungen. Diese berufspolitische Auseinandersetzung besteht auf der einen Seite darin, wer die Definitionsmacht über den Inhalt hat (»Was ist Psychotherapie?«). Auf der anderen Seite aber geht es auch und vielleicht sogar vor allem darum, wer die Psychotherapie durchführen darf, welche Berufsgruppen also Leistungen zu Lasten der gesetzlichen Versicherungen zu erbringen befugt sind (»Wer darf Psychotherapie abrechnen?«).

Die Psychologie ist, wie in Kapitel 1 dargestellt, prinzipiell in der Lage, Psychotherapie aus philosophischer, naturwissenschaftlicher, geistes- und sozialwissenschaftlicher Perspektive zu reflektieren. Schulte (2019) beschreibt, dass gesellschaftspolitisches Engagement ein wesentliches Kennzeichen derjenigen gesellschaftlichen Gruppen war, die sich um die Einführung eines Psychotherapeutengesetzes bemühten. Eine starke Verbindung habe es zu den psychologischen Instituten gegeben. So versteht es auch Schubenz (1993, 2020a) als eine der wichtigsten Aufgaben der akademischen Psychologie, ein vom medizinischen abgrenzbaren psychologischen Krankheitsbegriff zu beforschen, welcher die gesellschaftspolitische Dimension konsequent berücksichtigt. Dem gegenüber wäre anzunehmen, dass die Medizin sich traditionell vor allem naturwissenschaftlicher Begründungszusammenhänge bedient.

Die Annahme jedoch, dass sich mit einem Erstarken der Psychologie auch eine vermehrt geistes- und sozialwissenschaftliche Grundausrichtung in der Psychotherapie einstellen würde, hat sich nicht bestätigt. Vielmehr ist zu beobachten, dass sich die akademische Psychologie stärker an einem medizinisch-naturwissenschaftlichen Grundmodell ausrichtet (vgl. Tschuschner, 2005; Marzillier, 2004). Aufseiten der Medizin (Psychiatrie) sind hingegen Tendenzen zu einer gesellschaftspolitischen und historischen Kontextualisierung zu verzeichnen (vgl. Weinmann, 2019; Brähler & Herzog, 2018; Helmchen, 2017; Maio, 2017; Egger, 2008).

Mit Blick auf die personale Entwicklung – den Anteil an der Versorgung – ist der »Sieg der Psychologie« sehr deutlich zu erkennen: Heute wird Psychotherapie ganz überwiegend von Psychologischen Psychotherapeut*innen durchgeführt. Im Bundesarztregister sind rund 18000 Vertragspsychotherapeut*innen und 5000 Kinder- und Jugendlichenpsychotherapeut*innen, aber nur rund 6000 ärztliche Psychotherapeut*innen verzeichnet; bei einem Frauenanteil am Beruf von mehr als zwei Drittel (KBV, 2017). Damit ist das noch von Freud als 80:20 angegebene Verhältnis von Ärzt*innen und Laien heute genau umgekehrt (vgl. Freud, 1926).

Die TP, in der Zeit bis zur Jahrtausendwende konkretisiert und als Versorgungsleistung etabliert (vgl. Rüger, 2020), erfuhr in der Folge des Gesetzes einen weiteren Entwicklungsschub. Dabei hatte das Psychotherapeutengesetz gegensätzliche Wirkungen auf die TP. Auf der einen Seite bedeutete die Einführung des Gesetzes, dass zukünftig alle psychotherapeutische Tätigkeit streng auf die Regularien von PTRL und Psychotherapeutengesetz auszurichten waren. Ausbildung und Durchführung von Psychotherapie erhielten verbindliche Leitplanken. Im »Gutachterverfahren« (GAV) wurde – vermittelt über die Prüfkriterien Notwendigkeit, Zweckmäßigkeit und Wirtschaftlichkeit – zugleich auch die Richtlinienkonformität der geplanten Behandlungen beurteilt. Das bedeutete konkret, dass zuvor in anderen Finanzierungsformen durchgeführte Behandlungen (z.B. Gesprächspsychotherapie, Gestalttherapie, aber auch die vor allem in Familienberatungen weit verbreitete systemische Therapie) das Kriterium der Zweckmäßigkeit nicht erfüllten, da nur die drei definierten Richtlinienverfahren zulässig waren.

Auf der anderen Seite erschloss das Gesetz aber auch neue Möglichkeiten, die TP als versorgungsrelevanten Ansatz auszuweiten. Es wurde möglich, auf der personalen Ebene verschiedene Ansätze unter dem Dach der TP zu vereinen: Therapeut*innen, die sich eigentlich anderen als den zugelassenen Richtlinien-Verfahren zugehörig fühlten (z. B. Gesprächspsycho- oder Gestalttherapie) konnten im Rahmen einer Übergangsregelung vergleichsweise leicht eine Approbation mit der Fachkunde TP (oder, je nach persönlicher Neigung, auch in VT) erlangen. Über diesen Umweg der personalen Präferenzen wurde die TP – zumindest in den Jahren unmittelbar nach der Einführung des Psychotherapeutengesetzes – konzeptionell breiter oder, kritisch gesagt, unschärfer (vgl. Rudolf, 2019a; Hoffmann, 2017; Lieberz, 1998). Für die TP bedeutet das, dass sich die Gruppe derjenigen, welche sie durchführen, über die Jahrzehnte hinweg verändert hat und weiter verändert (vgl. Hauten, 2018; ► Tab. 5-2).

Tab. 5-2 Wer macht Tiefenpsychologisch fundierte Psychotherapie?

Kohorte	Zeitrahmen	Trägerinnen
I	Ab 1967	Ärztliche Psychotherapeut*innen ohne vollständige psychoanalytische Ausbildung
II	Ab 1998	»Übergangsregler« (Ärzt*innen und Psycholog*innen) mit diversifizierten theoretischen Wurzeln
III	Ab ca. 2005	»TPler« (überwiegend Psycholog*innen, anteilig Fachärzt*innen), die eine ausschließliche TP-Ausbildung an einem DFT-Institut absolviert haben
IV	Ab ca. 2010	Master-Absolvent*innen in Psychologie, die eine »TP-3«-Ausbildung an TP- oder AP/PA-Instituten nachfragen.
V	Ab ca. 2026	Absolvent*innen der Direktausbildung

- Bei Einführung der PTRL 1967 führten vor allem solche ärztlichen Psychotherapeut*innen die TP durch, welche eine Weiterbildung nach Maßgabe der AÄGP absolviert hatten und den Zusatztitel »Psychotherapie« trugen.
- In der Folge des Psychotherapeut*innengesetzes wurden ab 1999 zunehmend »Übergangsregler« (Ärzt*innen sowie Psycholog*innen) mit diversifizierten theoretischen Wurzeln in die Durchführung der TP einbezogen.
- Seit etwa 2005 nehmen Psycholog*innen mit einer an DFT-Instituten absolvierten Ausbildung ausschließlich in tiefenpsychologisch fundierter Psychotherapie an der Versorgung teil.
- Seit etwa 2010 wird die TP-Ausbildung in psychoanalytischen Instituten auch von Master-Absolvent*innen in Psychologie nachgefragt.
- Ab 2023/26 werden Absolvent*innen der neuen universitären Psychotherapie-Ausbildung die Weiterbildung in TP durchlaufen.

Das bedeutet: Die TP ist heute vor allem durch *berufsgruppenbezogene* Prozesse als *psychologische* Psychotherapie implementiert. Damit ist jedoch nicht verbunden, dass sie nach der in Kapitel 1 vorgenommenen Einteilung zwangsläufig einer geistes- und sozialwissenschaftlichen Grundausrichtung verschrieben wäre. Deutlich an den Zahlen ablesbar ist lediglich, dass Psychotherapie gegenwärtig überwiegend von Psycholog*innen durchgeführt wird. Welches Wissenschaftsverständnis sich zukünftig in der akademischen Psychologie/Psychotherapie durchsetzen wird, ist derzeit noch offen (vgl. Kap. 11).

6 Psychodynamische Psychotherapie

Die Einführung des Psychotherapeutengesetzes 1999 war also eine wichtige Vorbedingung dafür, dass die TP heute vor allem als psychologische Psychotherapie aufgestellt ist. Im Feld der Psychotherapie insgesamt sind seitdem widersprüchliche Prozesse zu verzeichnen.

Auf der einen Seite führte die nunmehr per Gesetz vorgenommene Definition von zur Versorgung zugelassenen Richtlinienverfahren zu einer Verschärfung des sogenannten »Schulenstreits« (vgl. Grawe, 1994) in der Psychotherapie. Bei der Einführung der Richtlinienpsychotherapie 1967 waren zwei Verfahren konzeptionell festgelegt worden. 1987 wurde die Verhaltenstherapie als weiteres Richtlinienverfahren zugelassen. Die Festlegung der zugelassenen Verfahren war zwar mit Bezug auf die in § 12 des fünften Sozialgesetzbuchs vorgeschriebenen Kriterien »Notwendigkeit, Zweckmäßigkeit und Wirtschaftlichkeit« erfolgt, die Psychotherapie-Richtlinien selbst aber haben nur den »Legal-Status« einer untergesetzlichen Norm, also keine direkte Gesetzeskraft. Mit der Einführung des Psychotherapeutengesetzes 1999 war erstmals eine klare gesetzliche Regelung hinsichtlich der wissenschaftlichen Anerkennung von Psychotherapieverfahren verbunden. Dadurch wurde ein zweistufiges Anerkennungsverfahren für Psychotherapie-Ansätze implementiert: die berufs- und die sozialrechtliche Anerkennung.

Die Wissenschaftlichkeitsprüfung durch den »Wissenschaftlichen Beirat Psychotherapie« (WBP)[61] führt dabei in einem ersten Schritt dazu, dass die Anwendung des geprüften Verfahrens berufsrechtlich überhaupt zulässig ist – unabhängig von der Finanzierung. Der WBP erhielt damit eine große Macht bei der Anerkennung von Psychotherapieverfahren. Zugleich wurde die Gleichstellung von ärztlichen und psychologischen Psychotherapeut*innen durch die paritätische Besetzung des Beirates abgebildet. In einem Methodenpapier veröffentlichte der Wissenschaftliche Beirat, welche Kriterien für die wissenschaftliche Anerkennung zugrundegelegt werden; zugleich wurde die begriffliche Unterscheidung von Verfahren, Methode und Technik präzisiert (vgl. WBP, 2010).

Erst im zweiten Schritt (im Rahmen der sozialrechtlichen Anerkennung durch den G-BA) wird festgelegt, welche Verfahren auch für die Versorgung im Rahmen der gesetzlichen Krankenversicherung zugelassen werden.

Neue Verfahren werden nur in die Versorgung aufgenommen, wenn beide Anerkennungsverfahren durchlaufen wurden. Konkret haben sich die Systemische Therapie und die Humanistische Psychotherapie (Letztere als Sammelbegriff

61 Dieser Beirat wurde anlässlich der Einführung des PsychThG geschaffen; die erste Amtsperiode begann am 7. 10. 1998.

für mehrere Therapieansätze[62]) seit Einführung des Gesetzes um diese Anerkennung bemüht. Während es der Systemischen Therapie gelungen ist, 2019 auch sozialrechtlich anerkannt und 2020 als Richtlinienverfahren zugelassen zu werden (vgl. G-BA, 2018), ist dies der Humanistischen Psychotherapie bis heute nicht gelungen (vgl. WBP, 2018). In der Folge der Einführung des Psychotherapeutengesetzes 1999 wurden auch die bereits etablierten Verfahren einer Wissenschaftlichkeitsprüfung durch den G-BA unterzogen.

Das bedeutet, dass die Auseinandersetzung darüber, wer mit welchen Verfahren an der vertragspsychotherapeutischen Versorgung teilnehmen darf, nicht mehr zwischen den Berufsgruppen, sondern zwischen den Verfahren verhandelt wurde. Die »Schulenstreits« sind dabei eng verwoben mit der Teilhabe an der Versorgung. Sie sind demnach nicht nur theoretisch-inhaltlich, sondern auch praktisch-wirtschaftlich motiviert: Die Zulassung zur Versorgung entscheidet auch darüber, welche Psychotherapieverfahren »am Markt bleiben«.

Auf der anderen Seite ist im Bereich der Theorieentwicklung auf dem Feld der Psychotherapie etwa seit der Jahrtausendwende eine gegenläufige Entwicklung zu beobachten, die eher auf ein Überbrücken als auf eine Vertiefung der Gräben zwischen den psychotherapeutischen Ansätzen abzielt.

Der erste Versuch, aus der Untersuchung der »common factors« heraus eine einheitliche Psychotherapie zu schaffen (v. a. Norcross, 1986, sowie Grawe, 1994), hat nicht funktioniert. Es war trotz großer Bemühungen nicht möglich, quasi aus dem Stand heraus eine Psychotherapieform zu schaffen, in der sich alle wiederfinden können. Der Versuch misslang vermutlich nicht nur aufgrund des schwer lösbaren Problems der theoretischen Integration (vgl. Jaeggi, 1995), sondern auch aufgrund eines hohen Identifizierungsbedürfnisses der Behandelnden mit »ihrem« Verfahren – ein Bedürfnis, das mitunter »konfessionelle Züge« annehmen kann (vgl. Rudolf, 2016, 2019a).

Dennoch es gibt eine stetige Bewegung der Verfahren und Ansätze aufeinander zu. Senf und Broda gaben 1996 ein »integratives Lehrbuch für Psychoanalyse und Verhaltenstherapie« heraus (die 6. Auflage erschien 2020). Die einzelnen Kapitel wurden von namhaften Autor*innen der verschiedenen Verfahren verfasst. Allerdings stehen die Kapitel kaum in einer inhaltlichen Verbindung zueinander. Das Programm dieses Ansatzes wird im Vorwort deutlich benannt:

> Mit diesem Buch wollen wir dazu beitragen, daß die Überzeugung wächst, nur durch das Kennenlernen anderer Sicht- und Vorgehensweisen sich auch aufeinander zu bewegen zu können. Damit setzen wir auf Kooperation zwischen den Schulen statt auf Konfrontation. (…) Dies soll nicht mißverstanden werden in Richtung eines unreflektierten Eklektizismus oder Integratismus – es werden nach wie vor auch große Unterschiede zwischen den Verfahren bestehen bleiben. (Senf & Broda, 1996, S. VI)

---

62 Gesprächspsychotherapie/Klientenzentrierte Psychotherapie; Gestalttherapie; Emotionsfokussierte Therapie; Körperpsychotherapie; Transaktionsanalyse; Existenzanalyse; Logotherapie; Humanistisches Psychodrama; Positive Psychotherapie; Psychosynthese.

Die Bewegung lässt sich beschreiben als Pendeln zwischen einem pragmatischen Eklektizismus und einem notwendig (noch) verfahrensbezogenen Bezug auf ein zugrundeliegendes Theoriesystem (vgl. Benecke, 2019; Jacobi et al., 2017). In diesem Sinne hat sich der Ansatz der Integration mehr in die Richtung eines Dialoges[63], einer mehr oder minder friedlichen Koexistenz entwickelt.

Der Begriff »Verfahrensdialog« (Geckle, 2016) birgt das Potenzial, den Brückenschlag zwischen den Verfahren leichter zu ermöglichen, als der Begriff der Integration, weil er den Verfahrensvertreter*innen nicht die Identifikationsmöglichkeit mit »ihrem« jeweiligen Ansatz nimmt:[64]

> Unser Ziel ist es hierbei jedoch nicht, das Störungs- und Behandlungsparadigma des jeweils gewählten Schwerpunktverfahrens »aufzuweichen«. Vielmehr soll es durch therapeutische und diagnostische Konstrukte und Behandlungsansätze, die auf einem reichhaltigen Fundus klinischer Erfahrungen und Erkenntnisse sowie bewährter Behandlungsstrategien basieren, ergänzt und erweitert werden. (Geckle, 2020, S. 121)

Es geht dabei nicht darum, *eine* Psychotherapie zu erschaffen, die alle anderen ersetzt, sondern die Faktoren zu identifizieren, die in *allen* Psychotherapien gelten und wirken (vgl. Strauß & Willutzki, 2019; Norcross & Wampold, 2018). Diese Entwicklungslinie wird auch in der Reform der Psychotherapie-Richtlinien von 2017 abgebildet, indem der verfahrensübergreifende Bereich sehr viel breiter und differenzierter gefasst wird (vgl. Dieckmann et al., 2018; vgl. Tab. 4-1 in diesem Buch). Neu hinzukommende Verfahren können so auf eine gemeinsame Basis neben die bereits etablierten Verfahren gestellt werden.

Dieser Prozess einer Betonung von Verschiedenheit und Ähnlichkeit zugleich hat seine Entsprechung auch auf dem Feld der psychoanalytisch begründeten Verfahren. Parallel zu dieser Annäherung der Psychotherapie-Schulen untereinander ist im Bereich der psychoanalytischen Verfahren ein ähnlicher Prozess zu beobachten: Seit der Jahrtausendwende wird in den deutschsprachigen psychodynamischen/psychoanalytischen Lehrbüchern eine Einteilung der psychoanalytischen Theorien in »vier klassische Psychologien« vorgenommen.[65] Rekurriert wird dabei auf einen Artikel von Fred Pine (1990), in dem die Theoriestränge »Triebpsychologie, Ich-Psychologie, Objektbeziehungs-Psychologie, Selbst-Psychologie« in ihrer klinischen Relevanz untersucht wurden. Unter dem Blickwinkel der Theorienbildung ist dies eine entscheidende Veränderung in der Kultur

63 Ein erfolgreiches Beispiel für den Versuch, die Verfahren in einen respektvollen und wechselseitig bereichernden Austausch zu bringen, ist in der 2000 gegründeten Zeitschrift »Psychotherapie im Dialog« zu sehen.

64 Zur praktischen Umsetzung des Verfahrensdialoges in der Psychotherapieausbildung vgl. Mossakowski, 2020; Brakemeier & Jacobi, 2017; Hauten & Jungclaussen, 2018c.

65 Eine übersichtliche und verständliche Zusammenfassung findet sich u. a. bei Jungclaussen, 2018.

des Umgangs mit Theorien. Eingeleitet wird damit ein Abrücken von der in Kapitel 2 dargestellten *personalistischen* Theoriebildung in der Psychoanalyse.

Ein erster Versuch der Verknüpfung verschiedener psychoanalytischer Schulen ist im »Deutschen Institut« vorgenommen worden – offensichtlich ideologisch motiviert und theoretisch wenig überzeugend.

Die Einteilung in »vier Psychologien« hingegen erlaubte es, zum einen die Unterschiede und Verschiedenheiten theoretischer Auffassungen zu erhalten, zum anderen jedoch die fast ausschließliche Verknüpfung von Theorien und Personen zumindest zu lockern und Übergangsräume in den Strängen zu eröffnen. Selbstverständlich werden weiterhin die Strömungen mit den Namen ihrer »wichtigsten« Vertreter*innen verbunden. Diese Verknüpfungen sind aber nicht mehr so eng und absolut – unterschiedliche Auffassungen müssen nicht mehr in persönliche Feindschaften münden, wie es noch bei Freud, Adler und Jung üblich war.

Diese nicht mehr personalistische Sortierung psychoanalytischer Strömungen steht in enger Verbindung mit einem im deutschsprachigen Raum ebenfalls seit der Jahrtausendwende zu beobachtenden Prozess in der psychoanalytischen Theorieentwicklung: die Schaffung des Konzepts der »Psychodynamischen Psychotherapie« (PDP).[66] Als exemplarisch hierfür sind zwei programmatische Veröffentlichungen zu nennen: »Psychodynamische Psychotherapien« von Reimer und Rüger (2000) sowie »Psychodynamische Konzepte« von Cierpka und Buchheim (2001).

Der Ausgangspunkt der Konzeptentwicklung ist sehr ähnlich:

> Unter psychodynamischen Psychotherapien verstehen wir die große Gruppe von Behandlungsverfahren, die in ihrem theoretischen Hintergrund an der Psychoanalyse orientiert sind, aber in ihrem Behandlungssetting mehr oder weniger starke Modifikationen vorgenommen haben. (Reimer & Rüger, 2012, S. 4)

Sowie:

> Das psychodynamisch orientierte Denken und Handeln ist für eine Reihe von psychotherapeutischen Verfahren und Methoden grundlegend und handlungsleitend. Auch wenn die Grundlagen der psychodynamischen Therapie auf die reichhaltigen Theorien der Psychoanalyse zurückgehen, werden in der psychodynamischen Therapie in Anpassung an die konkreten klinischen Probleme und Aufgaben neue, modifizierte therapeutische Wege beschritten. (Cierpka & Buchheim, 2001, S. V)

---

66 Als (inhaltlich und personell verschränkter) Parallelprozess dieser Bewegungsrichtung kann die Entwicklung der »Operationalisierten Psychodynamischen Diagnostik« gesehen werden (vgl. OPD, 1996).

Das Ziel war es also, die verschiedenen, aus der Psychoanalyse abgeleiteten therapeutischen Ansätze unter dem Oberbegriff der Psychodynamischen Psychotherapie zusammenzubringen. Dieses Konzept ist insofern aufgegangen, als dass die Mehrzahl der seitdem erschienenen Lehrbücher den Begriff »psychodynamisch« im Titel führen (außer Reimer & Rüger [2000/2012] sind das z. B.: Mentzos [2009], Rudolf [2010], Boll-Klatt & Kohrs [2013], Gumz & Hörz-Sagstetter [2018]; Ausnahmen sind Hohage [2011], Benecke [2014] und Ermann [2016]).

Es ist für das Verständnis der Geschichte der TP von herausragender Bedeutung, dass nach dieser theoriegeschichtlichen Auffassung die »Psychodynamische Psychotherapie« als Modifikationen der psychoanalytischen Behandlungstechnik *aus der Notwendigkeit veränderter klinischer Anforderungen heraus* entwickelt wurde. Dies entspricht der in Kapitel 2 beschriebenen Theorieentwicklung psychoanalytischer Behandlungskonzepte, allerdings abzüglich der personalistischen Theoriegeschichtsschreibung.

Wie in Kapitel 4 gezeigt wurde, trifft diese Theoriegeschichte für die TP nicht zu. Der Begriff »Tiefenpsychologisch fundierte Psychotherapie« wird oft synonym mit »Psychodynamische Psychotherapie« verwendet. Es handelt sich aber um zwei verschiedene theoriegeschichtliche Prozesse: Die PDP kann als Sammelbegriff für verschiedene, anhand klinischer Problemstellungen auf der Grundlage psychoanalytischer Theorien entwickelte Behandlungsmethoden aufgefasst werden. Die TP hingegen wurde aufgrund von *versorgungspolitischen Notwendigkeiten* und als Kompromiss in einer *berufspolitischen Auseinandersetzung* (um Definitionsmacht und Abrechnungsmöglichkeiten) geschaffen.

Die konzeptionelle Fassung der PDP erlaubte damit auch erstmals eine inhaltliche Rahmung und Verortung der TP. Die mit Einführung der PTRL 1967 als »Leerkategorie« geschaffene TP wurde in den darauffolgenden Jahrzehnten durch eine wachsende Praxis mit klinischen Erfahrungen gefüllt (vgl. Rüger, 2020). Die konzeptionelle Fassung der PDP stellt die theoretische und inhaltliche Verdichtung dieser klinischen Erfahrungen dar.

Auf der Grundlage dieser theoretischen Konzeption der PDP als übergreifender Kategorie lassen sich die psychoanalytisch begründeten Verfahren als auf einem Kontinuum angeordnet beschreiben (vgl. Thomä 2000, zitiert und kritisch diskutiert bei Rudolf & Rüger, 2001, S. 216; Mertens, 2009).

Die Vorstellung eines psychoanalytischen Kontinuums wurde verschiedentlich visualisiert (Jungclaussen, 2018; Gumz & Hörz-Sagstetter, 2018; Boll-Klatt & Kohrs, 2018b). Abbildung 6-1 zeigt eine zusammenfassende Darstellung.

Es geht bei der Vorstellung eines »psychoanalytischen Kontinuums« darum, dass sich die psychodynamischen Verfahren im Kern ähneln, aber entlang bestimmter Prozessfaktoren, auf einem Kontinuum angeordnet, »sortiert« werden können. Diese Faktoren werden beschrieben durch die Regressionstiefe, die Striktheit der Abstinenz, die Aktivität der Therapeut*innen sowie die Intensität, in welcher Übertragungs- und Widerstandsanalyse im Vordergrund stehen. Dies greift Forschungsaktivitäten aus der Zeit der Einführung der Richtlinienpsycho-

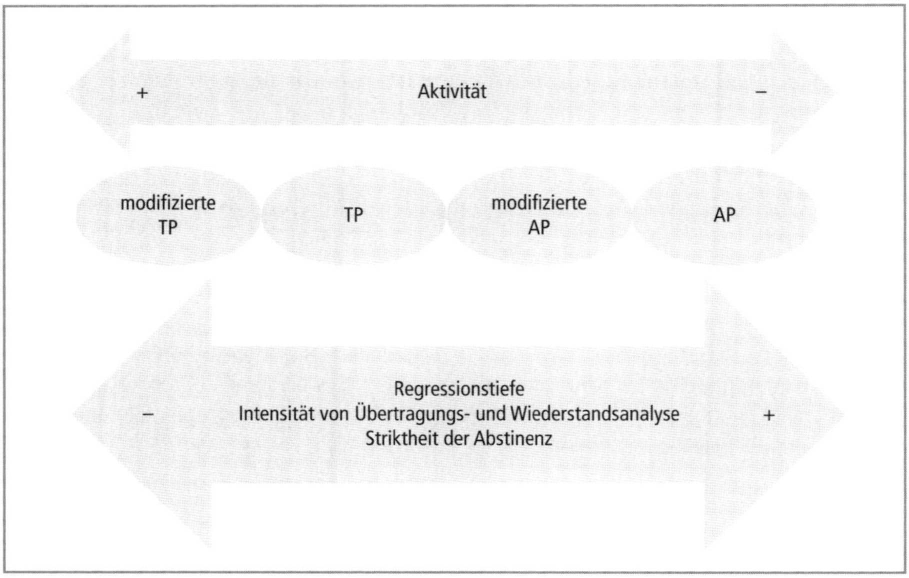

Abb. 6-1 Psychoanalytisches Kontinuum (mod. nach Jungclaussen, 2018).

therapie auf: Bereits in der Arbeitsgruppe von Dührssen wurden am »AOK-Institut« solche Prozessvariablen beforscht, indem z.B. die Redeanteile von Therapeut*in/Patient*in gemessen wurden (vgl. Rudolf et al., 1987; Rudolf & Rüger, 2016; Rudolf, 2019a).

Die TP erhält durch diese Einordnung in ein Kontinuum einen selbstverständlichen Platz als psychoanalytisch begründetes Behandlungskonzept, ohne dass sie ursprünglich mit einer eigenständigen Behandlungstheorie angetreten wäre. Das ist das Ergebnis eines Prozesses, in dem die »Leerkategorie« TP mit Praxiserfahrungen gefüllt wurde.

Vor diesem Hintergrund scheint es zunächst einleuchtend, die Tiefenpsychologisch fundierte Psychotherapie als eine Unterform der Psychodynamischen Psychotherapie aufzufassen. Der Wissenschaftliche Beirat Psychotherapie schlug entsprechend vor, AP und TP nicht mehr als zwei getrennte Verfahren, sondern als Unterformen des einen Verfahrens PDP zu begreifen (vgl. WBP, 2004; Wöller & Kruse, 2020).[67]

Auf den zweiten Blick ist diese »Verschmelzung« hingegen nicht mehr ganz so überzeugend. Abgesehen von methodischen und taxonomischen Problemen (► Kap. 9) kann die grundlegende Motivation hinter dieser »Vereinigung« hinterfragt werden (vgl. Hauten, 2018). Neben dem Ziel einer international anschluss-

67 Ein Vorschlag, der zwar zur Kenntnis genommen (vgl. Dieckmann et al., S. 37), aber nicht umgesetzt wurde: In der PTRL werden TP und AP weiterhin als zwei getrennte Verfahren erachtet (G-BA, 2017).

fähigen Begriffsbildung können sehr viel konkretere berufspolitische Zwecke vermutet werden: Die Einführung des Psychotherapeutengesetzes hatte auch im Gefolge, dass nicht nur neue Verfahren, sondern auch die bereits etablierten Verfahren (also TP, AP und VT) einer Wirksamkeitsprüfung unterzogen wurden.

Streng genommen wäre diese Überprüfung gar nicht nötig gewesen, da die zur Zeit der Einführung des Psychotherapeutengesetzes etablierten Richtlinienverfahren in selbigem Gesetz als wissenschaftlich anerkannt aufgefasst wurden. Das Psychotherapeutengesetz ging davon aus, dass die bestehenden Verfahren als wissenschaftlich anerkannt gelten – ohne eine erneute Prüfung. Die Prüfung war also nicht notwendig, aber sie war erwünscht. Dies ist vor allem berufspolitisch zu begreifen. Denn nachdem der WBP 2004 seine Stellungnahme zu den psychodynamischen Verfahren mit positivem Votum abgegeben hatte, wurde 2007 von den Spitzenverbänden der Krankenkassen (SpiK[68]) gemeinsam mit der Kassenärztlichen Bundesvereinigung (KBV) und der Patientenvertretung *erneut* ein Antrag zur Prüfung der drei zur Versorgung gesetzlich krankenversicherter Erwachsener zugelassenen Psychotherapieverfahren gestellt. Ziel der auf Antrag angestoßenen Überprüfung war es, die PTRL ggf. im Kernbereich der Richtlinienverfahren zu verändern:

> Daher beruhte die Entscheidung für eine Fortsetzung der Methodenbewertung insbesondere auf der Zielsetzung, neben den Nutzenaussagen durch die systematische Evidenzrecherche und -analyse konkrete weitere evidenzbasierte Erkenntnisse für die Ausgestaltung der PT-RL zu gewinnen. (G-BA, 2019c, S. 3)

Dies kann berufspolitisch als ein Angriff auf die psychoanalytisch begründeten Verfahren, insbesondere auf die analytische Psychotherapie, begriffen werden. Denn der empirische Wirksamkeitsnachweis stellte für die analytische Langzeittherapie ein Problem dar, weil zu diesem Zeitpunkt nicht genügend Studien vorlagen, um den Evidenzkriterien des WBP zu genügen. In Ermangelung hinreichender empirischer Evidenznachweise für psychoanalytische Langzeittherapien war es über den Umweg der Verschmelzung von TP und AP zu PDP möglich, den geforderten Wirksamkeitsnachweis für *beide* »psychoanalytisch begründeten Verfahren« zu erbringen. Vereint man TP und AP unter dem Dach der PDP als *ein* Verfahren, dann können in die Meta-Analysen auch Studien mit kürzerer Dosis und Dauer einbezogen werden. Hat man so das *Verfahren* (PDP) in seiner Wirksamkeit bestätigt, kann das auch für die *Methoden* (TP/AP) angenommen werden, ohne dass entsprechende empirische Evidenz vorliegt.

Vor diesem Hintergrund erhält die »Verschmelzung« von TP und AP eine neue Bedeutung: Die empirische Validierung der TP wurde verwendet, um auch die AP wissenschaftlich anerkennen zu können. Studien, welche die Wirksamkeit einer untersuchten tiefenpsychologischen Behandlung von 50–100 Sitzungen

---

68 Vorgängerorganisation des Spitzenverbandes Bund der Krankenkassen.

belegten, konnten damit auch die Wirksamkeit von nicht untersuchten psychoanalytischen Behandlungen von bis zu 300 Sitzungen belegen:

> Der WBP hat beschlossen, in seiner Stellungnahme Psychodynamische Psychotherapie als Oberbegriff für die tiefenpsychologisch fundierten Psychotherapien und die psychoanalytischen Therapien zu verwenden. Die folgende Stellungnahme bezieht sich also auf die Psychodynamische Psychotherapie als ein Verfahren. Bei dieser Stellungnahme werden Langzeitbehandlungen (mehr als 100 Stunden) nicht berücksichtigt, da diese Behandlungsform besondere Forschungsfragen aufwirft, die in einer gesonderten Stellungnahme berücksichtigt werden sollen. (WBP, 2008, S. 1)

Diese Vorgehensweise hat sich bewährt und wird beibehalten. So werden Evidenznachweise für die PDP (z. B. Leichsenring & Steinert, 2018; Steinert & Leichsenring, 2017) regelhaft anhand von Studien vorgenommen, die hinsichtlich Dosis und Dauer deutlich unter dem liegen, was im Rahmen der ambulanten Psychotherapie in Deutschland als AP oder TP vorgesehen ist. Lilliengren (2018) listet 227 psychodynamische RCT-Studien auf, deren überwiegender Teil indes ebenfalls aus Untersuchungen von Kurzzeit-Interventionen besteht.

Die Brisanz dieser berufspolitischen Auseinandersetzungen ist daran abzulesen, dass sie auch ohne juristische Grundlage andauerten. Denn das Bundessozialgericht hatte bereits 2010 in einem *obiter dictum* klargestellt, dass die drei Richtlinienverfahren VT, TP und AP keiner Wirksamkeitsprüfung bedürfen:

> Die Herausstellung einerseits der psychoanalytisch begründeten Verfahren und andererseits der Verhaltenstherapie – und ebenso der Kinder- und Jugendlichenpsychotherapie – als jeweils gesonderte Versorgungsbereiche spiegelt das hohe Gewicht wider, das der Senat bereits in seinen Urteilen vom 28. 10. 2009 diesen Basis-Behandlungsformen beigemessen hat. In diesen Entscheidungen ist ausgeführt, dass diese Behandlungsverfahren ein zentrales Element im Rahmen der Integration der psychotherapeutischen Versorgung in das System des Vertragsarztrechts zum 1. 1. 1999 waren: Der Gesetzgeber hat zugrunde gelegt, dass sie theoretisch fundiert und in der Praxis hinreichend bewährt sind; sie sind kraft Gesetzes seit 1999 als Gegenstand der psychotherapeutischen Versorgung anerkannt. Ihre Qualität und Wirksamkeit ist nicht (erneut) rechtfertigungsbedürftig, bei ihnen ist auch kein Raum für eine Überprüfung anhand der Anforderungen der §§ 8 ff der Verfahrensordnung des G-BA (vgl. zu alledem Urteile vom 28. 10. 2009, BSG SozR 4-2500 § 92 Nr. 8, RdNr 25 f, zur Veröffentlichung auch in BSGE vorgesehen, und BSG SozR 4-2500 § 95c Nr. 3 RdNr 33 f; – vgl. § 17 PsychThRL zur Bewertung neuer Psychotherapieverfahren und -methoden). (Bundessozialgericht, Urteil vom 23. Juni 2010, Az. B 6 KA 22/09 R, Rn 31)

Dessen ungeachtet wurde das Prüfverfahren beim G-BA erst sehr viel später und in inhaltlichem Zusammenhang mit der Reform des Psychotherapeutengesetzes eingestellt:

> Der G-BA kommt zu dem Schluss, dass angesichts der Rechtsprechung des BSG kein Bedarf und keine hinreichende Möglichkeit besteht, im Ergebnis einer Prüfung der Richtlinienverfahren einen umfassenden Beschluss zur evidenzbasierten Aktualisierung der diese betreffenden Regelungen der PT-RL zu treffen. Die rechtlich noch möglichen, weiterhin mit der Prüfung der Psychotherapie-Richtlinienverfahren intendierten Zielsetzungen (sowohl die Generierung evidenzbasierter Erkenntnisse zur Weiterentwicklung der PT-RL als auch die Gleichbehandlung von Richtlinienverfahren und neu zu bewertenden Verfahren) erweisen sich wegen erforderlicher methodischer und konzeptioneller Einschränkungen als nicht in dem Maße erreichbar wie erhofft oder sind inzwischen durch parallele Entwicklungen (Anerkennung der Systemischen Therapie als PT-Richtlinienverfahren) nachrangig geworden. Ein Bedarf einer Regelung zu den Psychotherapie-Richtlinienverfahren gemäß § 135 Absatz 5 1 SGB V ist damit aus rechtlichen, methodischen oder medizinischen Gründen nicht mehr ersichtlich. (G-BA, 2019c, S. 4)

Die Frage, ob AP und TP nun ein oder zwei Verfahren darstellen, ist demnach nicht einfach nur eine akademisch-begriffliche oder technische Frage, sondern eng mit berufspolitischen Notwendigkeiten verbunden.

Insbesondere die TP ist an mehreren Stellen wie ein Kaninchen aus dem Zylinder gezaubert worden, um berufspolitische Schwellen zu überschreiten (▶ Tab. 6-1). Zuerst (1967) musste die TP als eigenständiges Verfahren »erfunden« werden, um den Bedarf einer flächendeckenden psychotherapeutischen Versorgung zu decken. Später (1998/2004) musste die TP quasi »rechnerisch eingeschmolzen« werden, um den Wirksamkeitsnachweis der PDP zu bewerkstelligen. Zukünftig wird die TP möglicherweise als »Prototyp« psychodynamischer Verfahren die Vertretung dieser Richtung bei der universitären Direktausbildung gelten.

Dies soll jedoch nicht als eine »Diskreditierung« der Analytischen Psychotherapie bzw. der Psychoanalyse verstanden werden. Es gibt durchaus beeindru-

Tab. 6-1 Tiefenpsychologisch fundierte Psychotherapie als Zylinderkaninchen

Datum	Inhalt	Bedeutung
1967	Kleine Psychotherapie	TP wird benötigt, um Bedarf an RLPT abzudecken
1998/2004	Wirksamkeits-nachweis PDP	TP wird benötigt, um Evidenz der PDP nachzuweisen
2020	Novellierung PsychThG	TP wird als »Prototyp« akademischer PDP benötigt

ckende empirische Ergebnisse für psychoanalytische Langzeittherapien (eine ausführliche Diskussion zur Psychotherapieforschung ist bei Benecke [2014] nachzulesen; eine zusammenfassende Übersicht findet sich z. B. bei Boll-Klatt & Kohrs [2018] sowie bei Wöller & Kruse [2020]).

Es ist nur eben deutlich schwerer, Langzeitstudien nach den gültigen Evidenzkriterien zu organisieren und durchzuführen. Das bedeutet aber nicht, dass die nur schwer belegbaren Anwendungsverfahren (wie z. B. die Psychoanalyse) dadurch überflüssig würden. Eher im Gegenteil ist es aus inhaltlichen Erwägungen umso wichtiger, auch das am wenigsten häufig angewandte Verfahren zu schützen, solange es Indikationen dafür gibt.

Wenn 5 % der behandlungsbedürftigen Versicherten eine analytische Psychotherapie bedürfen, dann sollten sie diese auch erhalten. Man kann den Versicherten die notwendige Behandlung nicht vorenthalten, nur weil 95 % der anderen behandlungsbedürftigen Versicherten eine andere Behandlung erhalten.

Der sich gegenwärtig andeutende »Kompromiss« in der Wissenschaftstheorie geht in die Richtung, dass naturalistische und RCT-Studien beide ihre Berechtigung haben, weil sie jeweils etwas anderes erfassen: Efficacy vs. Effectiveness (vgl. Strauß & Willutzki, 2018; Steinert & Leichsenring, 2017; Benecke, 2014; Beutel et al., 2010). Das mag für einen freundlicheren Umgang von Forscher*innen miteinander nützlich sein. Für eine theoretische Durchdringung der Frage, warum wann welche Kriterien an Evidenz angelegt werden, ist das jedoch eher hinderlich.

Dabei ist der grundlegende »Denkfehler« in der evidenzbasierten Psychotherapie recht einfach erkennbar. Revenstorf (2005, S. 30) bringt es folgendermaßen auf den Punkt: »Das RCT-Design, das als Kuckucksei aus der Medikamentenforschung für die Therapieforschung übernommen wurde, kann hier nicht das leisten, was es verspricht.«

Randomisierte Kontrollstudien sind der »Goldstandard« für Evidenzforschung. Abgeleitet wurde dieser Standard aus der Beforschung von Wirksamkeit von Medikamenten. Und wenn man von den kritischen Ergebnissen der Placeboforschung einmal absieht (vgl. Jütte, 2019), funktioniert es auch ganz gut: Patient*innen mit einer Krankheit X werden einmal mit Pille A und einmal mit Pille B behandelt. Die Zuteilung zu den Gruppen erfolgt zufällig (Randomisierung). Weder der verabreichende Arzt noch die Patienten wissen, ob Pille A oder B den Wirkstoff enthält (doppelte Verblindung). Auf diese Weise kann der Wirkeffekt recht zuverlässig vom Placeboeffekt unterschieden werden.

Das lässt sich jedoch nicht ohne Weiteres auf den Bereich der Psychotherapieforschung übertragen. Evidenzbasierte Psychotherapie-Forschungs-Designs klingen so, als wären sie äquivalent zu Pharmastudien, sie sind es aber nicht. Zunächst einmal entspricht die notwendige Eingrenzung auf ein monosymptomatisches Krankheitsbild nicht der Realität (in der Komorbiditäten die Regel und nicht die Ausnahme sind). Die Erfahrung des Wartens auf eine Psychotherapie (die

»Wartegruppe« ist oft die Kontrollgruppe) ist auch nicht vergleichbar mit der Einnahme einer Pille ohne Wirkstoff. Gänzlich unvorstellbar ist hingegen, dass die anwendenden Therapeut*innen selbst nicht wissen sollen, ob sie Psychotherapie oder Placeboanwendung machen.

Vor diesem Hintergrund ist es auch nicht erstaunlich, dass Wampold et al. (2015, 2018) zu dem Schluss kommen, dass sich Psychotherapie mit dem »Medizinischen Modell« nicht beforschen lässt. Man könnte zugespitzt formulieren, dass diese Evidenzkriterien im Bereich der Psychotherapieforschung eher einen »Katzengoldstandard« darstellen: Sie funkeln und glänzen, aber es bleibt doch eine Täuschung.

Das erzeugt für die Richtlinienpsychotherapie ein Spannungsfeld. Auf der einen Seite ist der G-BA gehalten, nur solche Maßnahmen zu Lasten der GKV zuzulassen, die dem wissenschaftlichen Standard genügen. Für den Bereich der Psychotherapie hat der Wissenschaftliche Beirat, dieser Logik folgend, die Evidenzkriterien für Psychotherapie-Verfahren ausformuliert (WBP 2010).

Dem entgegen steht die inhaltliche Konzeption von Psychotherapie im Sinne der (ebenfalls vom G-BA erlassenen) Psychotherapie-Richtlinien. Das dort grundlegend verankerte »bio-psycho-soziale Modell« ist nicht vereinbar mit dem medizinischen Modell. Es sollen eben nicht (wie in der Forschung) alle anderen Faktoren bis auf die symptomwertige Störung ausgeklammert werden. Ganz im Gegenteil soll ein komplexes Störungsmodell unter Einbezug der im Forschungskontext »störenden« Variablen entworfen werden:

> An der individuellen Genese der seelischen Erkrankung sind Einwirkungen gesellschaftlicher Faktoren beteiligt. (Dieckmann et al., 2018, S. 12)

Dabei sind die biologischen, psychologischen und sozialen Faktoren nicht als additiv zu verstehen, sondern im bio-psycho-sozialen Modell werden sie systemtheoretisch als Wechselwirkung aufgefasst (Egger, 2008).

Diese ganzheitliche, die sozialen Bedingungen mitbedenkende Grundausrichtung ist auch als historisch gewachsen zu verstehen (vgl. Rudolf & Rüger, 2018). Die Nachkriegs-Forschungsansätze hatten bereits früh die sozialen Bedingungen (als »Risikofaktoren« für seelische Störungen) im Blick (vgl. Lieberz, 2016), allerdings noch ohne systemtheoretischen Hintergrund. Dieser Ansatz, psychotherapeutische Begebenheiten ganzheitlich zu erfassen, scheint recht zeitstabil zu sein. Die Ergebnisse der »Third Interdivisional American Psychological Association Task Force on Evidence-Based Relationships and Responsiveness« deuten sämtlich in die Richtung, dass eine gegenüber den Umgebungsvariablen blinde Untersuchung der Wirksamkeit von Psychotherapie für die Praxis (was wirkt und was nicht?) mehr oder weniger unbrauchbar ist (vgl. Norcross & Lambert, 2018; Norcross & Wampold, 2018). Das bedeutet im Klartext:

Man muss nicht einfach nur *mehr* oder *bessere* Studien machen, sondern vor allem *andere.* Es geht in der Psychotherapieforschung nicht darum, ob generell Methode A Methode B überlegen ist, sondern darum, *wer wann welche* Therapie benötigt.

Damit verbunden ist die Frage, warum Person A auf diese und Person B auf eine andere Weise leidet. Die sozialen und ökonomischen Bedingungen müssen nicht als Störvariablen herausgerechnet, sondern als ätiologische Bedingungen mitbeforscht werden.

Warum gerade dies nicht geschieht, wurde im Prinzip schon in Kapitel 1 beantwortet: Es dient – gesellschaftlich gesehen – einer Stabilisierung von Herrschaftsverhältnissen durch Verschleierung.

Jeder Mensch weiß, das entgrenzte Arbeitsbedingungen krank machen. Es ist ebenfalls klar, dass Armut krank macht. Wenn aber in der Forschung nur der Aspekt »krank« untersucht werden soll, dürfen die sozioökonomischen Faktoren als »Störvariablen« ausgeklammert werden. Es muss dann nicht mehr über gesellschaftliche Bedingungen nachgedacht werden: »Kopf ab, wir studieren Psychologie!«[69]

---

69 Dieses schöne Zitat habe ich als Student gehört und kenne die Quelle leider nicht mehr. Vermutlich Husserl oder Dilthey zugeschrieben. Ich bitte die kenntnisreichen Leser*innen um Hilfe bei der Quellensuche.

7 Psychotherapeutisches Kontinuum

Eine typische Sequenz aus einer Sprechstunde oder einer probatorischen Sitzung:

T: »Sie haben beschrieben, dass diese Probleme schon länger bestehen. Haben Sie schon früher einmal eine Therapie gemacht?«
P: »Ja, als das das erste Mal so schlimm wurde, da war ich schon einmal bei einem Psychologen, das war vor fünf ... nein, warten Sie, das ist schon sechs oder sieben Jahre her ...«
T: »Wissen Sie noch, was das damals für eine Therapie war?«
P: »Ja, das war so eine Gesprächstherapie.«

Wir wissen in so einer Situation nur eines genau: Dass die/der Patient*in ganz sicher keine Gesprächspsychotherapie gemacht hat, weil dieses Verfahren zu diesem Zeitpunkt nicht für die vertragsärztliche Versorgung zugelassen war. Manch ein/e Patient*in weiß, dass sie/er eine Verhaltenstherapie gemacht hat. Kaum jemand kann sich den Begriff »Tiefenpsychologisch fundierte Psychotherapie« über mehrere Jahre merken (manchmal bleibt noch »Das Dazwischen« als Bezeichnung übrig).

Vermutlich alle ehemaligen Analysand*innen jedoch erinnern sich, »eine Psychoanalyse gemacht« zu haben. Dies hat vielleicht damit zu tun, dass der analytische Prozess in der Regression ein anderer ist als in anderen Psychotherapien. Es hat ganz sicher damit zu tun, dass die unmittelbare Erfahrung des liegenden Settings einen sehr viel deutlicheren Bruch mit den Konventionen des Alltagsgesprächs darstellt als eine Psychotherapie im Sitzen.

Die psychodynamische Psychotherapie wird gern als ein Kontinuum dargestellt (vgl. Abb. 6-1). Im Grunde geht es bei der Vorstellung eines »psychoanalytischen Kontinuums« darum, dass sich die psychodynamischen Verfahren im Kern ähneln, aber entlang bestimmter Prozessfaktoren auf einem Kontinuum angeordnet »sortiert« werden können.

Folgt man diesem Gedanken weiter, dann lassen sich nicht nur die psychoanalytisch begründeten Verfahren auf eine solche Weise anordnen, sondern alle psychotherapeutischen Ansätze (vgl. Hoffmann & Schüßler, 1999). Abbildung 7-1 zeigt eine mögliche Anordnung verschiedener psychotherapeutischer Ansätze entlang der Prozessvariablen »Fokussierung« und »Aktivität«. Das Kontinuum erscheint hier nicht mehr linear, sondern es ergibt sich eine clusterförmige Anordnung der verschiedenen Ansätze. Diese ist auch nur näherungsweise und nicht statisch: Verschiebungen und Neuanordnungen sind sowohl aus theoretischer Sicht auf die Behandlungstechnik als auch aus der Perspektive der individuelle Prozessentwicklung denkbar. Manch einer mag z. B. die Systemische Therapie (ST) für fokussierter halten als die kognitive Verhaltenstherapie (KVT); vielleicht ist auch die modifizierte AP weniger fokussiert als die Humanistische Psychotherapie. Vor allem aber ist es die jeweils einzigartige Kopplung von Therapeut*innen- und Patient*innenvariablen, die ihrerseits einen Einfluss auf die Prozessvariablen hat:

Eine TPlerin, die sich am inneren Arbeitsmodell der Psychoanalyse orientiert und auf einen Patienten mit einer neurotischen Konfliktstörung trifft, wird vielleicht sehr streng die Abstinenz wahren, die Gegenfrageregel befolgen und über Übertragungsphantasien sprechen wollen. Ein Therapeut, der sich an einem integrativen Ansatz erfreut und auf eine Patientin aus einem Kultur-Sprachraum trifft, in dem es keine »Sie-Form« gibt, wird vielleicht eher geneigt sein, Fragen zu beantworten und die Patientin zu duzen. Eine Analytikerin, die sich der relationalen Psychoanalyse verpflichtet sieht, wird eventuell ebenfalls unter bestimmten Bedingungen selektiv authentische Interventionen einsetzen. Eine Verhaltenstherapeutin, die in Schematherapie (Young) und CBASP (Cognitive Behavioral Analysis System of Psychotherapy, McCullough) weitergebildet ist, würde eventuell bei einem strukturell beeinträchtigten Patienten das Übertragungsgeschehen fokussieren und dabei eher abstinent bleiben usw.

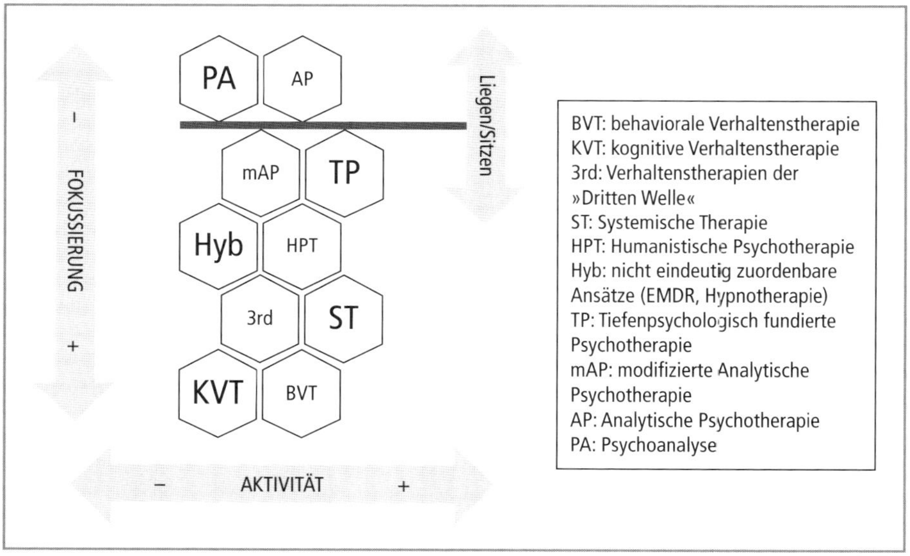

Abb. 7-1 Psychotherapeutisches Kontinuum.

Allerdings ist im Schaubild auch eine Settingvariable eingezeichnet, die das Kontinuum unterbricht, das »Couchsetting«. Die Prozessvariablen können als eher fluide aufgefasst werden, sie unterscheiden sich je nach spezifischer Therapeut*in/Patient*in-Konstellation, können aber innerhalb derselben Behandlung über den Prozess hinweg variieren. Die Settingvariable »Sitzen/Liegen« hingegen ist nicht so flexibel. Zwar ist es denkbar, das Setting innerhalb einer Behandlung zu wechseln (jedoch ohne »gleitenden Übergang«). Hinsichtlich der Verfahren hingegen ist diese Variable ausgesprochen statisch. Man kann nicht in einer VT »auch ein bisschen liegen«. Sondern man sitzt oder man liegt. Das liegende Setting ist somit ein Alleinstellungsmerkmal der Analytischen Psychotherapie und der Psychoanalyse. Bei allen Ähnlichkeiten der psychodynamischen Verfahren ist es dieses Setting, das einen entscheidenden Unterschied macht zwischen AP/PA und allen anderen, nicht nur den psychodynamischen Verfahren.

Dieser Unterschied wird zumeist diskutiert anhand der Frage der Differenzialindikation (vgl. Rüger & Faber, 2001; Rudolf & Rüger, 2001; Rüger, 2002; Tenbrink, 2002). Es ist kein Zufall, dass diese Frage in direktem zeitlichen Zusammenhang mit der Einführung der »Psychodynamischen Psychotherapie« als Oberbegriff an Brisanz und Interesse in der Fachöffentlichkeit zugenommen hat. Erneut sind anscheinend »technische« Fragen mit berufspolitischen Momenten verquickt. Es geht bei der Frage nach dem Unterschied der Verfahren nicht allein um die Überweisung von Patient*innen an die für sie »richtige« Therapieform. Sondern es geht, aus je unterschiedlichen Perspektiven, um die Existenzberechtigung für die Verfahren selbst.

Für die TP ist die Indikationsfrage verbunden mit dem Risiko, dass das Verfahren gutachterlicherseits als für den Einzelfall »nicht hinreichend erfolgversprechend« erachtet werden könnte. Das bedroht angesichts des Versorgungsanteils nicht die TP als Ganzes. Es bedroht jedoch u. U. die ganz konkrete Beziehung zwischen Therapeut*in und Patient*in insofern, als dass ausschließlich tiefenpsychologisch aus- oder weitergebildete Therapeut*innen »ihre« Patient*innen weiterverweisen müssen, wenn die Indikation nicht bestätigt werden kann.

Für die AP ist die Lage deutlich prekärer. Aus Sicht der Kostenträger ist bei gleich wirksamen Anwendungen das für die Versichertengemeinschaft kostengünstigere zu wählen (Wirtschaftlichkeitsgebot). Das bedeutet, dass die Analytische Psychotherapie ihren speziellen und einzigartigen Indikationsbereich geradezu bewahren *muss*, wenn sie nicht auch noch die letzten 5 % ihres Versorgungsanteils verlieren möchte.

Mit welcher Strategie diese »Rettung der Psychoanalyse« aber zu bewerkstelligen wäre, darüber herrscht Uneinigkeit. Ganz grob lassen sich zwei Linien erkennen, die, jeweils für sich genommen, schlüssig sind: Abschotten und Bewahren vs. Öffnen und Flexibilisieren. Exemplarisch illustriert ist dieser »Strategiestreit« in der sogenannten »Mertens-Rudolf-Debatte« (Mertens, 2012; Rudolf, 2012).[70] Es steht zu befürchten, dass keiner dieser Wege allein zum Erfolg führen wird – sondern dass die Analytische Psychotherapie und Psychoanalyse gut beraten wären, beide Wege parallel zu beschreiten.

Dabei kann sich »die Psychoanalyse« durchaus auf eine empirische Basis beziehen. Hinsichtlich der »Berechtigung« längerer psychodynamischer Psychotherapien kommen Rabung und Leichsenring (2016, S. 445) zu folgendem Fazit:

> Die vorliegenden systematischen Reviews belegen, dass psychodynamische Langzeittherapie eine wirksame Behandlungsoption für Patienten mit kom-

70 Das schreibt den in Kapitel 4 angesprochenen Konflikt innerhalb der Psychoanalyse (Modernisieren vs. Bewahren) fort, verschiebt ihn zugleich auf einen Konflikt zwischen den Verfahren TP und AP.

plexen psychischen Störungen sein kann, die kürzeren bzw. weniger intensiven Therapieformen überlegen ist.[71]

Deutlich breiter wird die Debatte, wenn nicht gemäß dem Motto »Die Psychoanalyse gegen den Rest der Welt«, sondern im Hinblick auf die Notwendigkeit langer Therapien bei schweren Störungen untersucht wird. Hinsichtlich der Untersuchung des Dosis-Dauer-Zusammenhangs kommen Huber und Klug (2015, S. 100) zu folgendem Ergebnis:

> Beim jetzigen Stand der Psychotherapieforschung zeichnet sich ab, dass schwere und insbesondere chronifizierte Störungen längere Psychotherapien benötigen.

Hier können sich auch jene Verhaltenstherapeut*innen wiederfinden, die mit 80 Stunden VT eine im internationalen Vergleich irrwitzig lange Therapie anbieten, ihre Patient*innen teilweise sequenziell (und damit über Jahre hinweg) begleiten.

Dabei ist auch diese Debatte gekennzeichnet von einer weitgehenden Blindheit für gesellschaftliche Verhältnisse: Im Streit um eine Flexibilisierung der psychoanalytischen Methode wird argumentiert, dass ein starres Festhalten an einem hochfrequenten und mehrjährigen Behandlungssetting zu viele Patientengruppen ausschließe.[72] Viele Menschen können aufgrund ihrer Lebens- und Arbeitsbedingungen schlichtweg mehrere Termine in der Woche nicht wahrnehmen. Etwas polemisch gesagt, wird die Analytische Psychotherapie damit zu einer Behandlungsform für »Hausfrauen und Studenten« (Rudolf, 2019a, S. 10). Dem ist insofern zuzustimmen, als dass eine Verbreiterung der psychoanalytisch-psychodynamischen Anwendungsmöglichkeit nicht ohne eine Veränderung der Methode zu haben ist. Dahinter steht die Idee, die Therapie den Menschen anzupassen, statt die Patientinnen nach ihrer »Eignung« für die Therapie auszuwählen.

Ungestellt bleibt dabei jedoch die Frage, *warum* Menschen, die nicht »Hausfrauen oder Studenten« sind, eigentlich keine intensive und langfristige Therapie machen können sollten.

Bei aller »Normalisierung« auch seelischer Erkrankungen bleibt eine Gegenbewegung, die die seelischen Erkrankungen als »leichte Befindlichkeitsstörungen« abtun möchte. Das lässt sich populärwissenschaftlich gut als Erheiterung verkaufen (z. B. Lütz, 2018). Hinweggelacht wird damit zugleich jegliche Einsicht in die gesellschaftliche Bedingtheit individueller Seelenzustände.

---

71 Vgl. auch Leichsenring und Rabung (2013, 2011, 2008). Diese Meta-Analysen sind jedoch (vor gut 10 Jahren) nicht unwidersprochen geblieben. So entspann sich um die Frage der »Rettung der Langzeitpsychoanalyse« eine recht polemische Debatte im »Nervenarzt« (Rief & Hoffmann, 2009, versus Benecke et al., 2009).

72 Dabei kann die Annahme dieser »Starrheit« der Psychoanalyse selbst als ein sehr starres Vorurteil verstanden werden (vgl. Mertens, 2020).

Schubenz spitzt in seiner Kritik am »medizinischen Modell« den seelischen Krankheitsbegriff in eine ganz andere Richtung zu: »Krankheiten sind Prozesse, die auf die soziale Isolierung ihres Trägers gerichtet sind, an deren absehbarem Ende der Tod steht.« (Schubenz, 1993, S. 296) Konkret bedeutet das, dass die gesellschaftliche Ent-Solidarisierung zu letalen seelischen Krankheiten führt.

Niemand käme auf die Idee, dass Dialysepatient*innen aufgrund ihrer Lebens- und Arbeitsbedingungen die überlebensnotwendige Blutwäsche nicht durchführen lassen können sollten, weil es mit mehreren Wochenterminen verbunden wäre. Bei den seelischen Erkrankungen hingegen werden die »hinderlichen Außenbedingungen« unhinterfragt angenommen. Konkret bedeutet das oft: »Ich habe aufgrund meiner Arbeitszeiten nicht genug Zeit für eine Therapie.«[73]

Wollen wir die Patient*innen in ihrem subjektiven Leiden ernstnehmen, ist es notwendig, verfahrensübergreifend für den Erhalt von Langzeittherapien zu streiten.

2018 war das BMG damit gescheitert, mit dem Terminservice- und Versorgungsgesetz (TSVG) eine »gestufte Versorgung« (»stepped care«) einzuführen. Massiver Protest hatte dazu geführt, dass das Gesetz gekippt wurde, und zwar aufgrund eines unterschiedlichen (berufs-)politischen Belastungserlebens: Für die Patient*innen hätte das TSVG bedeutet, dass sie sich mit ihrem Hilfeersuchen zunächst an eine/n vorgeschaltete/n Gutachter*in hätten wenden müssen, der oder die dann darüber entscheidet, ob und welche weiteren Hilfsmaßnahmen zugestanden werden. Für die Behandler*innen hätte es bedeutet, dass ihnen die Indikationsentscheidung aus den Händen genommen würde. In abgeschwächter Form ist die gestufte Versorgung im Gesetz zur Reform der Psychotherapeutenausbildung wieder aufgenommen worden. Im schlimmsten Falle könnte dies das Aus für Langzeitbehandlungen bedeuten.[74]

Zurück zum psychotherapeutischen Kontinuum: Im Schaubild sind die Ansätze »Analytische Psychotherapie« und »modifizierte analytische Psychotherapie« als zwei einzelne Clusterknoten dargestellt. Es ist jedoch kein Clusterknoten »modifizierte TP« eingezeichnet. Dies soll im Folgenden erläutert werden.

Wie dargestellt, besteht ein Alleinstellungsmerkmal der AP bzw. der Psychoanalyse in der Settingvariable des Liegens. Die »modifizierte AP« stellt insofern eine »echte« Modifikation dar, weil diese entscheidende Settingvariable verändert wird, was auch den Charakter der Behandlung grundlegend verändert. Denn als Hauptagens in der Psychoanalyse wird, wie auch in der Analytischen Psychotherapie, die Übertragungs- und Widerstandsanalyse gesehen. Das liegende Setting ist insofern spezifisch für AP/PA, als dass es die für diese Prozesse

---

73 Das ist ein Beispiel dafür, dass gesteigerte Mobilität und Flexibilisierung eben nicht zwangsläufig auch mehr »Freiheit« produzieren.

74 In Großbritannien, dem »Mutterland« von »stepped care« und neoliberaler Verschlankung des Gesundheitsapparates, ist dies längst bittere Realität (vgl. Scott, 2018).

notwendige Regressionstiefe herzustellen erlaubt. In der modifizierten AP wird genau von diesem Kernelement abgewichen:

> Modifikationen einer analytischen Psychotherapie können dann notwendig sein, wenn z. B. bei strukturellen Störungen und Traumafolgen eine zu starke Regression vermieden werden muss (…). Hier müssen die Interventionen und das Setting (z. B. Gegenübersitzen, niedrigere Stundenfrequenz) stärker auf die Möglichkeiten und Grenzen des Patienten zugeschnitten werden (…). (Dieckmann et al., 2018, S. 44)

Berufspolitisch ist damit die widersprüchliche Rettungsstrategie für die Psychoanalyse auf ein technisches Element heruntergebrochen: Auf der einen Seite besteht in der Modifikation die Chance, das Indikationsspektrum auszudehnen (auf die sogenannten »frühen Störungen«), auf der anderen Seite besteht darin das Risiko, die Einzigartigkeit (und damit tendenziell die Berechtigung) der analytischen Verfahren im engeren Sinne aufzugeben.

Dies stellt sich für die TP anders dar. Die TP hat auch in einer »modifizierten« Form das gleiche sitzende Setting wie eine »Standard-TP«. Das bedeutet: Eine Modifikation würde in der TP nicht mit einer Veränderung einer Kernvariable einhergehen. Der Begriff »modifizierte TP« stammt von Ermann (2004, 2016; Zusammenfassung bei Jungclaussen, 2018). Er wurde gebildet, um für die technischen Erweiterungen der TP für die Behandlung von strukturellen und Traumafolgestörungen zu beschreiben:

> Die tfPT findet nun zunehmend aber nicht nur bei Patienten mit Konfliktstörungen Anwendung (vgl. Rudolf 2002). Inzwischen befindet sich unter den Patienten, die im Rahmen der Richtlinien mit einer tfPT behandelt werden, ein beträchtlicher Anteil von Patienten mit posttraumatischen oder Entwicklungsstörungen, bei denen eine Dekompensation oder Exazerbation eingetreten ist. (…) Fraglos erfordert das ursprünglich konfliktzentrierte Verfahren bei der Behandlung von Entwicklungs- und posttraumatischen Störungen eine Modifikation. Das Ziel solcher Behandlungen kann definitionsgemäß nicht die Lösung neurotischer Konflikte sein. (…) In der modifizierten tfPT müssen deshalb stabilisierende, strukturfördernde und konfliktzentrierte Techniken eingesetzt und miteinander verbunden werden. (Ermann, 2004, S. 309)

Es geht hier also um Veränderungen auf der Ebene der Behandlungstechniken und um das Erschließen »neuer« Anwendungsbereiche, nicht um Modifikationen grundlegender Prozess- oder Settingvariablen. Dies ist aus der Geschichte der Indikationsbereiche der TP in der Richtlinientherapie erklärbar.

Vor der Einführung des Psychotherapeutengesetzes 1999 und der darauffolgenden methodischen Ausdifferenzierung war die TP (durch die indikatorische Begrenzung auf ein aktuelles Konfliktgeschehen) lange begriffen worden als eine »kurze PA« mit einem Fokus auf bewusstseinsfähige Konfliktanteile (vgl. Rüger,

2020; Mertens, 2020; Wöller & Kruse, 2020; Rudolf, 2019a; Hoffmann, 2017; Rüger, 2002; Lieberz, 1998; Faber & Haarstrick, 1989). Mit der Neuausrichtung der TP als Richtlinienverfahren nach dem Psychotherapeutengesetz ist der Indikationsbereich stetig gewachsen (das musste er auch, um den breiten Wirksamkeitsnachweis zu erbringen). Sukzessive sind die Bereiche Trauma und Struktur hinzugekommen (vgl. Jungclaussen, 2018), dies jedoch, ohne dass an der grundlegenden Konzeption der TP etwas geändert wurde.

Die zunächst als »Leerkategorie« geschaffene TP hat sich zu einer »psychodynamischen Psychotherapie« erst entwickelt. In diesem Sinne kann sie als Weiterentwicklung der psychoanalytischen Behandlungstechnik anhand klinischer Notwendigkeiten aufgefasst werden. Das bedeutet, dass methodische Weiterentwicklungen vorgenommen wurden, um weitere klinische Bilder in den Indikationsbereich der TP einzuholen.

Für ein Verständnis der TP in ihrem breiten Indikationsbereich scheint ist es hilfreich, für verschiedene Varianten von Veränderungen auch verschiedene Begriffe zu verwenden. Das soll dazu dienen, klarer herauszuarbeiten, was das Verfahren im Kern ausmacht und was eine Veränderung von Kernkennzeichen darstellt. So wird vorgeschlagen, zwischen »Modifikation« und »Add-On« zu unterscheiden (► Tab. 7-1).

Modifikationen sind in diesem Verständnis solche Veränderungen in der Behandlungstechnik, welche Kernelemente der Therapiekonzeption betreffen. Eine Modifikation liegt dann vor, wenn für das Verfahren wesentliche Prozess- oder Settingvariablen verändert werden.

Add-Ons sind demgegenüber technische Erweiterungen. Durch Hinzunahme neuer Methoden und/oder Techniken kann der Indikationsbereich des Verfah-

Tab. 7-1 Echte und unechte Modifikationen der TP

Modifikation	Dynamische Psychotherapie (Dührssen)	Regelmäßigkeit des Prozesses gegenüber den pragmatischen Anforderungen der Lebensumstände der Patienten
	Niederfrequente Therapie in einer längerfristigen haltgewährenden therapeutischen Beziehung	Ursächliche Besserung tritt in den Hintergrund zugunsten stabilisierender Begleitung
	Katathymes Bilderleben – KIP (Leuner)	In sich geschlossenes Therapiesyste; liegendes Setting möglich
Add-On	Strukturbehandlungen (SP, MBT, TFP, PIM)	Ausrichtung auf Strukturfoki
	Traumabehandlungen (EMDR)	Ausrichtung auf Traumafoki
	Kurzzeittherapie/Fokaltherapie	Begrenzung auf einen Fokus

rens ausgeweitet werden, ohne dass wesentliche Prozess- oder Settingvariablen verändert werden.

Aus dieser Perspektive betrachtet, sind für die TP folgende Modifikationen richtlinienkonform (vgl. Dieckmann et al., S. 37 ff.).

Modifikationen

Dynamische Psychotherapie (Dührssen) Die Regelmäßigkeit des Prozesses wird flexibel angepasst an die pragmatischen Anforderungen der Lebensumstände der Patienten. Damit wird eine für die TP entscheidende Prozessvariable, nämlich der feste Rahmen und die Regelfrequenz von ein bis maximal zwei Sitzungen pro Woche, verändert.

Niederfrequente Therapie »Niederfrequente Therapie in einer längerfristigen haltgewährenden therapeutischen Beziehung«:[75] Hier tritt die Zielsetzung einer ursächlichen Behandlung zugunsten einer stabilisierenden Begleitung in den Hintergrund. Dies verändert eine grundlegende Prozessvariable, die für die TP wie für alle Richtlinientherapien gilt: Die ätiologische Orientierung ist eigentlich mit einer prinzipiell heilenden oder lindernden Zielsetzung verbunden. Diese Modifikation stellt den Übergangsbereich zu begleitenden Maßnahmen außerhalb der Richtlinientherapie (z. B. Psychosomatische Grundversorgung) her.

Katathymes Bilderleben – KIP (Leuner) Die KIP ist als Methode nur dann im Rahmen einer TP zugelassen, wenn die imaginative Arbeit passager erfolgt und in ein psychodynamisches Gesamtkonzept im Sinne der Richtlinien eingebunden ist.[76] Die Modifikation gegenüber dem Standard-Setting der TP besteht hier nicht nur im Einbezug imaginativer Methoden (das wäre eher ein Add-On), sondern vor allem darin, dass die Imaginationsübungen optional auch im Liegen geschehen können. Das ist die einzige zulässige Variante, bei der im Rahmen einer TP ein Couch-Setting eingesetzt wird.

Add-Ons

Andere Veränderungen in der TP, die auch im »Faber/Haarstrick-Kommentar« (Dieckmann, et al., S. 37 ff.) als Modifikationen verzeichnet werden, stellen aus dieser Perspektive keine Modifikationen im engeren Sinne dar, sondern Add-Ons:

---

75 In der PTRL festgelegt in § 16a Abs. 3 Nr. 3.

76 Das widerspricht dem Selbstverständnis der KIP, die für sich in Anspruch nimmt, ein in sich geschlossenes psychodynamisches Behandlungskonzept bereits mitzubringen (vgl. Leuner, 1994).

Strukturbehandlungen Es werden Methoden benannt, mit denen innerhalb einer TP strukturelle Störungen behandelt werden können: Strukturbezogene Psychotherapie nach Rudolf (SP)[77], Mentalisierungsbasierte Therapie (MBT), Übertragungsfokussierte Therapie (TFP), psychoanalytisch-interaktionelle Methode (PIM). In all diesen Ansätzen wird die grundsätzliche Struktur der TP-Behandlungskonzeption nicht verändert, sondern es werden störungsspezifische Methoden und Techniken eingesetzt, um die Therapie auf einen Strukturfokus auszurichten.

Traumabehandlungen Bei Vorliegen einer gesicherten Traumafolgestörung sind gezielte traumatherapeutische Maßnahmen (EMDR) in allen Verfahren zulässig. Die grundsätzliche Konzeption der TP bleibt hinsichtlich Setting- und Prozessvariablen unverändert, es findet eine Fokussierung auf die Traumaätiologie statt.

Kurzzeittherapie/Fokaltherapie Auch hier ist die TP methodisch und vom Setting her nicht verändert, sondern es finden eine Fokussierung auf einen abgrenzbaren aktuellen neurotischen Konflikt sowie eine Vereinbarung auf einen begrenzten Umfang statt.

Diese Unterscheidung zwischen »Modifikation« und »Add-On« hat eine Implikation für die Frage, was die TP eigentlich ist: Ist sie ein eigentlich für einen engen Indikationsbereich konzipierte Abwandlung der AP, dann würde sie der Modifikation bedürfen, um ihr Indikationsspektrum zu erweitern. Bedarf es dafür aber lediglich technischer Innovationen im Sinne von Add-Ons, dann ist sie im Kern für ein breiteres Indikationsspektrum angelegt.

Die hier vertretene Auffassung, dass die Veränderungen der TP eher Add-Ons als Modifikationen darstellen, befindet sich im Widerspruch zum 11. »Faber/Haarstrick-Kommentar«. Dort wird davon ausgegangen, dass die TP spezifischer Modifikationen bedarf, wenn sie außerhalb des Indikationsbereichs eines aktuell relevanten und eingrenzbaren neurotischen Konflikts angewandt werden soll (Dieckmann et al., 2018, S. 36).

Am Beispiel der Behandlung von strukturellen Störungen soll dieser Punkt ausführlicher begründet werden.

---

77 Bei Drucklegung der 11. Auflage des »Faber/Haarstrick-Kommentars« war die offizielle Bezeichnung für diesen Ansatz noch »Strukturbezogene Psychotherapie nach Rudolf«. Die Abkürzung »SP« erfolgte erst in der Neuauflage der »Strukturbezogenen Psychotherapie« (Rudolf, 2020). Der Einfachheit halber wird in der Folge die Abkürzung »SP« verwendet.

8 Strukturtherapie: Modifikation oder Standard?

Die im letzten Kapitel getroffene begriffliche Unterscheidung zwischen »Modifikation« und »Add-On« wird nun verwendet, um das Indikationsspektrum der TP zu untersuchen. Damit wird ein wesentliches Merkmal der TP beschrieben.

Am Beispiel der Behandlung struktureller Störungen wird gezeigt, dass die TP auch *unmodifiziert* für die Behandlung dieser Störungsbilder geeignet ist, wenn sie sich technischer Erweiterungen (Add-Ons) bedient. Dazu muss zunächst etwas weiter ausgeholt und die Strukturthematik innerhalb der psychoanalytisch-psychodynamischen Theoriegeschichte beleuchtet werden.

»Struktur« ist ein psychodynamisches Teekesselchen. Es lassen sich zwei grundlegend verschiedene Perspektiven unterscheiden: die kategoriale und die dimensionale Perspektive (vgl. Rudolf, 2020).

Bei der *kategorialen* Perspektive wird nach übergeordneten Mustern gesucht. Hier besteht eine gewisse Nähe zwischen psychoanalytischer Charakterlehre und deskriptiver Beschreibung von Persönlichkeitsstörungen, und zwar insofern, als dass nach übergeordneten Kategorien zur Beschreibung von menschlichen Daseinsformen gesucht wird.

Dem gegenüber wird aus *dimensionaler* Perspektive der Grad der Verfügbarkeit von Funktionen zur Regulierung des Weltbezuges zu bestimmen versucht. Diese Sichtweise hat die größte Nähe zur entwicklungspsychologischen Perspektive im Sinne einer Reifung von Fähigkeiten.

Freud hat mit der »zweiten Topik« (1923) das grundlegende psychoanalytische Strukturmodell von Ich-Es-Über-Ich konzipiert. Dies stellt den Ausgangspunkt dar für eine kategoriale psychoanalytische Charakterlehre[78] (vgl. Abraham, 1925). Später hat Freud auch die Wichtigkeit des »quantitativen Faktors« für die Untersuchung der Ich-Funktionen erkannt (Freud, 1937, S. 80). Dies stellt den Ausgangspunkt dar für eine dimensionale psychodynamische Strukturtheorie, die maßgeblich von Anna Freud und ihren Nachfolger*innen anhand einer systematischen Untersuchung der »Reifegrade der Abwehrmechanismen« eingeleitet wurde (vgl. Freud, A., 1936).

Obwohl der Ausgangspunkt derselbe ist, scheinen am Ende der begrifflichen Ausdifferenzierung verschiedene Gegenstände erzeugt worden zu sein: Struktur als Ordnungskategorie für menschliche Daseinsformen[79] (kategoriale Perspek-

---

78 Auch in der parallel zur Psychoanalyse entwickelten Individualpsychologie ist eine Persönlichkeitstypologie angelegt: Adler unterschied bei der »Lebensstilanalyse« den »herrschenden, nehmenden, vermeidenden und sozial nützlichen« Typ (Adler, 1935/1982, S. 5–8).

79 Als Charakterisierung eines spezifischen Weltverhältnisses.

tive) versus Struktur als Grad der Verfügbarkeit von Regulierungsfähigkeiten (dimensionale Perspektive).[80]

Die Behandlung von »seelischen Strukturen« im Rahmen der Richtlinienpsychotherapie hat eine Indikationsgeschichte, die mit einem Wechsel auch in der Perspektive zwischen kategorial und dimensional einhergeht.

Bei Einführung der PTRL waren sowohl AP als auch TP so aufgefasst, dass sie der Behandlung von akuten Krankheitsgeschehen dienen sollten. Chronisches Leiden (»Gebrechen«) war nicht Teil des Gegenstandskataloges, sondern wurde als Rehabilitationsmaßnahme den Rentenversicherungsträgern zugewiesen. Das heißt, die »Umstrukturierung neurotischer Strukturen« sollte weder mit TP noch mit AP vorgenommen werden:

> Sehr schwierig war die definitorische Erfassung jener Zustandsbilder, die als chronifizierte Neurosen nicht zum Aufgabenbereich der Krankenversicherung gehören, obwohl sie in einem hohen Maße auch für aktuelle Störungen disponieren und für den ärztlichen Psychotherapeuten von großem therapeutischen Interesse sind. Seit Jahren oder Jahrzehnten bestehende Zwangsneurosen, chronisch-hysterische Entwicklungen, depressive Neurosen mit hohen strukturellen Anteilen, die sogenannten Introversionsneurosen usw. sind hier zu nennen, auch einige Formen hypochondrischer Entwicklungen, sofern sie nicht den Psychosen oder den hirnorganischen Erkrankungen zuzuordnen sind. Selbstverständlich kann bei der Gruppe der chronifizierten neurotischen Zustandsbilder eine tiefenpsychologisch fundierte oder analytische Behandlung indiziert sein. Der Ausschlusskatalog besagt nur, dass die Behandlung dieser Krankheitsbilder nicht zum Aufgabenbereich der gesetzlichen Krankenversicherung gehört. Wie weit sie z. B. der Leistungspflicht der Rentenversicherungsträger zugewiesen werden kann, wird zu klären sein. (Faber, 1968, S. 31)

Da die Rentenversicherungsträger 1974 aus der Psychotherapie komplett ausstiegen, war es nötig, auch chronische Leiden in die Regelversorgung durch die Krankenkassen zu integrieren (vgl. Faber & Haarstrick, 1989). Die entsprechende Änderung der Psychotherapie-Richtlinien von 1976 trug dem Rechnung: Fortan sollte auch die »zugrundeliegende seelische Struktur« mit einer AP behandelt werden können. Die TP habe sich hingegen auf »aktuell wirksame neurotische Konflikte« zu beschränken. Diese Unterscheidung mit weitreichender Konsequenz für die Indikation der TP war lange uneingeschränkt gültig. Es galt die »Faustregel«: Änderungen in der Persönlichkeit funktionieren nur in einer AP –

80 In diagnostischer Hinsicht gibt es daher ebenfalls dimensionale und kategoriale Ansätze. Eine Verbindung dieser Perspektiven wurde bereits früh gefordert (Fürstenau, 1977) und in Form hybrider Modelle auch umgesetzt (Kernberg, 1996). Erst die aktuellen Revisionen der international gebräuchlichen Diagnosesysteme DSM-5 und ICD-11 (APA, 2013; WHO, 2019) greifen dies auf und erlauben sowohl kategoriale als auch dimensionale Strukturdiagnostik (vgl. Rudolf, 2020).

damit war also die Behandlung *kategorial* verstandener struktureller Störungen mit TP ausgeschlossen.

Im »Faber/Haarstrick-Kommentar« von 1989[81] wurde der Begriff der »seelischen Strukturen« unter den »Allgemeinen Voraussetzungen« genannt, welche für die (seit 1987) drei Richtlinienverfahren AP, TP, VT gleichermaßen galten. Veranschaulicht werden sollte mit dem Begriff die Komplexität der seelischen Krankheit:

> Einer seelischen Krankheit liegt häufig eine aktuelle Krise seelischen Geschehens zugrunde, die direkt beobachtet und konfliktzentriert behandelt werden kann. Es kann ihr aber auch eine lebensgeschichtlich erworbene Struktur zugrundeliegen, die ihrerseits eine anlagemäßige Disposition voraussetzt. (Faber & Haarstrick, 1989, S. 19)

Das bedeutet, für das Verständnis des aktuellen Krankheitsgeschehens sind auch strukturelle Voraussetzungen mitzudenken. Bei der Indikation jedoch bleibt es für die TP dabei: »Nur wenn ein aktueller neurotischer Konflikt mit einer entsprechenden Symptomatik abgegrenzt werden kann, ist das Verfahren [TP; Anm. d. A.] indiziert« (ebd., S. 40).

Parallel dazu wurden die technischen Methoden zur Behandlung struktureller Störungen, im deutschsprachigen Raum vor allem durch die Arbeiten von Gerd Rudolf (vgl. Rudolf, 1977/87, 2002, 2010, 2020), stetig weiterentwickelt und auch auf dem Feld der TP implementiert, teilweise verbunden mit schwierigen Auseinandersetzungen zwischen Behandler*innen und Gutachter*innen. Diese Weiterentwicklungen stehen in enger Verbindung mit der Verbreitung der »Operationalisierten Psychodynamischen Diagnostik« (Arbeitskreis OPD, 2014), welche die Struktur auf einer eigenen Achse *dimensional* erfasst.[82]

In der 6. Auflage des »Faber/Haarstrick-Kommentars« (Rüger et al., 2003) wurde die Behandelbarkeit von Strukturstörungen mit TP erstmals diskutiert. An dieser Stelle zeigt sich einmal mehr der Einfluss, den die Auslegung der PTRL durch den Kommentar auf die Weiterentwicklung der Richtlinien selbst hat (vgl. Hauten & Jungclaussen, 2018a; Jungclaussen & Hauten, 2019). Denn nachdem im »Faber/Haarstrick-Kommentar« vorgeschlagen worden war, auch im Rahmen einer TP »strukturelle Störungen« zu behandeln, wurde dies in der Novellierung der PTRL 2009 aufgegriffen (vgl. Jungclaussen & Stang, 2013): Zum Indikationsbereich für TP gehörten unter bestimmten Voraussetzungen nun auch die strukturellen Störungen. Der inhaltliche Schritt war dabei enorm – in formaler Hin-

81 Das ist die 1. Auflage des »Kommentars« in strukturierter Buchform.

82 Dadurch dass in der OPD die strukturellen Fähigkeiten auf einer eigenen Achse (neben Konflikten und Beziehungszyklen) erfasst wurde, erhielt die Struktur einen Bedeutungszuwachs hinsichtlich ihres Anteils am psychodynamischen Störungsverständnis. In der OPD-2 wurde diese dimensionale Strukturdiagnostik ausdifferenziert und verbessert. In der OPD-3 wird das Konzept der Strukturdiagnostik um weitere Perspektiven erweitert (vgl. Schneider et al., 2018).

sicht beschränkte sich diese Erweiterung auf das Hinzufügen von drei Wörtern: »und struktureller Störungen«.

> Die tiefenpsychologisch fundierte Psychotherapie umfasst ätiologisch orientierte Therapieformen, mit welchen die unbewusste Psychodynamik aktuell wirksamer neurotischer Konflikte und struktureller Störungen unter Beachtung von Übertragung, Gegenübertragung und Widerstand behandelt werden. (G-BA, 2009: PTRL idF v. 15. 10. 2009, § 14a[1])

Mit dem Einbezug der strukturellen Störungen in den Indikationsbereich der TP verbunden ist auch ein Wechsel zwischen der kategorialen und der dimensionalen Perspektive. Denn die bis dahin gültige Auffassung, dass Strukturschäden nur mit AP zu behandeln wären, gründete auf einer kategorialen Vorstellung von Struktur. Sie war eng verbunden mit dem Behandlungsziel der Umstrukturierung der Persönlichkeit, wie sie seit 1976 Gegenstand der AP, aber nicht der TP war (vgl. Kohlhausen, 1967a; Faber & Haarstrick, 1989). Die neu aufgenommenen Methoden hingegen (vor allem SP und MBT) haben einen dimensionalen Strukturbegriff. Es geht bei diesen Ansätzen vor allem um die (Nach-)Entwicklung struktureller Fähigkeiten, welche sich dimensional abbilden lassen (vgl. Rudolf, 2020; Schultz-Venrath, 2015).

Die Psychotherapie-Richtlinien zeigen also einen doppelten Umorientierungsprozess: Zum einen wird die psychodynamische Perspektive auf die Struktur von kategorial zu dimensional verschoben, zum anderen wird die Indikationsbreite der TP auf die so verstandenen strukturellen Störungen erweitert.

Dieser Prozess kann mit der Richtlinienänderung 2017 als abgeschlossen gelten. In der 11. Auflage des »Faber/Haarstrick« konkretisieren die Autoren die zulässigen Modifikationen von TP-Behandlungskonzepten für Strukturstörungen: Strukturbezogene Psychotherapie nach Rudolf (SP), Übertragungsfokussierte Therapie (TFP), Mentalisierungsbasierte Therapie (MBT), Psychoanalytisch-Interaktionelle Methode (PIM). ▸ Tabelle 8-1 veranschaulicht diese Entwicklung.

Damit sind strukturelle Störungen im Indikationskatalog der TP fest verankert. Dass sich dadurch auch die Perspektive auf Strukturstörungen von katego-

Tab. 8-1 Struktur in der Richtlinienpsychotherapie

Fassung PTRL	Richtlinienkonformität von Strukturbehandlungen
1967	»Umstrukturierung« weder AP noch TP
1976	»Umstrukturierung«: AP/»Aktualkonflikt«: TP
1987	Struktur = Disposition bei VT/TP/AP (Umstrukturierung weiterhin AP)
2009	Umstrukturierung: AP/Strukturmodifikationen für TP
2017	Ausdifferenzierung Strukturbehandlung TP: SP, TFP, MBT, PIM

rial zu dimensional verschiebt, ergibt sich daraus, dass die oben genannten methodischen Ansätze überwiegend auf einem entwicklungspsychologischen Konzept aufbauen. Es wird aber auch ganz konkret im »Faber/Haarstrick-Kommentar« so ausgelegt:

> Zu einer vollständigen psychodynamischen Diagnose gehören die Angaben der Symptomatik (der aktuell zu behandelnden Erkrankung), der Konfliktebene (für die aktuelle Erkrankung bedeutende intrapsychische Konflikte) und der strukturellen Ebene (strukturelle Einschränkung/en mit Bedeutung für die aktuelle psychische Erkrankung, Einschätzung des Gesamt-Struktur-Niveaus). (Dieckmann et al., 2018, S. 52)

Noch deutlicher wird die Orientierung an einem dimensionalen Strukturkonzept dadurch, dass zur Diagnostik die OPD-2 vorgeschlagen wird:

> Die Einschätzung struktureller Merkmale und Einschränkungen sollte Ergebnis einer systematischen Befunderhebung sein, wie sie zum Beispiel durch die Achse IV (Struktur) in der OPD-2 angeboten wird. (ebd., S. 51)

Die 11. Auflage des »Faber/Haarstrick-Kommentars« legt die Richtlinien-Reform von 2017 aus. Dort werden die methodischen Anpassungen (aus der hier vertretenen Sicht: technische Erweiterungen im Sinne von Add-Ons) in der TP bei Strukturstörungen als »strukturbezogene Modifikationen tiefenpsychologisch fundierter Psychotherapie« gefasst.

Konkret werden für alle vier zulässigen Methoden (PIM, SP, TFP, MBT) folgende Anpassungen genannt:

> Alle Ansätze strukturbezogener Psychotherapie sind charakterisiert durch das fokussierende therapeutische Vorgehen, die Begrenzung regressiver Tendenzen, die größere Aktivität des Therapeuten im therapeutischen Dialog, die eher auffordernden Interventionen des Therapeuten und den ggf. behandlungstechnisch begründeten flexibleren Umgang mit der therapeutischen Abstinenz (einschließlich selektiver Authentizität und Prinzip Antwort). (ebd., S. 40)

Diese methodischen Anpassungen sind jedoch weitgehend deckungsgleich mit den Beschreibungen, die der »Faber/Haarstrick-Kommentar« für die Standard-TP in Abgrenzung zur AP liefert:

> Bei der tiefenpsychologisch fundierten Psychotherapie ist die therapeutische Regression eher eingeschränkt. (…) Die tiefenpsychologisch fundierte Psychotherapie fokussiert allerdings weitgehend auf die gegenwärtigen (pathologischen) Kompromissbildungen des Patienten, die direkt an seinen aktuellen Beziehungskonflikten ablesbar sind. (ebd., S. 42 f.)

Der begrenzende Umgang mit der Regression, die Fokussierung und eine erhöhte Aktivität sind also Kernkennzeichen einer *unmodifizierten* TP:

> Das therapeutische Vorgehen ist gekennzeichnet vom psychodynamischen Zugang (analytisches Verstehen) in einer hilfreichen therapeutischen Beziehung und von dem im Vergleich zur analytischen Psychotherapie aktiveren Verhalten des Therapeuten im Dialog mit dem Patienten. Dabei wird die zum Rahmen analytischer Verfahren gehörende Abstinenz grundsätzlich gewahrt. Klärendes Fragen und direktive Interventionen können je nach therapeutischer Situation angezeigt sein. Die Regression wird durch das Setting (Behandlung im Gegenüber-Sitzen) und die Interventionstechnik des Therapeuten gesteuert. Übertragung und Gegenübertragung werden für das notwendige Verständnis der Dynamik in der Behandlung berücksichtigt. (ebd., S. 36)

Tabelle 8-2 stellt die Definitionskriterien für die »Standard-TP« denjenigen der für die Strukturbehandlung »modifizierten« TP gegenüber.

Tab. 8-2 Vergleich zwischen Standard-TP und auf Struktur bezogene TP im Sinne des Faber/Haarstrick-Kommentars (nach Dieckmann et al., 2018)

Standard-TP	»Modifikation« der TP für Struktur
Fokussiertes Vorgehen	Fokussiertes Vorgehen
Regressionsbegrenzung	Regressionsbegrenzung
Höhere Aktivität seitens Therapeut*in	Höhere Aktivität seitens Therapeut*in
Auffordernde Interventionen	Auffordernde Interventionen
	Flexiblere Abstinenz (selektive Authentizität und Prinzip Antwort)

Das bedeutet, dass lediglich die »flexiblere Abstinenz« als Unterschied zwischen einer strukturbezogen modifizierten und einer unmodifizierten »Standard-TP« besteht.

Nun hat sich aber das Verständnis der TP in den letzten Jahrzehnten immer weiter ausdifferenziert. Die TP zu Beginn als »Leerkategorie« zu schaffen, hat diese spätere Entwicklung erst ermöglicht. Die Ausdifferenzierung des Verständnisses von TP lässt sich auch in der Entwicklung des »Faber/Haarstrick-Kommentars« ablesen. Bis zur 10. Auflage des »Faber/Haarstrick-Kommentars« (Rüger et al., 2014) wurde die TP u. a. mit folgendem Satz beschrieben: »Dabei ist das Verfahren auf die Einleitung eines psychoanalytischen Prozesses ausgerichtet, unter Wahrung der Abstinenz und zurückhaltender Nutzung von Übertragung und Gegenübertragung.« (ebd., S. 42)

Dieser Satz kommt in der 11. Auflage des »Faber/Haarstrick-Kommentars«

nicht mehr vor (vgl. Dieckmann et al., 2018). Es kann davon ausgegangen werden, dass dies mehr ist als eine redaktionelle Kosmetik. Vielmehr bildet sich hier eine Auffassung von TP ab, die im Verfahren etwas anderes sieht als eine auf Teilziele begrenzte Psychoanalyse im Sitzen (vgl. Rüger, 2020). Denn es steht im Einklang mit neueren Veröffentlichungen zur TP als eigenständiges Behandlungsverfahren. Die genannte »flexiblere Abstinenz« steht in engem Zusammenhang mit der Balance von Übertragungs- und Realbeziehung, wie sie etwa Körner (1989, 2014) für die relationale Psychoanalyse beschreibt.

Innerhalb der TP können Techniken angewandt werden, die unter strikter Abstinenz nicht möglich sind:

> Das »Sprechen über«, das als Kernstück auch der tiefenpsychologisch fundierten Psychotherapie gesehen werden kann, kann durch Techniken, die meist sehr direkt das Erleben und Verhalten der Patienten betreffen, angereichert werden. (…) Als Beispiele für Techniken, die in eine tiefenpsychologisch fundierte Psychotherapie integriert werden können, werden der Rollentausch, körperbetontes Arbeiten sowie Techniken aus der Gestalttherapie oder der Verhaltenstherapie vorgestellt. (Gumz & Hörz-Sagstetter, 2018, S. 673 f.)

Wichtig dabei ist zum einen, dass diese Techniken als *integrierbar* aufgefasst werden, damit also keine Modifikation wesentlicher Merkmale des Grundkonzeptes darstellen. Und zum anderen, dass genannte Techniken eine flexible Abstinenz voraussetzen. Die flexible Abstinenz wird im selben Band als grundsätzlich für die TP notwendige Möglichkeit dargestellt:

> Eine sicherheitsgebende Haltung lässt sich z. B. schwer zusammenbringen mit sehr strikter Abstinenz, die für viele Patienten verunsichernd und kommunikationsfeindlich wirkt. (Jaeggi, 2018, S. 693)

Dies steht im Einklang mit Auffassungen zum Umgang mit der Übertragung in der TP, nach der eine höhere Aktivität fast schon zwangsläufig eine selektive Abstinenz bedingt – und das nicht nur dem »Prinzip Antwort« bei schweren Strukturstörungen folgend, sondern *standardmäßig* in der TP (vgl. Ermann, 2016; Boll-Klatt & Kohrs, 2018; Hauten, 2018). Das Therapeut*innenverhalten soll nach dieser Vorstellung der jeweiligen Patient*innensituation *angepasst* – und damit flexibel gehalten – werden:

> Eine konsequente Orientierung an den Interessen des Patienten hat zur Folge, dass die Forderung nach Abstinenz nicht durch ein einförmiges Therapeutenverhalten eingelöst werden kann, am wenigsten durch ein durchgängig anonymes und betont zurückhaltendes Verhalten aufseiten des Therapeuten. Ein solches Verhalten mag sinnvoll sein, wenn bei höherstrukturierten Patienten mit Konfliktpathologie die Förderung von Übertragungsmanifestationen (…) indiziert ist (was bei tiefenpsychologisch fundierten Psychotherapien selten vorkommen dürfte). (…) Um dem Abstinenzgebot gerecht zu werden, sollte

das Verhalten des Therapeuten auf die jeweiligen Zielsetzungen der Behandlung abgestimmt werden. (Wöller & Kruse, 2018, S. 125)

In der Konsequenz bedeutet das, dass auch der flexiblere Umgang mit der Abstinenz in der TP eigentlich keine »Modifikation« darstellt, sondern als Teil der gegenwärtigen Konzeption von TP aufgefasst werden kann. Die Abstinenz soll an die jeweiligen Fallbesonderheiten angepasst werden. Damit ist sie per definitionem flexibel, denn eine strikte Abstinenz würde gemäß einer für alle Fälle gültigen technischen Regel immer gleich gestaltet werden.[83]

In Tabelle 8-2 ist abzulesen, dass aus Sicht des »Faber/Haarstrick-Kommentars« die »flexiblere Abstinenz« den *einzigen* Unterschied zwischen einer Standard-TP und einer auf Strukturstörungen »modifizierten« TP darstellen soll. Wenn aber die flexible Abstinenz ebenfalls ein Kennzeichen der TP als solcher ist, dann entfällt dieser Unterschied.

Die »strukturbezogenen Modifikationen« in der TP sind demnach, anders als im »Faber/Haarstrick-Kommentar« dargestellt, im eigentlichen Sinne keine Modifikationen. Sie sind vielmehr als technische Erweiterungen, als methodische »Add-Ons« aufzufassen, wie sie an anderer Stelle im »Faber/Haarstrick-Kommentar« beschrieben werden (z. B. durch Einbezug spezifischer traumatherapeutischer Elemente).

Zusammengefasst ist hier als Ergebnis des Zusammenspiels mehrerer Faktoren Folgendes festzuhalten: Der Einbezug verschiedener Techniken in das Interventionsrepertoire der TP ist auf der einen Seite dadurch erklärbar, dass die TP von Behandler*innen mit diversifizierten theoretischen Wurzeln durchgeführt werden kann. Zum anderen sind diese technischen Erweiterungen (im Sinne von Add-Ons) Ergebnis einer Konstituierung der TP als »psychodynamische Psychotherapie«, die sich vor allem durch Veränderungen der Technik anhand klinischer Notwendigkeiten auszeichnet.

Vor diesem Hintergrund scheint es zulässig, die TP als ein Verfahren aufzufassen, das flexibel auf verschiedene Anforderungen reagieren kann und insofern als Breitbandtherapeutikum zu verstehen ist. Bei spezifischen Anforderungen des Falls (z. B. bei strukturellen oder Persönlichkeitsproblematiken, bei Traumafolgestörungen) können methodische Zusätze verwendet und/oder Akzentverschiebungen in den zentralen Prozessvariablen vorgenommen werden, ohne dass das Verfahren als solches »modifiziert« werden müsste.

Das konturiert das Bild der TP in einer Weise, die sich von einer früheren Sicht als »kürzere Psychoanalyse« deutlich unterscheidet.

---

83 Innerhalb der psychoanalytischen Theorie ist das Konzept der strikten Abstinenz ebenfalls einem Wandel unterworfen (vgl. Bohleber, 2018; Ermann, 2014; Körner, 1989, 2014).

9 Tiefenpsychologische Psychotherapie

Zweifellos ist der Begriff »Tiefenpsychologisch fundierte Psychotherapie« ausgesprochen sperrig und so gut wie nicht übersetzbar. Und tatsächlich ist in der Fachöffentlichkeit der Begriff »psychodynamisch« als Adjektiv inzwischen gut etabliert. In dieser Hinsicht ist das in Kapitel 6 beschriebene »Projekt PDP«, wie es programmatisch von Cierpka et al. im Jahr 2000 formuliert und von Hoffmann 2017 resümiert wurde, gut aufgegangen.

Es ist nicht nur verlockend, sondern auch sinnvoll, für die »psychoanalytisch begründeten Verfahren« eine griffigere, auch international übersetzbare Bezeichnung zu finden. Insofern ist der Begriff Psychodynamische Psychotherapie (PDP) gut gewählt, weil er eben auch auf Englisch funktioniert – *psychodynamic psychotherapy* ist gut verständlich. Allerdings sind die begrifflichen Probleme damit noch nicht gelöst.

Historisch gesehen waren die Begriffe »Tiefenpsychologie« und »Psychoanalyse« zunächst Synonyma. Im Rahmen des in Kapitel 6 beschriebenen programmatischen Projekts der Einführung von »Psychodynamischer Psychotherapie« als Konzept und als Begriff untersucht Rudolf die Heterogenität des Begriffs »Tiefenpsychologie«:

> Das genuine Programm ist jedenfalls ein rein psychoanalytisches. In der 15-bändigen Enzyklopädie Kindlers Psychologie des 20. Jahrhunderts (erschienen 1976–1981) firmieren in der Ausgabe von Beltz (1982) 4 Bände mit 2500 Seiten unter dem Titel »Tiefenpsychologie«. (…) Das Wort Tiefenpsychologie taucht außer im Titel kaum irgendwo auf, offenbar bedeutet es hier das Gesamte des psychoanalytischen Wissens in Abgrenzung zu den zentralen Themen der akademischen Psychologie. (Rudolf, 2001, S. 13)

Dies deckt sich mit der in Kapitel 4 vorgestellten Auffassung, der zufolge »Tiefenpsychologie« im Nachkriegsdeutschland als ein übergeordneter Begriff für die psychoanalytischen Behandlungsverfahren verwendet wurde. Rüger stellt die frühere Begriffsverwendung in einen theoriegeschichtlichen Zusammenhang:

> Sigmund Freud hat die Begriffe »Psychoanalyse« und »Tiefenpsychologie« zunächst über lange Zeit hin synonym behandelt. Allerdings scheint er dann später den Begriff »Tiefenpsychologie« doch nach seiner Enttäuschung über den von ihm ursprünglich sehr geschätzten und mit großen Hoffnungen besetzten Eugen Bleuler zunehmend ambivalent erlebt zu haben. Eugen Bleuler hatte der »Psychoanalyse« als aus seiner Sicht ein zu invasives Verfahren die »Tiefenpsychologie« gegenübergestellt (vgl. S. Freud 1914). Möglicherweise hat dieser Dissens mit Eugen Bleuler mit dazu beitragen, dass der Begriff »Tiefenpsychologie« sich in der weiteren Entwicklung der Psychoanalyse

> nicht durchgesetzt hat. Vielleicht liegt hier auch eine Wurzel für die relative Missachtung, manchmal Abwertung, die die tiefenpsychologisch fundierten Behandlungsverfahren von vielen Psychoanalytikern erfahren. (Rüger, 2002, S. 13 f.)

Die hier erwähnte Enttäuschung Freuds an Bleuler steht in direktem Zusammenhang mit der bereits beschriebenen Kontroverse zwischen Psychiatrie und Psychoanalyse (▸ Kap. 3 und 4). Dadurch dass die Psychoanalyse am renommierten Schweizer Klinikum »Burghölzli« Anerkennung fand, sah Freud die Möglichkeit ihrer Etablierung im Feld der Psychiatrie. Bereits 1914 aber sieht Freud unüberbrückbare Unterschiede:

> Ich habe die großen Verdienste der Züricher psychiatrischen Schule um die Ausbreitung der Psychoanalyse, des besonderen die von *Bleuler* und *Jung*, wiederholt dankend anerkannt und stehe nicht an, dies heute, unter so veränderten Verhältnissen, von neuem zu tun. (…) Ich will es nicht unterlassen, auf einen Unterschied hinzuweisen, der schon damals in der Arbeitsrichtung der beiden Schulen deutlich war. (…) *Bleuler* hält meines Wissens auch heute an einer organischen Verursachung der Formen von Dementia praecox fest (…). (Freud, 1914d, S. 65 ff.; Hervorh. i. O.)

Erneut sind also inhaltlich-konzeptionelle (hier das Primat der Sexualtheorie als Ätiologie) und behandlungstechnische Erwägungen verknüpft mit Fragen der berufspolitischen Geltung und der Verortung im wissenschaftlichen Diskurs.

Mit Blick auf den Begriff »Tiefenpsychologie« ist eine Entwicklung erkennbar, die bei einer Ununterscheidbarkeit zwischen »Tiefenpsychologie« und »Psychoanalyse« beginnt und mit einer zunehmenden Profilschärfung fortschreitet. Wie in Kapitel 4 dargestellt, wurde vor der Einführung der PTRL der Begriff »Tiefenpsychologie« zuweilen als übergeordnete Kategoriebezeichnung verwendet; entweder für alle psychodynamischen Verfahren inklusive der Psychoanalyse oder für alle von der Psychoanalyse abgeleiteten Verfahren exklusive der Psychoanalyse (vgl. Schultz-Hencke, 1954; Görres et al., 1964; Hoyos, 1964). Heiß (1956) etwa verwendet den Begriff »Tiefenpsychologie« als übergeordnete Kategorie für alle im weiteren Sinne von der Psychoanalyse abgeleiteten Ansätze.[84]

Im Rahmen der versorgungspolitisch bedingten Einführung der Richtlinienpsychotherapie wurde der Begriff »Tiefenpsychologisch fundierte Psychotherapie« als »Leerkategorie« geschaffen, der erst im Verlauf von jahrzehntelanger Praxis inhaltlich gefüllt wurde. Mit Einführung des Psychotherapeutengesetzes

---

84 Dührssen (1972) hingegen verwendet ganz andere Begriffe. Sie beschreibt sehr praxisnahe die damals seit fünf Jahren als Richtlinienpsychotherapien eingeführten Verfahren und legt empirische Ergebnisse dazu vor. Allerdings wählt sie als Oberbegriff »Analytische Psychotherapie« (vermutlich in Würdigung ihres Lehrers Schultz-Hencke), bezeichnet dann das Richtlinienverfahren TP mit dem Namen der von ihr entwickelten »dynamischen Psychotherapie«, die Richtlinien-AP hingegen mit »Psychoanalyse«.

1998/1999 wurde die TP zunehmend deutlicher profiliert, was mit dem in Kapitel 6 beschriebenen »Projekt Psychodynamische Psychotherapie« korrespondiert. Diese wissenschaftstheoretische Bewegung zielte darauf ab, die PDP als von der Psychoanalyse abgrenzbaren Ansatz zu definieren. Dieses Ansinnen scheint erfüllt:

> Inzwischen werden auch im deutschsprachigen Raum analytische und tiefenpsychologisch fundierte Psychotherapie als unterschiedliche Verfahren gleicher theoretischer Grundorientierung häufig unter der Sammelbezeichnung psychodynamische Psychotherapie zusammengefasst. (Dieckmann et al., 2018, S. 37)

Allerdings ist damit noch keine begriffliche Klarheit im Verhältnis von TP zu PDP hergestellt. Im Sprachgebrauch wird die TP häufig nur mit dem Oberbegriff »psychodynamische Therapie« (PDP) bezeichnet.

In Hoffmanns Resümee über Herkunft, Stand und Zukunft der Psychodynamischen Psychotherapie taucht der Begriff »tiefenpsychologisch fundierte Psychotherapie« nur einmal auf (vgl. Hoffmann, 2017, S. 63).

Es scheint ein Bedürfnis danach zu geben, den sperrigen und international schwer erklärbaren und kaum übersetzbaren Begriff »Tiefenpsychologisch fundierte Psychotherapie« durch den eingängigeren und leicht übersetzbaren Begriff »Psychodynamische Psychotherapie« zu ersetzen. Indes schafft ein »stillschweigendes Umbenennen« von TP in PDP mehr Verwirrung als Klarheit (vgl. Härdtle, 2004).

Benennt man die TP als Verfahren in »Psychodynamische Psychotherapie« um, dann fehlt ein übergreifender Begriff für die beiden »psychoanalytisch begründeten Verfahren«, also TP *und* AP. Verwendet man »Psychodynamische Psychotherapie« jedoch als Oberbegriff für die psychoanalytisch begründeten Verfahren – also für von der Psychoanalyse abgeleitete Verfahren, die nicht Psychoanalyse sind –, dann fehlt weiterhin ein Begriff für jenen Bereich, der in Deutschland (und nur dort) »Tiefenpsychologisch fundierte Psychotherapie« heißt. Ist die TP eine Unterform der Psychodynamischen Psychotherapie, dann benötigt sie eben auch eine eigene Bezeichnung. Sie kann dann nicht in PDP umbenannt werden, ohne auf begriffliche Klarheit zu verzichten.

Die Notwendigkeit einer sicheren und eindeutigen begrifflichen und inhaltlichen Unterscheidung von Tiefenpsychologisch fundierter und Analytischer Psychotherapie ist eine nur regional bedeutsame Fragestellung. Sie ergibt sich daraus, dass TP und AP als eigenständige Behandlungsverfahren im Rahmen der deutschen gesetzlichen Krankenversicherung definiert sind. Sofern Psychoanalyse ausschließlich eigenfinanziert durchgeführt wird, stellt es kein Problem dar, alle von der Psychoanalyse abgeleiteten (kürzeren) methodischen Ansätze als *psychodynamic* zu bezeichnen. Psychodynamische Psychotherapie (PDP) ist dann »der Rest, der nicht Psychoanalyse ist«.

Die Situation ist in Deutschland hingegen anders: Dadurch dass die TP als eigenständiges Verfahren mit einer festen Kontingentierung an Behandlungsstunden definiert ist, benötigt sie auch eine Bezeichnung, die eine sichere *Unterschei-*

dung von den anderen psychodynamischen Ansätzen erlaubt. Dadurch dass die AP als ein von der PA (durch Umfangsbegrenzung und Zielgerichtetheit) unterscheidbares Verfahren definiert wird, benötigt auch sie eine eigene Bezeichnung.

Die Notwendigkeit, zwischen »Verfahren« und »Methode« stringent zu unterscheiden (vgl. WBP, 2004), ergibt sich aus der deutschen Besonderheit der sozialrechtlichen Verankerung von Psychotherapie zu Lasten der Gesetzlichen Krankenversicherung. Man könnte also zugespitzt umgekehrt formulieren: Hierzulande gibt es die »psychoanalytisch begründeten Verfahren« TP und AP, und »Psychoanalyse« ist der undefinierte Rest außerhalb des Gesundheitssystems.

Die notwendige begriffliche Klarheit für die in der Versorgung verankerten Verfahren wäre mit einer Umwidmung des Begriffs »Tiefenpsychologisch fundierte Psychotherapie« in »Psychodynamische Psychotherapie« also nicht gewährleistet. Denn dann wäre wieder nicht klar, ob damit nun TP oder AP oder beides gemeint ist. Zur begrifflichen Klarheit wäre es hilfreich, den bereits gut eingeführten Begriff der Psychodynamischen Psychotherapien (PDP) als Oberkategorie für *alle* psychoanalytischen Verfahren zu verwenden.

Hoffmann erneuert seine ebenfalls im zeitlichen und inhaltlichen Umfeld des beschriebenen »Projekt PDP« vorgelegte Definition der PDP wie folgt:

> Die psychodynamische Therapie (PDP) bzw. die psychodynamischen Verfahren stellen Ableitungen von oder Modifikationen der psychoanalytischen Therapie dar. Die Konzepte des dynamischen Unbewussten, der Abwehr, der Übertragung und der Gegenübertragung sind auch bei ihnen gültig, kommen aber in der Therapie in unterschiedlicher Weise zum Tragen. (Hoffmann, 2017, S. 63)[85]

Nach dieser Definition liegt es nahe, die Psychoanalyse *nicht* unter die PDP zu fassen. Allerdings argumentiert Hoffman an gleicher Stelle damit, dass international die PDP unter Einbezug der PA aufgefasst werde:

> International hat sich der Begriff der psychodynamischen Psychotherapie (PDP) durchgesetzt, um die verschiedenen von der Psychoanalyse kommenden und eigenständig gewordenen Verfahren zu beschreiben. Schon in der 4. Auflage des maßgeblichen Psychotherapiehandbuchs von Bergin und Garfield (Hg.: 1994) heißt es nur noch summarisch »psychodynamic approaches« (worunter sie auch die Psychoanalyse einschlossen).[86] (ebd.)

Diese Definition der Psychodynamischen Therapie *unter Einschluss* der Psychoanalyse trifft auch die Auffassung der DFT:

---

85 Hoffmann verwendet die Abkürzung PDT hier für die Begriffe »Psychodynamische Psychotherapie« sowie »Psychodynamische Therapie«. Da als LangformPsychodynamische Psychotherapie geläufiger ist, wird die Abkürzung »PDP« bevorzugt.

86 In der aktuellen 6. Auflage von 2013 heißt das entsprechende Kapitel »Research on Dynamic Therapies«; die 7. Auflage erscheint 2021.

> Gegenwärtig ist die psychodynamische Psychotherapie neben der Verhaltenstherapie die erfolgreichste und maßgebende psychotherapeutische Schule. Ihr Spektrum reicht von der klassischen Psychoanalyse bis zu modernen Ansätzen wie der Mentalisierungsbasierten Therapie. (DFT, 2017)

Die Ausklammerung der Psychoanalyse (in ihrer »tendenzlosen Form« sensu Freud, 1919) aus den psychoanalytisch begründeten Verfahren ist nur mit Blick auf die Psychotherapie-Richtlinien notwendig. Konzeptionell könnte der Begriff PDP weiter gespannt werden.

In Kapitel 6 wurde das »psychoanalytische Kontinuum« diskutiert. Es wäre angesichts der Ausdifferenzierung des psychoanalytischen Feldes inhaltlich und konzeptionell schwer anzugeben, welche psychoanalytischen Behandlungsformen als »Psychoanalyse« und welche als »von der Psychoanalyse abgeleitet« zu gelten hätten. Denn heute werden z. B. die beiden Ansätze, die historisch als erste von der Psychoanalyse deutlich abgegrenzt wurden – Individualpsychologie (Adler) und Analytische Psychologie (Jung) – ebenfalls im Rahmen der AP als »psychoanalytische begründete Verfahren« untergebracht.

Legt man die in Kapitel 7 vorgeschlagene Matrix für alle Psychotherapieansätze zugrunde, dann lässt sich eine differenzierte Taxonomie der PDP leicht herstellen:

PDP = (PA + AP) + mAP + TP + X
PDP = Psychodynamische Psychotherapie
PA = Psychoanalyse
AP = Analytische Psychotherapie
mAP = modifizierte Analytische Psychotherapie
TP = Tiefenpsychologisch fundierte Psychotherapie
X = Restkategorie
() = Settingbesonderheit Liegen

Es wäre mit PDP als Oberbegriff möglich, alle psychodynamischen Ansätze (also die psychoanalytisch begründeten und die im engeren Sinne psychoanalytischen) unter ein Dach zu stellen. Dazu gehören die im engeren Sinne »psychoanalytischen« Therapien Analytische Psychotherapie im Rahmen der PTRL sowie die Psychoanalyse außerhalb der PTRL, welche sich durch die Regressionsförderung im liegenden Setting deutlich von den anderen Ansätzen unterscheiden (verdeutlicht durch die Klammern). Ebenfalls können die Ansätze »modifizierte Analytische Psychotherapie« sowie »Tiefenpsychologisch fundierte Psychotherapie« dargestellt werden. Eine Restkategorie »X« wird benötigt, um jene methodischen Ansätze unterzubringen, die zwar unterschiedlich große psychodynamische Anteile aufweisen, in ihrer Anwendung aber nicht auf TP oder AP in den Richtlinienbehandlungen beschränkt sind (z. B. Hypnotherapie, Ego-State-Therapie; Psychodynamisch-Imaginative Therapie [PITT]; Katathymes Bilderleben [KIP]).

Bei dieser taxonomischen Ordnung kann der Begriff TP jedoch nicht durch den Begriff PDP ersetzt werden. Es besteht damit weiterhin die Notwendigkeit eines Begriffs für das spezifische TP-Verfahren. Hier kann ein sehr pragmatischer Vorschlag gemacht werden: Statt einen neuen Begriff zu erfinden, könnte man den alten Begriff modernisieren und anpassen.

> Wenn man die Abkürzung »TP« beibehalten möchte, könnte der ausgeschriebene Begriff von »Tiefenpsychologisch fundierte Psychotherapie« zu »Tiefenpsychologische Psychotherapie« verkürzt werden:
> **TP = Tiefenpsychologische Psychotherapie**

Abbildung 9-1 veranschaulicht den taxonomischen Vorschlag: Die TP lässt sich einfügen in ein Cluster psychodynamischer Ansätze. Zur differenzierteren Beschreibung lässt sich angeben, auf welchen der der ätiopathogenetischen Faktoren (Konflikt, Struktur, Trauma) fokussiert wird.

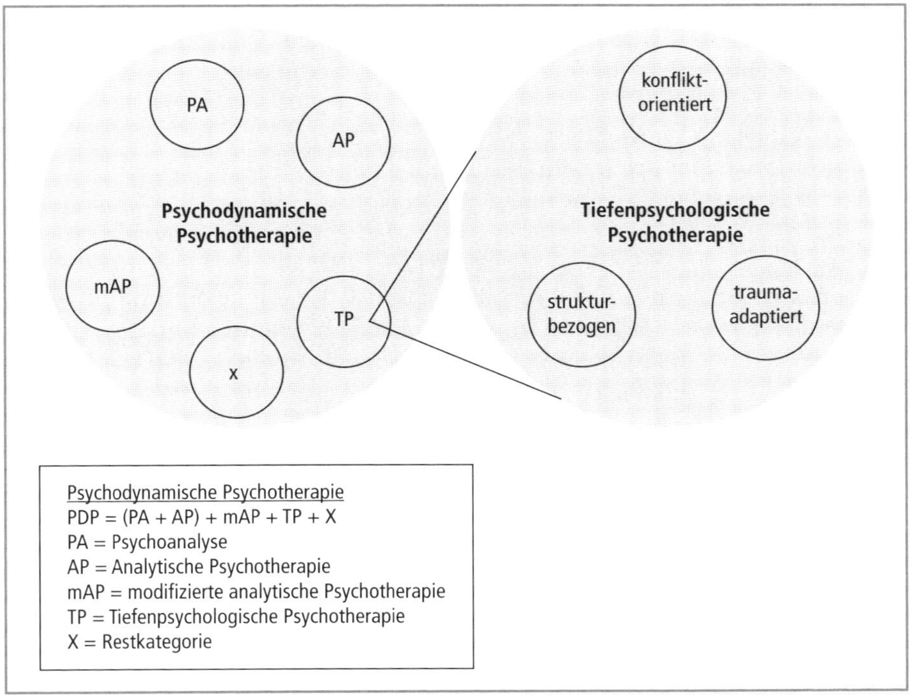

Abb. 9-1 Psychodynamische und Tiefenpsychologische Psychotherapie.

Die Bezeichnung »Tiefenpsychologie« zur Beschreibung der TP ist begriffshistorisch nicht ganz korrekt. Wie beschrieben, hat sich der Begriff »Tiefenpsychologie« vor dem Hintergrund und im Zusammenhang mit inhaltlichen und behandlungstheoretischen, aber auch berufspolitischen Prozessen gewandelt (▶ Kap. 4).

Begriffshistorisch besteht hier also die Gefahr, erneut einen (veralteten) Oberbegriff für die Bezeichnung einer spezifizierten Unterkategorie zu verwenden. Dieser Einwand gilt jedoch nur, solange »Tiefenpsychologie« im historischen Sinne als Vorläufer und synonym zu »Psychoanalyse« verstanden wird.[87] Dies hingegen dürfte vermutlich im gesamten deutschen Sprachraum, mindestens aber in Deutschland durch 50 Jahre Richtlinienpsychotherapie nicht mehr der Fall sein.

Es lässt sich eine weitere Entwicklung von Begriffen aufgrund ihrer sprachlichen Verwendung identifizieren. Es handelt sich dabei um eine Variante vom »Duden-Phänomen«: Einerseits gibt der »Rat für deutsche Rechtschreibung« (RDR) von oben nach unten die amtlichen Rechtschreibregeln vor. Andererseits wird aber auch (von unten nach oben) »dem Volk aufs Maul geschaut« in dem Sinne, dass dauerhaft und von vielen »falsch« Geschriebenes irgendwann in das Regelwerk als Anpassung an die Realverwendung von Sprache aufgenommen wird.

Die Begriffsveränderung von »Tiefenpsychologisch fundierte Psychotherapie« zu »Tiefenpsychologische Psychotherapie« wäre dann korrekt im Sinne eines Abbilds der Realverwendung des Begriffs in der gesprochenen Fachsprache: Psychotherapeut*innen verwenden den Begriff TP konsequent »falsch« im Sinne der Richtlinien-Nomenklatur. Wenn sich Fachkolleg*innen miteinander unterhalten und die verschiedenen Ansätze benennen wollen, klingt das so:

- »Die Verhaltenstherapeuten meinen, …«
- »Die Psychoanalytiker sagen, …«
- »Die Tiefenpsychologen finden, …«

Oder, noch kürzer: »Die VTler – die Analytiker – die TPler …«.

Das bedeutet: Im realen Sprachgebrauch wird TP als Abkürzung für einen anderen als den Originalbegriff verwendet.[88] Die begriffliche Langform in der *gesprochenen* Sprache ist nicht »tiefenpsychologisch fundierte Psychotherapie«, sondern »Tiefenpsychologie« oder »tiefenpsychologische Psychotherapie«. Der Sprachgebrauch hat also den Begriff »Tiefenpsychologie« aufgegriffen, der zunächst synonym zu »Psychoanalyse« gemeint war, später dann als Oberbegriff für alle psychoanalytischen Ansätze verwendet wurde. Allerdings ist heute damit nicht mehr eine übergeordnete Kategorie gemeint (die wird mit PDP belegt), sondern eben jene spezifische Behandlungsform »Tiefenpsychologisch fundierte Psychotherapie«, die in den Jahrzehnten seit Einführung der PTRL entwickelt wurde.

87 Rieken z. B. (2011, S. 2) verwendet den Begriff »Tiefenpsychologie« auch aktuell als Synonym für die Schulen Freuds, Adlers und Jungs.

88 So beschreibt z. B. die DFT auf ihrer Homepage die TP ausführlich unter dem Titel »Was ist Tiefenpsychologisch fundierte Psychotherapie?«. Die Ergebnisseite einer Google-Suche zu dem Stichwort »Tiefenpsychologie« allerdings notiert diesen Artikel unter der Überschrift: »Was ist Tiefenpsychologie (TP)?«

Inhaltlich gemeint ist mit »Tiefenpsychologie« also nicht mehr die Begriffsbedeutung des ausgehenden 19. oder des späten 20. Jahrhunderts, sondern »Tiefenpsychologie« ist verknüpft mit dem Richtlinienverfahren »Tiefenpsychologisch fundierte Psychotherapie« des 21. Jahrhunderts. Vor diesem Hintergrund wäre es konsequent, das ungeliebte, kaum übersetzbare und in der gesprochenen Sprache meistens ohnehin ignorierte Adjektiv »fundiert« schlicht aus dem Begriff zu streichen.[89]

Das Problem der internationalen Übersetzbarkeit hingegen bleibt bestehen. Zuweilen wird im internationalen Sprachgebrauch »depth psychotherapy« (und eben nicht »psychodynamic psychotherapy«) als Oberbegriff für die in Deutschland bis zum Zweiten Weltkrieg bestehenden drei psychoanalytischen Schulen (Freud, Adler, Jung; ► Kap. 3 und 4) verwendet. Wie beim »Kindler« wird damit der Oberbegriff »Tiefenpsychologie« für divergierende psychoanalytische Ansätze verwendet.

Das Übersetzungsproblem wird sehr wahrscheinlich unabhängig von der Begriffswahl bestehen bleiben, da es nicht nur einer sprachlichen, sondern vor allem einer inhaltlichen Übersetzung bedarf. Die deutschen Psychotherapie-Richtlinien müssen immer erklärend übersetzt werden, weil diese Form der Verankerung von Psychotherapie in der öffentlichen Gesundheitsversorgung eine regionale Besonderheit darstellt.

Die Situation ist im Übrigen für die VT ganz ähnlich: Was in Deutschland als »Verhaltenstherapie« gilt, ist alles andere als identisch mit dem international gebräuchlichen Begriff CBT (cognitive behavioral therapy). In den PTRL heißt die Bezeichnung zwar noch Verhaltenstherapie, die inhaltliche Beschreibung jedoch gilt deutlich einer KVT (Kognitive Verhaltenstherapie). Ansätze der »Dritten Welle« sind im Begriff VT mitgemeint, ohne dass sie explizit im Namen auftauchen (vgl. Brakemeier & Jacobi, 2017). Allerdings hat die in Deutschland als VT durchgeführte KVT sehr wenig mit den deutlich kürzen CBTs im internationalen Sprachgebrauch zu tun – außerhalb Deutschlands dürfte ein Umfang von 80 Sitzungen in einem verhaltenstherapeutischen Verfahren unbekannt sein.

---

89 Aus sprachästhetischer Perspektive wäre es noch eleganter, auch gleich mit der Silbendopplung »psycho« aufzuräumen (wie es gegenwärtig bei der Begriffsverschlankung von »Psychologische/r Psychotherapeut/in« zu »Psychotherapeut*in« geschieht). Man könnte auch »Tiefenpsychologische Therapie« sagen. Dies wird indes nicht vorgeschlagen, einfach weil die Abkürzung »TP« (im Gegensatz zum korrekten Langbegriff »Tiefenpsychologisch fundierte Psychotherapie«) sehr gut etabliert und erhaltenswert ist. TP als Abkürzung erscheint sehr sinnvoll, u. a. weil die ältere Abkürzung für tiefenpsychologisch fundierte Psychotherapie (TfP) eine hohes Verwechslungspotenzial mit der Übertragungsfokussierten Psychotherapie (transference focussed psychotherapy, TFP) hat. Eine neue Abkürzung (der Logik folgend dann TT) einzuführen, könnte mehr Verwirrung als Klarheit mit sich bringen. Derselben Überlegung folgend wird auch Psychodynamische Psychotherapie (PDP) als Oberbegriff vorgeschlagen, und nicht Psychodynamische Therapie (PDT).

10 Same Same But Different?

Wenn nun aber TP und AP (und mAP, PA und x) Unterformen der PDP sind, worin unterscheiden sie sich dann?

In Kapitel 4 wurde dargestellt, dass TP und AP in den ersten PTRL noch nicht differenziert beschrieben wurden. Die von Kohlhausen (1967b) in Aussicht gestellte differenzielle Indikation wurde erst sehr viel später in einem langen Prozess vorgenommen, der eine theoretisch-behandlungstechnische Auswertung der praktischen Anwendung darstellt. In Kapitel 5 und 6 wurde beschrieben, dass dieser Prozess seit der Jahrtausendwende nach Inkrafttreten des ersten Psychotherapeutengesetzes und im Rahmen der Begriffsbildung »Psychodynamische Psychotherapie« besonders Fahrt aufnahm.

Die Einführung des Psychotherapeutengesetzes im Jahre 1999 liegt etwa in der Mitte dieser Entwicklung. Dadurch dass es nun eigenständige Ausbildungszweige für TP gab, erhielt die Frage der Unterscheidung der beiden Verfahren eine neue Bedeutungsebene. Denn dass sich TP und AP auch getrennt voneinander lehren lassen, führte sehr konkret zur Schaffung völlig neuer Strukturen in der Landschaft der Ausbildungsinstitute, vor allem im Bereich derjenigen Institute, die Psycholog*innen ausbilden. Zuvor war die Fachkunde in TP als »Nebenprodukt« einer psychoanalytischen Ausbildung oder im Rahmen der fachärztlichen Weiterbildung erlangt worden. Durch diese Gesetzesreform wurde es für Psycholog*innen möglich, TP auch an Instituten zu erlernen, die nicht Psychoanalyse lehren.

Härdtle (2004) führt in einer Auswertung des damaligen Entwicklungsstandes die Begriffe »Hierarchie« und »Parallelität« ein. Damit wird es möglich, eine »traditionelle« Konzeption der TP einer »eigenständigen« Konzeption der TP gegenüberzustellen. Aus der »hierarchischen« Perspektive betrachtet ist die TP eine verkürzte Version der AP; aus der »parallelen« Perspektive ist sie (wie die VT) etwas anderes als die AP.

In der traditionellen, hierarchischen Vorstellung ist die TP eine knappere Unterform der Psychoanalyse:

> Bei der tiefenpsychologisch fundierten Psychotherapie handelt es sich um ein Behandlungsverfahren, das in die psychoanalytische Theorie und behandlungspraktische Erfahrungsbildung eingebettet ist (Loch 1979; Heigl-Evers u. Heigl 1982). Es ist als ein psychoanalytisches Verfahren – ebenso wie andere verkürzte Varianten der Anwendung der Psychoanalyse als Behandlungsverfahren – definiert, das dementsprechend auch nur auf der Grundlage einer psychoanalytischen Kompetenz angemessen ausgeübt werden kann. (Tenbrink, 2002, S. 132)

Nach dieser Vorstellung dürfte es also keine eigenständigen TP-Institute geben. Insbesondere angesichts der hohen Versorgungsrelevanz der TP ist die Frage, wer diese Ausbildungen anbieten darf, ein für die Institute auch wirtschaftlich relevanter Faktor. Da die TP-Institute im Vergleich zu den psychoanalytischen Instituten in kürzerer Zeit mehr Therapeut*innen ausbilden können, stellen sie eine ernsthafte Konkurrenz im Verteilungskampf auf dem Psychotherapie-Ausbildungsmarkt dar.

Die »Parallelität« hat sich indes nicht aufhalten lassen. In Kapitel 6 wurde die Entwicklung der TP beschrieben, die zu einer gegenwärtigen Konzeption der TP als ein *anderes*, eigenständiges, der Psychoanalyse nicht untergeordnetes psychodynamisches Verfahren führte:

> Anfangs wurde der TP die Möglichkeit zugeschrieben, weniger schwere Fehlentwicklungen in begrenzter Zeit zu korrigieren. Unter dem Einfluss von Psychotherapieforschung hat sich das Bild gewandelt. TP vermag gerade durch den Einsatz fokal zentrierten Vorgehens schwierige Persönlichkeitsprobleme zu bearbeiten, während es umgekehrt schwierig sein kann, eine tiefgreifende Persönlichkeitsproblematik in 300 Sitzungen analytischer Psychotherapie übertragungszentriert zu bearbeiten. In der TP wird also nicht weniger erreicht, sondern es kann etwas anderes erreicht werden als in der AP. (Rudolf, 2019a, S. 18)

Die Herausgeber*innen der Zeitschrift »PDP – Psychodynamische Psychotherapie – Forum der tiefenpsychologisch fundierten Psychotherapie«[90] bilanzieren 18 Jahre nach der Gründung dieses Publikationsorgans wie folgt:

> Während jedoch seinerzeit [2002; Anm. d. A.] stärker die Entwicklung einer eigenen Identität und Profilierung der Tiefenpsychologisch fundierten Psychotherapie im Zentrum stand – nicht zuletzt aus berufspolitischen Gründen und dem 1999 in Kraft getretenen Psychotherapeutengesetz –, scheint es uns nun geboten, den eigentlichen Kern der psychodynamischen Psychotherapie wieder mehr zu betonen – und zwar weniger in Abgrenzung von, sondern vielmehr in Ergänzung zur analytischen Psychotherapie. (Spitzer et al., 2020, S. 1 f.)

Diese Bestandsaufnahme macht deutlich, dass die Autor*innen selbstbewusst ein eigenständiges Profil für die TP konstatieren.

Die grundlegenden Vergleichskriterien in den Arbeiten, die sich mit dem Unterschied zwischen TP und AP beschäftigen, sind Fragen der Indikation und der Technik (z. B. Rüger, 2020; Rudolf, 2019a; Jungclaussen, 2018; Rudolf, 2017; Hoffmann, 2017; Ermann, 2016; Mertens, 2016; Härdtle, 2004; Rüger, 2002; Ten-

90 Gründungsmotiv der Zeitschrift war es, der TP ein eigenes Forum außerhalb des psychoanalytischen Diskurses zu eröffnen, damit sie ein eigenständiges Profil entwickeln könne (vgl. Freyberger et al. 2002).

brink, 2002; Rudolf & Rüger, 2001; Cierpka, 2000; Lieberz, 1998; Mertens, 1990). Tabelle 10-1 zeigt eine grobe Einteilung nach dieser Logik.

Im Grunde wurde damit die von Kohlhausen (1967b) vorweggenommene Entwicklung einer differenziellen Indikation für TP und AP eingelöst. Am Beginn dieser Indikationskonzepte wurden den Verfahren verschiedene Störungsbilder zugeordnet: TP ist für »leichtere Fälle« geeignet (ein fokaler Konflikt, bewusstseinsnahe und psychosozial), während die AP für komplexere Fälle (mehrere, geschichtete, intrapsychische Konflikte, Persönlichkeitsstörungen) als geeignet erachtet wurde. Spätestens durch die Entwicklung der tiefenpsychologischen Behandlungsoptionen für strukturelle Störungen ist diese Unterscheidung aber nicht mehr haltbar, denn es werden dadurch andere Indikationsbereiche als »leichte und aktuelle Störungen« für die TP gesehen.

Darüber hinaus berührt die Frage der Indikation grundsätzliche Probleme in der klinischen Praxis (vgl. Frohberg, 2006). Die differenzielle Indikationsstellung steht in enger Verbindung mit störungsbezogenen Therapiekonzepten, wie sie vor allem in der Verhaltenstherapie populär sind.

Eine Indikation aus dem Störungsbild heraus lässt sich sehr gut in der »Laborsituation« an Forschungsinstituten entwickeln. Daraus abzuleitende Leitlinien

Tab. 10-1 Grobraster zur Unterscheidung von TP und AP

	TP	**AP**
Indikation	Aktualkonflikte (bewusstseinsnahe sensu OPD) Aktuell wirksame unbewusste Konflikte (AWUK sensu Jungclaussen, 2018) Strukturelle Störungen (Dimensionales Strukturverständnis) Traumafolgestörungen mit Gegenwartsbezug Eher akute Störungen Psychosoziale Probleme	Grundkonflikte Repetitive dysfunktionale neurotische Muster Charakterpathologien (Kategoriales Strukturverständnis) Traumafolgestörungen ohne Gegenwartsbezug Eher chronische Störungen Intrapsychische Probleme
Zielsetzung	Bewältigung/Anpassung Neu-Kompensation	Umstrukturierung Grundlegende Entwicklungsförderung
Technik	Bearbeitung des »Gegenwarts-Unbewussten« Durcharbeiten: Beachtung von Übertragung/Widerstand Psychogenetisches Selbstverständnis herstellen Ggf. Traumazentrierung Ggf. Strukturzentrierung	Bearbeitung des »Vergangenheits-Unbewussten« Durcharbeiten: Übertragungsanalyse Widerstandsanalyse Klären, Konfrontieren, Deuten

sind dann auch in besonderem Maße dazu geeignet, gesundheitspolitische Kostenoptimierungen vorzunehmen. In diese Richtung gehen die gegenwärtigen Bestrebungen im Gesundheitsministerium (BMG, 2019d): Eine gestufte Versorgung soll dazu dienen, einzelnen Diagnosen fixe Behandlungskontingente zuzuordnen. Aus der Logik einer sparsamen Verwendung von Mitteln ist diese Überlegung einleuchtend: Wenn alle zugelassenen Verfahren alles gleich gut behandeln können, dann scheinen die aufwändigeren (teureren) Verfahren entbehrlich. Eine der Behandlung vorgeschaltete Einschätzung kann dann Behandlungskontingente entlang der Diagnostik festlegen.[91]

Aus wissenschaftstheoretischer Sicht ist dies indes umstritten, was auch in der Verhaltenstherapie wahrgenommen wird:

> Westmeyer (1981) sieht in der differenziellen Indikationsfrage ein Relikt des frühen logischen Empirismus und damit eines andernorts überwundenen wissenschaftstheoretischen Standpunkts. Da eine einzelne Studie die allgemeine Indikationsfrage nicht beantworten könne, sei eine kumulative Antwort über verschiedene Studien nötig. (…) Anstelle der anspruchsvollen allgemeinen Indikationsfrage könne lediglich die bescheidenere Frage bearbeitet werden: »Wie lässt sich therapeutisches Handeln rechtfertigen bzw. begründen?« Unabhängig davon, ob man der wissenschaftstheoretischen Analyse Westmeyers grundsätzlich zustimmt oder nicht, kann nicht bestritten werden, dass eine praktikable Lösung der allgemeinen Indikationsfrage nicht in Sicht ist. Daher ist die Begrenzung auf bescheidenere Formulierungen in jedem Fall angebracht. (Margraf & Schneider, 2009, S. 205)

Das Fazit aus diesen Überlegungen innerhalb einer störungsspezifischen Logik ist dann ein behandlungspraktischer Pragmatismus:

> In der Praxis müssen Therapeuten über fachwissenschaftliche Begründungen hinaus auf andere Wissensbereiche zurückgreifen. Dazu zählen auch nicht überprüfte Annahmen, individuelle praktische Erfahrungen, Experten- und Kollegenmeinungen sowie Alltagswissen. (ebd.)

In der Richtlinienpsychotherapie steht die Indikationsfrage vor zwei grundsätzlichen Problemen. Zum einen sind *alle* Verfahren für *alle* Störungen zugelassen.[92] Eine differenzielle Indikation stellt damit einen logischen Widerspruch dar, denn es würde bedeuten, den Indikationsraum einzelner Verfahren einzuschränken.

---

91 Diese Logik ist nicht ganz neu. Sie findet im Rahmen der Versorgung bei Privatkassenbehandlungen statt. Die VT wird traditionell von Privatkassen etwas besser vergütet als die TP. Das liegt darin begründet, dass durch die geringere Stundenzahl die Gesamtkosten für die Psychotherapie dann in etwa gleich groß sind (die AP muss in diesen Versorgungskontexten anders und gesondert begründet werden).

92 Denn ein breites Indikationsspektrum ist die Voraussetzung dafür, als Verfahren anerkannt zu werden.

Zum anderen sind alle Richtlinientherapien verfahrensübergreifend dem »bio-psycho-sozialen« Krankheitsverständnis verpflichtet, was zwangsläufig eine individualisierte, also adaptive Indikation (vgl. Sack, 2019) erfordert:

> Die im Rahmen der Richtlinien-Psychotherapie anerkannten Verfahren können grundsätzlich bei allen unter § 26 der Richtlinie aufgeführten Krankheitsbildern angewandt werden, wenn die sonstigen Voraussetzungen erfüllt sind. Eine bestimmte Diagnose bestimmt damit nicht zwangsläufig die Indikation eines bestimmten Behandlungsverfahrens. Die Wahl des Behandlungsverfahrens ist immer bezogen auf den konkreten Einzelfall zu begründen. (Dieckmann et al., 2018, S. 27)

Die Psychotherapie-Richtlinien lösen diese Problemstellung ganz wesentlich darüber, dass in die Indikationsentscheidungen adaptive Momente auch dadurch einfließen, dass das Verfahren vom Ergebnis her gewählt wird:

> Die Indikation eines Behandlungsverfahrens ergibt sich nicht allein aus der Krankheitsdiagnose, sondern vor allem aus der Behandlungszielsetzung. Dabei ist entscheidend, mit welchem therapeutischen Vorgehen eine nachhaltige Änderung der für die aktuelle Krankheitssymptomatik relevanten psychischen Krankheitsdispositionen erreicht werden kann. (ebd., S. 26)

Diese Zielsetzungen hingegen lassen sich differenziert beschreiben. Für die psychodynamischen Therapien sind das auf der einen Seite die therapeutischen Foki, welche die/der Therapeut*in aufgrund ihrer/seiner Hypothesen über die unbewusste Psychodynamik setzt (bei unbewussten Vorgängen sieht die/der Patient*in diese Ziele zunächst zwangsläufig nicht). Auf der anderen Seite sind es die konkret benennbaren, gemeinsam von Patient*in und Therapeut*in erarbeiteten Zielzustände nach der Behandlung.

Eine solche »Zielverhandlung« enthält notwendigerweise auch eine Verständigung über den Weg dorthin. In keinem der Verfahren wäre eine Zielvereinbarung im Sinne von »Die Symptome sollen weg« hinreichend, weil es nicht dem ganzheitlichen Krankheitsverständnis entspricht (vgl. Dieckmann et al., 2018, S. 12). Durch diese Zielverhandlungen enthalten alle Richtlinienverfahren adaptive Indikationsmomente.

In dem Aushandlungsprozess über die zu erreichenden Ziele findet gleichzeitig – und manchmal implizit – ein Abgleich hinsichtlich der »Passung« zwischen Patient*in und Therapeut*in statt. Dies stellt den Anschluss zum Forschungsstand dar: Seit 1999 beforscht die American Psychological Association empirisch die Bedingungen, unter denen therapeutische Beziehungen hilfreich sind, sowie die Faktoren, die dazu führen, dass Therapiebeziehungen erfolgreich gestaltet werden können. Die Ergebnisse der inzwischen dritten Task Force[93] deuten in die

93 Third Interdivisional American Psychological Association Task Force on Evidence-Based Relationships and Responsiveness (vgl. Norcross & Lambert, 2018).

Richtung, dass Therapien dann erfolgreich sind, wenn sie auf die Bedürfnisse der Patient*innen hin angepasst werden (adaptive Indikation), statt dass selektiv und/oder differenziell Methoden gewählt werden:

> The clinical reality is that no single psychotherapy is effective for all patients and situations, no matter how good it is for some. Clinical practice has come to demand a flexible, if not integrative, perspective. (…) Concisely put, no theory is uniformly valid and no mechanism of therapeutic action is equally applicable to all individuals. As a consequence, the goal is to select different methods, stances, and relationships according to the patient and the context. The result is a more efficient and efficacious therapy – and one that fits both the client and the clinician. (Norcross & Wampold, 2018, S. 6)

Im Grunde ist diese Forderung einer adaptiven Modifikation der Technik bereits früh im Konflikt zwischen »Bewahren und Erneuern« psychoanalytischer Behandlungsmethoden angelegt (vgl. Kapitel 3 und 5):

> As long as the psychoanalytic method of treatment was considered a single procedure, the analyst – whether he was aware of it or not – selected his patient to fit his technique (…). Such a state of affairs is far from satisfactory. (…) In psychotherapy, as in all therapy, the physician must adapt his technique to the needs of the patient. (Alexander & French, 1946, S. 25)

Diesen Anforderungen einer adaptiven Indikation und flexiblen Behandlungskonzeption kann sich die TP besonders gut stellen:

> Die damalige Entscheidung, »in Ergänzung« zur methodisch festgelegten analytischen Psychotherapie ein adaptiveres Behandlungsverfahren in die Patientenversorgung einzuführen, hat sich als außerordentlich fruchtbar erwiesen. Während in der analytischen Psychotherapie noch lange eine selektive Behandlungsindikation gepflegt wurde (»Ist der Patient für eine analytische Psychotherapie geeignet?«), ermöglicht die tiefenpsychologisch fundierte Psychotherapie eine eher adaptive Indikationsstellung, in der auch Besonderheiten des Krankheitsbildes und der sozialen Lebenssituation eines Patienten berücksichtigt werden können. (Rüger, 2020, S. 7)

Aus der Perspektive der klinischen Praxis kann die »Zuteilung« von Verfahren nach Störungsbildern/Symptomen nicht überzeugen. Es ist das Einstellen auf die Präferenzen der Patient*innen (und nicht die Vorlieben der Therapeut*innen), was eine erfolgreiche Therapie versprechen lässt. Es muss nicht die passende Methode gesucht, sondern die Methode muss passend gemacht werden muss. Das legt auch ein grundsätzlich anderes Verständnis von Indikation nahe. Psychotherapie ist ein einzigartiges, nicht replizierbares interaktionelles Geschehen. Die Frage kann dann nicht allgemein formuliert, sondern muss spezifisch gestellt werden: Passt *diese/r* Therapeut*in zu *diese/r* Patient*in?

Psychotherapie funktioniert nur maßgeschneidert, nicht als Stangenware.

Eine solche Haltung handelt sich leicht den Vorwurf von Beliebigkeit und Unüberprüfbarkeit ein. Ist Psychotherapie einfach nur »gute Beziehung«? Does anything go? Auch hier deutet die Forschung der APA in eine andere Richtung: Unterschiedliche Erfolgsquoten von verschiedenen Therapeut*innen lassen sich durchaus finden und beschreiben. Sie liegen nur eben nicht in der Manualtreue oder der Adhärenz begründet, sondern in der Fähigkeit, die für gute (wirksame) therapeutische Beziehungen entscheidenden Faktoren zu moderieren (Norcross & Lambert, 2018). Rudolf (2016, S. 59) wertet seine jahrzehntelange Erfahrung als Forscher, Therapeut und Supervisor aus und kommt zu dem Schluss, dass es vor allem die Eigenschaften der Therapeut*innen sind, nicht die Zugehörigkeit zu einer Therapieschule, welche für erfolgreiche Therapien sorgen, sodass er fordert: »gute Therapeuten statt richtiger Identitäten«.

Mit Blick auf die differenzielle Indikation für verschiedene Verfahren ergibt sich daraus eine andere Perspektive auf die Verfahrensunterschiede. Alle Richtlinienverfahren sind im Prinzip für alle Störungsbilder geeignet, weil nur ein breiter Wirksamkeitsnachweis die Zulassung als Richtlinienverfahren ermöglicht (vgl. Dieckmann et al., 2018, S. 29). Zugleich sind alle Richtlinienverfahren dem verfahrensübergreifenden Grundverständnis eines bio-psycho-sozialen Krankheitsmodells verpflichtet.[94] Das bedeutet, dass in allen Psychotherapierichtungen die individuelle Pathologie als ein über den Lebensverlauf verstehbares Geschehen begriffen wird, in dem somatisch-biologische, sozioökonomische, historische und individuelle Faktoren ineinandergreifen.

In allen Verfahren kann also eine »Zeitlinie« gedacht werden kann: Relativ früh im Lebenslauf werden Prädispositionen gesetzt (unbewältigte Grundkonflikte/lerngeschichtliche Prägungen), die durch Auslösebedingungen in der Gegenwart aktiviert werden (Aktualkonflikt/gegenwärtiges Krankheitsgeschehen), das sich in einem beschreibbaren Störungsbild (Symptome/Syndrome) ausdrückt.

Die Verfahren unterscheiden sich konzeptionell deutlich hinsichtlich des Ansatzpunktes in diesem Ablaufgeschehen. Etwas vereinfacht ausgedrückt: Alle Verfahren werden die Symptomatik im Lebenszusammenhang der gegenwärtigen krankheitswertigen Störung betrachten. Dabei wird »horizontal und vertikal« sowohl das aktuelle soziale Netz als auch die biografische Entwicklung berücksichtigt. Aber die Verhaltenstherapie wird schwerpunktmäßig beim gegenwärtigen Symptomgeschehen ansetzen, die Analytische Psychotherapie wird eher auf eine Entfaltung der zugrundeliegenden Störungsbedingungen im Übertragungsgeschehen abzielen – und die Tiefenpsychologische Psychotherapie wird sich in der Mitte bewegen. In der Systemischen Therapie wird ein etwas

94 Das gilt zumindest im Grundsatz. Die Bemühungen um »mehr Manualisierung« stehen dazu in gewisser Hinsicht im Widerspruch, sofern damit eine Vereinheitlichung (statt Individualisierung) der therapeutischen Prozesse gemeint ist.

anderer Weg beschritten: Es werden die Interaktionsmuster direkt im System behandelt. Dieser Ansatzpunkt befindet sich gewissermaßen »zwischen« den Symptomen und der ihnen zugrundeliegenden Dynamik.[95] Auch in der VT wird es im Verlauf darum gehen, »über Mama und Papa zu reden«, also die biografische Gewordenheit zu begreifen. Auch die AP ist nicht an Symptomen desinteressiert, sondern wird sie aus der in der Übertragung entfalteten Geschichte heraus begreifend aufzulösen versuchen. Und die TP wird zwischen der biografischen und der gegenwärtigen Perspektive stetig pendeln. Auch in der ST ist die Geschichte der das System bildenden Individuen Teil der Bearbeitung. Abbildung 10-1 verdeutlich die Schwerpunkte des Einstiegs in die Bearbeitung des Gesamtgeschehens der Verfahren, hier dargestellt in der psychodynamischen Sprache.

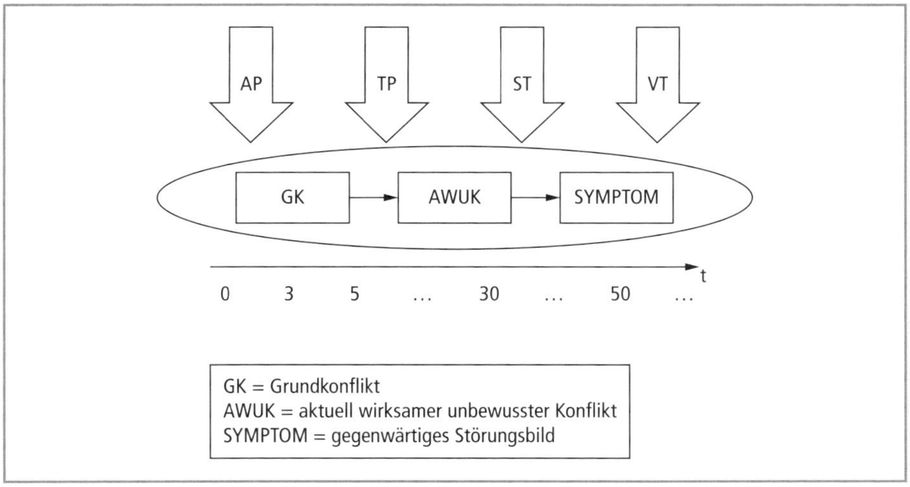

Abb. 10-1 Ansatzpunkte der Verfahren im Lebensverlauf.

Das bedeutet: Der »Einstiegspunkt« in die Bearbeitung der gegenwärtigen Störung ist zweitrangig, solange die Bearbeitung auf eine Einbettung der Krankheits- in die Lebensgeschichte hinausläuft.

Es kann ruhigen Gewissens den Präferenzen der Patient*innen überlassen werden, an welcher Stelle und mit welchem Verfahren sie beginnen möchten. Aufgabe der Therapeut*in ist es, den Prozess dahingehend zu gestalten, dass eine ganzheitliche und individualisierte Bearbeitung der Problematik mit den jeweils verfahrensspezifischen Mitteln möglich wird.

Solche Überlegungen sind alles andere als neu. Norcross und Wampold (2018, S. 2) führen den ganzheitlichen Blick auf den kranken Menschen (statt auf die

95 Für das Schaubild (Abb. 10-1) müssten eigentlich mehrere dieser Zeitlinien übereinandergelegt werden; die ST setzt dann an der »Schnittmenge«, dem Begegnungsraum der beteiligten Individuen an. Dies ist aus Gründen der Anschaulichkeit nicht mit eingezeichnet.

Krankheit) auf Osler (1904) zurück, den sie wie folgt zitieren: »It is much more important to know what sort of a patient has a disease than what sort of disease a patient has.«

Von hier aus ist es nur ein kleiner gedanklicher Schritt zu Rosenzweigs berühmt gewordenem »Dodo-Bird-Verdict«: Wenn verschiedene Ansätze trotz unterschiedlicher Techniken zu gleich guten Ergebnissen führen, dann müssen es andere Faktoren als die Techniken sein, welche die Wirksamkeit erklären.[96]

Bei aller Umstrittenheit der »common factors« (wie man sie definiert und wie man sie beforscht) gibt es heute keinen ernstzunehmenden Zweifel mehr daran, dass die therapeutische Beziehung eine wichtige Rolle im Heilungsprozess darstellt. Die Grundüberlegung ist einfach (vgl. Schubenz, 1993):

Wenn wir davon ausgehen können, dass seelische Störungen (bzw. die Dispositionen dazu) innerhalb von zwischenmenschlichen Beziehungen erworben werden, dann ist die Schlussfolgerung naheliegend, dass ihre Überwindung eben auch innerhalb von Beziehungen geschehen muss.

Auch hierzu gibt es bereits sehr früh Ansätze einer beziehungsorientierten Therapie. In gewisser Hinsicht lässt sich Adlers Individualpsychologie in dieser Weise begreifen, nicht nur durch die Betonung der sozialen Integration (»Gemeinschaftsgefühl«), sondern auch in technischer Hinsicht. Die Behandler*innen treten quasi stellvertretend für die in der Genese versagt habenden Erziehungspersonen ein. In der therapeutischen Begegnung wird die ursprünglich fehlgegangene Entwicklung aufgegriffen. Die Therapeut*in ist wie eine Musiker*in/ein Musiker darum bemüht, gemeinsam mit den Patient*innen die individuelle »Melodie« ihrer Leben zu finden. Adler (1914, S. 161) fordert, seelische Erkrankung nur »auf jenen Wegen zu erforschen, die der Kranke selbst gegangen ist«. Diese Haltung erinnert mehr an einen Tanz denn an eine Operation[97]. Heisterkamp (2005, S. 232) hat dafür den Begriff der »Mit-Bewegung« geschaffen.

»Ohne Sympathie keine Heilung« – jener Tagebuch-Eintrag Sandor Ferenczis aus dem Jahre 1932 klingt wie eine Parole der Beziehungsarbeit. Die gemeinsam mit Rank formulierten technischen Modifikationen (Ferenczi & Rank, 1924) las-

96 Die verblüffend einfach Argumentation lautet: »Not only is it sound to believe that the same conclusion cannot follow from opposite premises but when such a contradiction appears, as seems to be true in the present instance, it is justifiable to wonder (I) whether the factors alleged to be operating in a given therapy are identical with the factors that actually are operating, and (2) whether the factors that actually are operating in several different therapies may not have much more in common than have the factors alleged to be operating.« (Rosenzweig, 1936, S. 412)

97 Wie Freuds Chirurgenmetapher vorschlägt (Freud, 1912b, S. 380).

sen ebenfalls erahnen, dass eine um den Faktor der (menschlichen) Beziehung »bereinigte« Analyse nicht zielführend sein kann.[98]

Körner (1989, 2015) kommt das Verdienst zu, mit dem Begriffspaar »an der Übertragung« vs. »in der Übertragung« die verschiedenen Ansatzpunkte psychoanalytischer Herangehensweise an das Beziehungsgeschehen in der Therapie verdeutlicht zu haben. Dies war eine sehr wichtige begriffliche Neuschöpfung, vor allem, um die sog. »intersubjektive Wende« in der Psychoanalyse beschreibbar zu machen. Der Ansatz unterscheidet jedoch noch nicht innerhalb der psychodynamischen Verfahren.[99]

Küchenhoff und Mahrer Klemperer (2009, S. 20) führen den Begriff der Arbeit *mit* der therapeutischen Beziehung ein: »In diesem Fall wirkt sich die Beziehung selbst direkt therapeutisch positiv aus; sie schafft nicht nur die Grundlage für therapeutische Maßnahmen, sondern ist selbst Faktor des Heilungsprozesses.«

Dieser dritte Aspekt der psychotherapeutischen Beziehungsarbeit, die Arbeit mit der Beziehung, birgt das Potenzial, die in allen Psychotherapien wirksamen Mechanismen besser zu verstehen.

Wenn das alles so einfach und einleuchtend ist, warum wird dann die Frage der gemeinsamen Faktoren und der Beziehungsarbeit in der Psychotherapie so hartnäckig umkämpft?

Mit Blick auf die Psychotherapeut*innenschaft selbst sind es vor allem Fragen der eigenen Identität, welche eine unvoreingenommene Beschäftigung mit den common factors verhindert. Versinnbildlicht im »geheimen Komitee« um Sigmund Freud werden die Träger der »wahren Botschaft« zu einer Art Gruppe von Gralshütern (vgl. Dührssen, 1994; Clark, 1980).[100] Vor allem in der Psychoanalyse dürften die hohen emotionalen, zeitlichen und finanziellen Lasten der psychoanalytischen Ausbildung als Motiv dafür verstanden werden, das eigene Verfahren nahezu überwertig aufzuladen. Aber auch in allen anderen Verfahren sind diese Tendenzen zu beobachten, den eigenen Ansatz als den einzig richtigen anzusehen. Es scheint für psychotherapeutisch tätige Menschen nur bis zu einem gewissen Grad möglich zu sein, Zweifel an der eigenen Unfehlbarkeit zuzulassen. Es ist dieses letztlich elitäre Denken, welches Fürstenau 1977 dazu bewog, die Psychoanalyse als »esoterische Wissenschaft« zu kategorisieren. Rudolf wird nicht müde, die »Kirchenbildung« durch Psychotherapieschulen zu kritisieren (2016). Kernberg (2012) schlägt vor diesem Hintergrund gar als »Suizidprophylaxe« für die Psychoanalyse vor, auf die Lehranalyse gänzlich zu verzichten.

---

98 »Die theoretisch geforderte Vermeidung jedes persönlichen Kontaktes außerhalb der Analyse führte meist auch in der Analyse selbst zu einer unnatürlichen Ausschaltung alles Menschlichen und damit wieder zur Theoretisierung des analytischen Erlebnisses.« (Ferenczi & Rank, 1924, S. 41)

99 Eine Diskussion zum diesbezüglichen Unterschied zwischen tiefenpsychologisch fundierter und analytischer Psychotherapie findet sich bei Hauten (2018).

100 Dass die Zugehörigkeit zu dieser Gruppe tatsächlich durch das Tragen eines Ringes symbolisiert wurde, entbehrt nicht einer gewissen Komik. J. R. R. Tolkiens »Lord of The Rings« erschien 1954; Freuds »Ringträger« sind also deutlich älter (Clark [1980] datiert sie auf 1912).

Ein weniger drastischer Ansatz, der ohne Verzicht der Psychotherapeut*innen auf einen wesentlichen Anteil ihrer (beruflichen) Identität auskommt, liegt im Konzept des Verfahrensdialogs (Geckle, 2016, 2020). Hier wird die schulenübergreifende Perspektive als Ergänzung und Komplettierung des eigenen Selbstverständnisses begriffen. Das (individuell und verfahrensbezogen) Spezielle und Einzigartige des eigenen Tuns muss nicht über Bord geworfen werden, aber es muss ergänzt werden um die Einsicht, dass in weiten Teilen in allen Psychotherapien etwas sehr Ähnliches geschieht.

Für den größeren gesellschaftspolitischen Rahmen gibt es leider keinen so offensichtlichen Ansatzpunkt zur Lösung. Die Frage der störungs- und verfahrensbezogenen Indikation kann auch unter der in Kapitel 1 beschriebenen Perspektive der Verschleierung verstanden werden. Das Prekariat von heute ist nicht das Proletariat von gestern. Letzteres sitzt eher in asiatischen Sweatshops oder in europäischen Fleischfabriken als in psychotherapeutischen Sprechzimmern. Sehr wohl jedoch schrauben wir in der Psychotherapie an den Subjekt-Folgen neoliberaler Identitätsbildungsprozesse herum (vgl. Bruder-Bezzel et al., 2016; Mader et al., 2019). Wenn Psychotherapie nun nicht als sozial und historisch mitbedingtes Beziehungsgeschehen begriffen wird, sondern als manualgetreue Anwendung von vermeintlicher »best practice«, dann muss nicht mehr nach den größeren Zusammenhängen gesucht werden. Wenn die Indikation nach folgendem Muster »Bei Problem A gibt es 12 rote Pillen; bei Problem B sind 24 blaue Pillen indiziert« abläuft, dann muss man sich keine Gedanken mehr darum machen, worum es in der Psychotherapie auch und vielleicht sogar eigentlich geht.

Dass sich Personen und Persönlichkeiten in komplexen sozial und historisch mitbeeinflussten individuellen Problemlagen an uns wenden, gerät aus dem Blick. Der Mensch verschwindet aus der Psychotherapie.

11 Neue Wege, alte Fragen

Die Installation des Psychotherapeutengesetzes 1998 bedeutete faktisch eine berufsrechtliche Gleichstellung von Psychotherapeut*innen mit Fachärzt*innen. Wie Schulte (2019) berichtet, war dies ein langer, steiniger Weg – das Psychotherapeut*innengesetz fiel nicht vom Himmel, sondern wurde erkämpft. In der Frage um die Hoheit über die Psychotherapie wurde dadurch das Machtverhältnis zwischen Medizin und Psychologie deutlich in Richtung der Psychologie verschoben. Dabei war die »Psychologisierung der Psychotherapie« seinerzeit nicht ausschließlich vor dem Hintergrund gestellt, wer denn nun mit der Psychotherapie Geld verdienen darf (vgl. Hauten, 2020b). Sondern es waren grundlegende Welt- und Menschenbilder, die verhandelt wurden – getragen von einer gesellschaftlichen Bewegung, die vor allem an den Universitäten einen Entwicklungsraum fanden (»Studierendenbewegung«).

Es wäre also erwartbar, dass sich auch ein mehr geistes- und sozialwissenschaftliches (psychologisches) gegenüber einem mehr technisch-naturwissenschaftlichen (medizinischen) Grundverständnis von Psychotherapie durchgesetzt hätte. Die Realität sieht indes anders aus: Die »Psychologisierung der Psychotherapie« ist offenbar vor allem eine zahlenmäßige. Während Freud noch davon ausging, dass 80 % der Psychoanalyse-Kandidat*innen eine ärztliche Grundausbildung haben (Freud, 1926), hat sich dieses Verhältnis heute genau umgedreht: ambulante Psychotherapie wird zu 80 % von Psycholog*innen gemacht (KBV, 2017).

Diesem Umstand wird das 2019 novellierte Psychotherapeut*innengesetz gerecht, indem der Begriff »Psychotherapeut*in« zum Standard gesetzt wird. Ärztliche Psychotherapeut*innen werden damit die Ausnahme. Psychotherapie wird damit als eine vornehmlich psychologische, nicht mehr als eine ärztliche Angelegenheit betrachtet.

Man könnte also denken, dass sich eine »psychologische Grundhaltung« in der Psychotherapie durchgesetzt hat. Im Gegenteil scheint es so zu sein, dass gerade die akademische Psychologie und Psychotherapieforschung sich sehr stark an einem naturwissenschaftlichen Wissenschaftsverständnis orientiert.

Greifen wir die wissenschaftstheoretische Überlegung aus Kapitel 6 wieder auf: Wampold und Imel (2015) nehmen eine gründliche und umfängliche Untersuchung der verfügbaren Meta-Analysen zur Wirksamkeit von Psychotherapie vor. Vor allem die widersprüchlichen empirischen Befunde rund um die allgemeinen Wirkfaktoren (»Dodo-Bird-Verdict«) sind es, die mit den Mitteln der Psychotherapieforschung selbst nicht erklärbar sind. Dazu bedarf es einer weiteren wissenschaftstheoretischen Abstraktion. Untersucht werden dabei die den Forschungen zugrundeliegenden Metamodelle.[101] Wampold und Imel konstatie-

101 Die Begriffe »Medical Model« und »Contextual Model« werden in der deutschen Übersetzung als »Medizinisches Metamodell« und »Kontextuelles Metamodell« gefasst.

ren, dass das von ihnen so benannte »Medizinische Metamodell« als (unerkanntes und unbenanntes) erkenntnistheoretisches Paradigma der Psychotherapieforschung nicht taugt: »Medical Model fails to explain the evidence« (Wampold & Imel, 2015, S. 259). Alternativ zum Medizinischen Modell schlagen sie ein anderes erkenntnistheoretisches Paradigma vor, das Kontextuelle Metamodell: »Die grundlegende Prämisse des Modells ist, dass der Nutzen der Psychotherapie durch soziale Informationsverarbeitungsprozesse und damit verbundenes persönliches Engagement des Patienten entsteht und dass Interaktions- und Kommunikationsprozesse die Grundlage der Wirksamkeit der Psychotherapie darstellen« (Wampold et al., 2018, S. 84). Das Kontextuelle Metamodell ist damit ein »beziehungsbasiertes Modell der Psychotherapie« (ebd., S. 87).

Die zugrundegelegten Paradigmen »Medizinisches Metamodell« und »Kontextuelles Metamodell« sind jedoch nicht (oder nicht mehr) den verschiedenen Wissenschaftsgebieten Medizin und Psychologie zuzuordnen.

Auf der einen Seite ist – spätestens seit der Einführung des ersten Psychotherapeutengesetzes 1999 – in der akademischen Psychologie eine Art »Medizinalisierung« zu verzeichnen. Forschungsstandards orientieren sich am Medizinischen Modell. Qualitative, soziologische oder kulturhistorische Ansätze haben gegenüber RCT-Designs kaum eine Chance, innerhalb der Psychologie ernstgenommen zu werden.

Und auf der anderen Seite ist innerhalb der medizinischen Profession eine stärkere Betonung der »sprechenden Medizin« zu verzeichnen. Die selbstkritische Auseinandersetzung um das Verhältnis von Psychotherapie und Psychiatrie (z. B. Weinman, 2019; Geisthövel & Hitzer, 2019; Helmchen, 2017; Freyberger, 2015) kann auch verstanden werden als eine kritische Auseinandersetzung mit dem »Medizinischen Modell« (vgl. Jäger, 2016; Maio, 2015; Maio & Rölcke, 2001; s. auch Brähler & Herzog, 2018).

Mit anderen Worten: Die gesellschaftspolitische Dimension der Auseinandersetzung um die Psychotherapie lässt sich verbinden mit einer wissenschaftlichen und einer wissenschaftstheoretischen Diskussion.

Wenn der Mensch in der Psychotherapie ganzheitlich gesehen werden soll, wenn die historische und soziale Dimension seelischen Leidens nicht ausgeblendet werden sollen, dann ist es auf der Ebene der Wissenschaftstheorie nötig, Alternativen zum Medizinischen Modell weiterzuentwickeln.

Die Konfliktlinie verläuft dabei nicht zwischen den Verfahren. Sie verläuft ebenfalls nicht zwischen den Professionen Medizin und Psychologie (vgl. Hauten, 2020b). Sondern die »Medizinalisierung der Psychotherapie« (vgl. Maio, 2011) hat die akademische Psychologie selbst kritisch zu hinterfragen.

Für eine tatsächlich inhaltliche (und nicht nur personelle) »Psychologisierung der Psychotherapie« müssen alte Fragen neu gestellt werden. Das Zusammenspiel von »Dosis und Dauer« ist keine neue Frage (vgl. Kächele, 2016). Auch die Antworten auf die Fragen nach der Wirksamkeit von Dosis und Dauer sind nicht besonders überraschend für Praktiker*innen. Langzeittherapien sind naturgemäß deutlich aufwändiger zu beforschen als Kurzzeitinterventionen. Wenn es denn aber gelingt, stellt sich heraus, dass manche Therapien eben länger dauern müssen (vgl. Huber & Klug, 2016; Taubner & Benecke, 2016; Jakobsen et al., 2007), was für Praktiker*innen eine Binsenweisheit darstellt. Es wird ebenfalls erkennbar, dass die Verfahrensunterschiede weniger wichtig sind (vgl. Leuzinger-Bohleber, 2019).

Dies ist die Ebene der wissenschaftlichen Auseinandersetzung. Vor dem Hintergrund einer fairen Ressourcenverteilung ist zu argumentieren, warum Psychotherapien so lange dauern (und damit so teuer) sein sollen und müssen.

Auf der Ebene der Wissenschafts*theorie* hingegen muss darüber hinausgehend argumentiert werden. Die Begriffe von Wampold und Imel sind dabei hilfreich: Das »Medizinische (Meta-)Modell« zielt darauf ab, seelisches Leiden als eine Summe von Phänomenen ohne Kontext zu definieren.

Das bio-psycho-soziale Krankheitsverständnis in der psychotherapeutischen Praxis hingegen zielt darauf ab, seelisches Leiden als ein komplexes Geschehen von Menschen in einem sozialen Kontext zu betrachten. Das »Kontextuelle Metamodell« wäre demnach das dazu passende erkenntnistheoretische Paradigma.

Die Frage, ob wir mit der Psychotherapie »Störungen« oder »Menschen« behandeln, lässt sich herunterbrechen auf Forschungsfragen, die den Unterschied zwischen der Anwendung kurzfristiger, manualisierter Techniken und dem Eingehen einer längerfristigen therapeutischen Beziehung untersuchen.

Die Direktausbildung verlangt im Prinzip danach, eine ganz neue akademische Disziplin (»Psychotherapie«) zu schaffen. Die Forschungsfragen, denen sich diese Disziplin zu stellen hat, haben dabei eine unmittelbar gesellschaftspolitische Dimension. Die Frage: »Wer bekommt für welches Problem wie viel Psychotherapie?« ist nur kontextualisiert – und quer zu den Verfahren und den Professionen – sinnvoll zu stellen.

Der Tiefenpsychologischen Psychotherapie kommt in diesem Prozess eine doppelte Aufgabenstellung zu. Die TP zeichnet sich nicht dadurch aus, dass sie eine eigenständige rege Theorie- oder Empirieproduktion vorzuweisen hätte. Ihre Stärke ist eher eine »strength in numbers«: Fast die Hälfte der in der ambulanten Versorgung durchgeführten Psychotherapien sind als »TP« gelabelt (Rüger, 2020; Rudolf, 2019a). Und genau diese weite Verbreitung der TP könnte dazu verwendet werden, die psychodynamischen Psychotherapien insgesamt bei den Umwälzungen im Zuge der Novellierung des Psychotherapeutengesetzes zu erhalten und zu stärken.

Eine Gefahr wäre es, wenn die TP dazu genutzt werden würde, andere psychoanalytisch begründete Verfahren sozusagen zu »überschreiben«: Wenn schon TP gelehrt wird, wer benötigt dann noch AP oder gar PA? Die TP könnte die AP gewissermaßen »verschlucken«.

Eine Chance hingegen wäre es, die Versorgungsrelevanz der TP als »Trick« für die Installation psychodynamischer Psychotherapien in der akademischen Disziplin »Psychotherapie« zu nutzen. Dies wäre dann die dritte Gelegenheit, in der die TP als Zylinderkaninchen auftritt (vgl. Tab. 6-1): In Kapitel 9 wurde dargestellt, dass der Begriff »tiefenpsychologisch fundierte Psychotherapie« häufig, aber fälschlich synonym verwendet wird zu »psychodynamische Psychotherapie«. Greifen wir die in Kapitel 9 (▸ Abb. 9-1) vorgeschlagene Taxonomie auf, den Begriff Psychodynamische Psychotherapie (PDP) als Oberkategorie für *alle* psychoanalytisch begründeten Verfahren zu verwenden, dann wäre es möglich, durch die Verbreitung der TP die Psychoanalyse beinahe zwangsläufig mitzuinstallieren. Denn wenn TP nur im größeren Kontext der PDP an den Universitäten zu lehren ist, dann müssen auch alle »Unterkategorien« der PDP – mithin also auch Psychoanalyse und Analytische Psychotherapie – gelehrt werden können. Kurz gefasst:

Weil die TP in der Versorgung so weit verbreitet ist, wird die PDP in der neuen Disziplin »Psychotherapie« einen Platz bekommen müssen. Und wenn die PDP gelehrt werden soll, muss oder darf, kann auch die Psychoanalyse gelehrt werden.

Die fehlende oder doch mangelhafte theoretische Durchdringung der TP kann ebenfalls in eine Stärke verwandelt werden. Wir können die Frage danach, was eigentlich in einer Psychotherapie wirkt, noch einmal ganz neu und unvoreingenommen stellen, gerade *weil* wir in der TP nicht auf einen theoretischen Kanon »eingeschworen« sind. Dies ist die zweite Aufgabe der TP im Rahmen der Neustrukturierung der Wissenschaft Psychotherapie: zu verstehen, was da eigentlich passiert zwischen den an einer Psychotherapie beteiligten Personen.

Die TP in der Praxis wird von TPler*innen nicht als störungsspezifisch manualisiert wahrgenommen. Sie bedient sich aber auch nicht schwerpunkthaft spezifisch psychoanalytischer Methoden wie der Übertragungsanalyse. Daher wendet sie sich fast zwangsläufig eben jenen Beziehungsprozessen »jenseits der Übertragung« zu, welche in der Forschung als »common factors« benannt werden. Man könnte also sagen, dass die TP in besonderer Weise beziehungsorientiert ist.[102]

Hier bietet die TP durch ihre weite Verbreitung sehr viel Material, die »Beziehungsarbeit« im Rahmen der empirischen und theoretischen Reflexion genauer zu durchdringen. Dieser Aufgabe kann sie sich im »freien Feld« der Versorgungspraxis bislang nicht stellen – sie sollte jedoch dieses Forschungsfeld im Rahmen der neu zu schaffenden »akademischen Psychotherapie« für sich beanspruchen.

Darin besteht eine große Chance: Wenn wir die Einzigartigkeit einer jeden therapeutischen Begegnung anerkennen und untersuchen, dann können wir vielleicht auch die Einzigartigkeit und Individualität jener Menschen sehen, die wir dann Patientinnen und Patienten nennen.

---

102 Dies stellt jedoch auch ein Problem dar: Sehr häufig werden die Behandlungsplanungen zu unkonkret vorgenommen, sodass in der Begutachtung der Eindruck entsteht, man müsse den Patienten nur genug »liebhaben«, damit er gesunde (vgl. Rudolf, 2019a; Rudolf & Jakobsen, 2002; Rudolf et al., 2002).

12 Psychotherapie und Gesellschaft II: You know nothing, Jon Snow

»Ich weiß, dass ich nichts weiß« – dieses geflügelte Wort des Sokrates ist dem Volksmund geläufig. Darin enthalten ist sowohl das Element der Bescheidenheit (nichts zu wissen) als auch ein ironisches Paradoxon: Wenn ich »nichts« weiß, ist das ja schon mal etwas – und nicht nichts.

Es kann sein, dass sich hier bereits sehr früh ein Fehler bei der Übersetzung aus dem Griechischen eingeschlichen hat. Es könnte ebenso »Scio nihil scire« (ich weiß, dass ich nichts weiß) als auch »Scio nescio« (ich weiß, dass ich nicht weiß) heißen. Beide lateinischen Sätze ergeben Sinn, setzen jedoch einen unterschiedlichen Akzent. Wissen wir nun »nicht«, oder wissen wir »nichts«?

In Platons »Apologie« (also der Verteidigungsrede des Sokrates) steht es so:

> Beim Weggehen aber dachte ich bei mir: Ich bin weiser als dieser Mensch. Denn es ist zwar zu befürchten, dass niemand von uns beiden etwas Bedeutendes weiß; aber dieser bildet sich ein, etwas zu wissen, obwohl das gar nicht der Fall ist. Ich aber – genauso wie ich nicht wissend bin – glaube auch nicht wissend zu sein. Ich scheine also um eine Kleinigkeit weiser zu sein als dieser, da ich nicht glaube zu wissen, was ich nicht weiß. (Platon, o. J.; Übs: Ferber, 2019, S. 22)

Es scheint also so zu sein, dass Sokrates durch seine Haltung des Nichtwissens in den Besitz eines besonderen Wissens, nämlich des Wissens um das Nichtwissen, gelangt zu sein – mit dem Effekt, dass die Bescheidenheit zugleich einen intellektuellen Triumph darstellt.

Was hat das mit Psychotherapie zu tun? Der naheliegende Zusammenhang besteht darin, dass die als »sokratischer Dialog« vor allem in der KVT verankerte Interventionstechnik sich ebenfalls der Position des »neugierigen Nichtwissens« bedient, um die Patient*innen sozusagen »von selbst« auf die richtigen Antworten kommen zu lassen.[103] Darin versteckt – und teilweise dadurch verschleiert – wird hingegen der Aspekt der Macht in der Psychotherapie. Denn auch neutral-neugierige Psychotherapeut*innen sind (wie Sokrates) nicht »unschuldig« in dem Sinne, dass sie *wirklich* nichts wissen. Sondern als »Profis« verfügen sie über das Wissen, zu welcher Antwort die Patient*innen gelangen sollten und auf welchem Wege das zu geschehen habe.

In Kapitel 1 ist es schon angesprochen worden, am Ende unserer Überlegungen bleibt es bestehen: Wir sind als Psychotherapeut*innen in einer schwierigen

103 Eine ausführliche und sorgfältige Darstellung, welche die Wurzeln der Methode bis zu Adler zurückverlegt, findet sich bei Stavemann (2015).

und spannungsreichen Lage zwischen der gesellschaftspolitischen und historischen Analyse auf der einen und einem psychotherapeutischen Reparaturbetrieb auf der anderen Seite. Wir können die Leiden, welche Menschen zu uns führt, mittels der Subjekttheorie gut verstehen (vgl. Fuchs et al., 2018; Bruder-Bezzel et al., 2016; Ehrenberg, 2015). Wir können zumindest versuchen, unsere eigene Position im Geschehen mit in die konkrete Arbeit einzubeziehen (vgl. Taysen, 2019; Grubner, 2017).

Das löst aber nicht das Dilemma, leidende Menschen an krank machende Bedingungen anpassen zu sollen und teilweise auch zu müssen. Denn als praktisch arbeitende Psychotherapeut*innen sind wir alltäglich mit der Aufgabe konfrontiert sind, Menschen in ihrem Leiden an der Welt, wie sie ist, helfen zu wollen – mit Methoden aus genau dieser Welt.

Die Psychotherapie als neu zu erschaffende akademische Disziplin steht an einem Scheideweg: Paradoxerweise hat die Emanzipation der Psychotherapie von der Medizin die Psychologie immer weiter hineingetrieben in eine Orientierung am Medizinischen Modell. Das bringt auch die Psychotherapie als soziale Praxis und als Heiltätigkeit an einen kritischen Punkt. Wenn es nicht gelingt, in der therapeutischen Praxis einem technokratisch-naturwissenschaftlichen Verständnis von Psychotherapie etwas entgegenzusetzen, verspielt die Psychotherapie als solche (also in Theorie und Praxis) ihren Wirkungsanspruch sowohl im Hinblick auf die einzelne Behandlung als auch im Hinblick auf ihre gesellschaftliche Relevanz. Das Gegenstück zu einer technisiert verstandenen Psychotherapieanwendung ist die Vorstellung von Psychotherapie als Beziehungsgeschehen: »Psychotherapie ist primär eine interpersonelle Behandlung« (Wampold et al., 2018, S. 68).

Dem Erhalt der Langzeittherapie wird in diesem Zusammenhang eine entscheidende Rolle zukommen. Denn die therapeutische Beziehung wird ihre Wirkmacht nicht in einer kurzfristigen, unpersönlich manualisierten Interventionsanwendung entfalten können.

Die Gestaltung der sowie der Umgang mit der therapeutischen Beziehung sind dabei besonders aufgeladen. Wir befinden uns in einem permanenten Spagat zwischen »menschlicher« und »professioneller« Beziehung. Versuche, die Hierarchie zwischen Patient*in und Therapeut*in aufzulösen, gehen meistens schief. Die therapeutische Beziehung ist strukturell unfair: Hilfesuchende wenden sich an Hilfeanbietende. Der Zustand des Hilfesuchens verweist fast zwangsläufig auf einen Zustand der Hilflosigkeit. Der finanzielle Gewinn liegt bei den Therapierenden, das Risiko bei den Leidenden (vgl. Linden & Strauß, 2013; Lott, 2000). Es ist ein schmaler Grat zwischen Sorge und Dienstleistung, auf dem wir balancieren: Wir können nicht die Zustände der Welt im Sprechzimmer verändern. Wir sollten nicht die Menschen im Sprechzimmer auf die Weltzustände hin »zurechtzimmern«. Auf der anderen Seite gibt es einen Veränderungswunsch aufseiten der Patient*innen – sonst würden sie sich ja nicht zu uns kommen.

Insbesondere die »allwissende« Position des »deutenden Psychoanalytikers« muss sich hinsichtlich der Asymmetrie der Verhältnisse im Behandlungszimmer Kritik gefallen lassen: »Offenbar gibt es *keine Zweifel am richtigen Denken des*

Psychoanalytikers, keine Zweifel am falschen Denken des Patienten. Daraus kann eigentlich nur eine autoritäre Situation entstehen, eine *Situation von Macht und Ohnmacht*« (Rudolf, 2014, S. 99, Hervorh. i. O.). Diese Asymmetrie ist ein Thema, das in der Psychoanalyse anscheinend ungern thematisiert wird, jedoch seit ihren Anfängen durchaus im Bewusstsein ist.[104]

Die Denkfigur einer streng beziehungsfokussierten (»familienangenäherten«) Psychotherapie (Schubenz, 2020, 1993) stellt hier einen Kompromiss bereit: Therapeut*innen sind nicht anders, besser oder gesünder als die Klient*innen. Beide starten mit den gleichen, dem Menschen spezifischen Entwicklungsbehinderungen (vgl. Hauten, 2020a). Die Therapeut*innen jedoch sind durch ihren eigenen Weg in Richtung sozialer Integration ein Stück vorausgegangen. Dieser Gedanke vermag die Vorstellung von Hierarchie abzumildern, aber nicht aufzulösen.

Eine »Gleichmacherei«, ein Sich-zu-Gleichen-Machen, kann die Gefahr des sexuellen Missbrauchs in der Psychotherapie nur erhöhen (vgl. Krutzenbichler & Essers, 1991). Auf die heilsame Kraft der Beziehung allein zu setzen birgt auch die Gefahr eines planlosen »Drauflosbehandelns« (vgl. Rudolf, 2019a). Insbesondere in der TP aber ist es wichtig, »einen Plan zu haben«, denn sie unterstreicht ihre Eigenständigkeit ja vor allem durch die Fähigkeit zur Fokussierung.

Was können wir also tun?

Wir können uns auf unsere Haltung besinnen. Kehren wir noch einmal zu Sokrates zurück:

Für Gadamer (1991) ist die Thematik des Nichtwissens eng verbunden mit dem Tugendwissen. Nicht erst in der »Apologie«, sondern schon sehr viel früher (im »Eutyphron«) ist der Dialog um das Nichtwissen elaboriert. Neben der Auseinandersetzung zwischen Frömmigkeit und Ethik geht es hier vor allem um ein Aufeinandertreffen von Fachmann und Wissendem: Der Experte behauptet zu wissen, was Frömmigkeit ist, lebt aber nicht danach. Sein Expertenwissen bleibt damit ohne Konsequenz für den Lebensvollzug. Sokrates hingegen belegt sein Wissen um die Frömmigkeit gerade durch die Behauptung des Nichtwissens. Er überhöht sich, indem er sich nicht als Experte geriert, sondern sein Wissen durch die Handlungspraxis vollzieht. Der Fachmann hingegen wird der Lächerlichkeit preisgegeben.[105]

Einem Vorschlag von Gebele (2019) folgend, können wir auch nach Bildern aus einem gegenwärtigen Narrativ suchen. In der Serie »Game of Thrones«[106] trifft eine der Hauptfiguren auf Leute von »hinter der Mauer«, also jenseits der ihm bekannten Kultur. Ygritte, eine dieser »wildlings«, konfrontiert ihn mit seinem Nichtwissen über ihre Welt – aus ihrer Sicht eben sein Nichtwissen über das wirkliche Leben: »You know nothing, Jon Snow«. Dieser Dialog deutet mit weni-

---

104 »(D)er Kranke soll nicht zur Ähnlichkeit mit uns, sondern zur Befreiung und Vollendung seines eigenen Wesens erzogen werden.« (Freud, 1919, S. 190)

105 Die sokratische Haltung ist also durchaus nicht ohne (intellektualisierte) Aggression.

106 Diese Serie fand viele Millionen Zuschauer, darf also getrost als Bestandteil moderner Mythen angesehen werden.

gen Worten bereits das tragische Ende dieser Begegnung an (Jon Snow antwortet mit einem besorgt wirkenden Schweigen).

Keinesfalls sollte dies als Blaupause für die Gestaltung der therapeutischen Beziehung verstanden werden (die Geschichte geht wirklich nicht gut aus). Sie verweist aber auf eine Haltung der Demut und des Nichtwissens. Sie verweist auf ein Gewahrsein von Verschiedenheit und das Bemühen, das Nichtwissen durch Verstehen zu überbrücken. Vielleicht kann es gelingen, sich als Professionelle zu entwerfen, ohne Expert*innenanspruch zu erheben?

Menschen wenden sich an uns als Therapeut*innen in Krisensituationen. In der Begegnung sollten wir besser alles vergessen, was wir wissen oder zu wissen vermeinen. Als TPler*in habe ich einen Rahmen, innerhalb dessen ich mir die Welt und die Menschen erkläre. Das sagt mir viel über mich und die Welt. Das sagt mir aber eigentlich nichts über den Menschen, der mir gegenübertritt, über seine oder ihre Welt. Wir sollten nicht denken, dass wir irgendetwas wissen, was ihn oder sie betrifft.

Wir wissen nichts, und wir wissen nicht.

Wie Sokrates, wie Jon Snow.

Vielleicht lässt sich etwas verbessern am Zustand der Welt, vielleicht auch nicht. Vielleicht gelingt es aber, mit den oft großen Veränderungen in den kleinen Weltausschnitten, die unsere Patient*innen uns zeigen, einen kleinen Impuls zu setzen, sodass zwar nichts Großes, vielleicht aber etwas Kleines, dennoch sehr Besonderes, sich zum Guten wenden kann.

Die Welt lässt sich nicht im Sprechzimmer verändern. Das individuelle Leiden an den großen Zusammenhängen lässt sich hingegen lindern. Nicht mehr, aber auch nicht weniger vermag die Psychotherapie.

Dazu müssen wir viel wissen, viel zweifeln, viel lernen, viel denken, viel fühlen – und dann alles wieder vergessen. Hilfesuchende profitieren *nicht* davon, wenn wir sie als Fachpersonen von außen und von oben therapieren, untersuchen, diagnostizieren, überprüfen, einordnen, kategorisieren, begutachten, behandeln, …

Menschen in Krisen und problembeladene Menschen profitieren jedoch – wie alle anderen Menschen auch – von der menschlichen Zuwendung. Maio (2015, S. 187) plädiert für eine Medizin der Zuwendung: »Ohne Zuwendung ist alles nichts«. Diese Forderung können wir getrost und unverändert für die Psychotherapie übernehmen:

Eine gute therapeutische Beziehung ist nicht alles in der Psychotherapie – aber ohne eine gute Beziehung ist alles nichts. Was wir in der Psychotherapie tun, sollte viel mit Sorge zu tun haben. Es sollte alles mit Zuhören zu tun haben.

Give me a word
(…)
Wenn du möchtest, dass ich heile
hör mir zu

Hör einfach zu
lass es zählen
damit ich anfangen kann
Mir zu
Ver_trauen

(…)
If you want me to heal
listen

Just listen
and let it count
so I can start learning
to Re_trust
Myself
(…)

Da (2019, S. 28)

TEIL II Praxis

Vorbemerkung

»Jeder Fall ist anders.«[107]

Auf den folgenden Seiten werden Geschichten erzählt. Es handelt sich nicht um Fallgeschichten aus dem »echten Leben«. Und es sind schon gar keine »Musterverläufe«. Die Geschichten stellen den Versuch dar, die Praxis der Tiefenpsychologischen Psychotherapie anhand *möglicher* Narrative zu illustrieren.

In Seminaren und Lehrbüchern werden gern Fallvignetten verwendet, um die Theorie zu veranschaulichen. Das erzeugt fast zwangsläufig einen Konflikt zwischen ethischen Erwägungen, Authentizität und didaktischem Wert. Zur Anonymisierung müssen die Geschichten stark verfremdet werden. Zur Veranschaulichung müssen die Geschichten stark verdichtet werden. Oft bleibt die Frage offen, wie viel von der »echten« Begegnung noch in der Darstellung enthalten ist. Einen anderen Weg gehen moderne Lehrformen, wenn z. B. in Lehrvideos oder in Simulationsprüfungen Schauspiel-Patient*innen eingesetzt werden.

Die »Konstruktion« von Frau Acht und Herrn Bertolt folgte einer solchen didaktischen Überlegung: Es sollte in einem Seminar veranschaulicht werden, dass zwei Menschen mit einer ähnlichen Symptomdiagnose und einem vergleichbaren sozioökonomischen Hintergrund dennoch ganz verschiedene Psychodynamiken (und Ätiopathogenesen) aufweisen können. Im Laufe der Zeit habe ich diese Figuren in unterschiedlichen Kontexten verwendet, ihre Geschichten dabei modifiziert und ausgestaltet. Inzwischen kommen mir Frau Acht und Herr Bertolt daher sehr vertraut vor. Sie begleiten mich schon eine ganze Weile.

Für das Buch habe ich mir vorgestellt, wie Therapien unter verschiedenen Kontextbedingungen verlaufen könnten. Wie würden sich die Behandlungen *derselben* Patient*innen unterscheiden, wenn sie entweder in einer niedergelassenen Praxis oder in einer Institutsambulanz stattfinden würden? Herausgekommen sind verschiedene Geschichten – die alle nicht wahr, aber vielleicht möglich sind.

Es sind also vollständig ausgedachte psychotherapeutische Begegnungen. Falls jemand sich dennoch in den Figuren wiedererkennt, dann mag das daran liegen, dass sehr viele »wirkliche« Begegnungen (nicht nur therapeutischer Natur) in die Phantasie eingeflossen sind.

Die Leser*innen sind eingeladen, sich in die verschiedenen Rollen hineinzuversetzen. Sie können alles viel besser machen als meine Therapeut*innen. Oder auch nur anders. Sie können sich ganz anders entwickeln als meine Patient*innen. Oder auch ähnlich.

---

107 Diesen schönen Satz habe ich oft von Michael Machleidt gehört, der während des »klinischen Jahres« im Maßregelvollzug mein Anleiter war. Die ebenso einfache wie griffige Formel erlaubte uns den Versuch, auch unter ausgesprochen schwierigen therapeutischen Ausgangsbedingungen den Patienten/Insassen in ihrer Einzigartigkeit gerecht zu werden. Ob uns das gelungen ist, vermag ich nicht zu beurteilen.

Ganz am Ende werden zwei Antragsberichte für die erzählten Fälle vorgestellt. Die Leser*innen mögen hier in die Rolle von wohlwollend-kritischen Gutachter*innen schlüpfen, als kleine Hommage an das »Auslaufmodell Gutachter*innenverfahren«. Auch diese Berichte erheben nicht den Anspruch von Musterlösungen, sondern stellen Entwürfe *möglicher* Fallkonzeptionen dar.

Dramatis Personae

Frau Acht

Frau Acht ist eine 53-jährige Sozialarbeiterin. Sie arbeitet in einem kleineren Kreiskrankenhaus, gilt bei Patient*innen, Kolleg*innen und Vorgesetzten als beliebt und zuverlässig. Sie hat sehr wenige Krankentage, geht gern zur Arbeit und ist froh, wenn sie für ihre Klient*innen Dinge regeln kann. Kolleg*innen gegenüber kann sie gut ihr Wissen vermitteln, ohne dabei besserwisserisch zu wirken.

Sie ist weder groß noch klein, weder dick noch dünn. Sie kleidet und schminkt sich dezent, gönnt sich gelegentlich gern einen teuren Friseurbesuch. Würde man ihren Ehemann fragen, mit dem sie seit mehr als 20 Jahren zusammen ist, was ihre herausragenden Eigenschaften sind, so würde er vermutlich antworten: »Frohsinn, Optimismus und unerschütterliche Verlässlichkeit.« Der gleich alte Ehemann führt eine kleine Tischlerei; die Familie hat ein gutes Auskommen. Das Paar ist sexuell aktiv; seit der inzwischen 19-jährige Sohn weniger an Familienaktivitäten teilnimmt, gehen sie am Wochenende in Restaurants oder ins Theater. Der Sohn stand zum Zeitpunkt des Erstkontaktes kurz vor dem Abitur, das er mit weniger guten Noten abschloss als erwartet. Er plante seinen Auszug für das darauffolgende Wintersemester, hatte aber noch keinen Studienplatz.

Hätte man Frau Acht vor einem Jahr nach ihrer Lebenszufriedenheit befragt, so hätte sie vermutlich geantwortet: »Mein Leben ist glücklich und erfüllt!« Im vergangenen Herbst jedoch kam es zu einem Einbruch, der sie letztlich in die Therapie führte. Frau Acht litt schon länger unter Rückenschmerzen im Lendenwirbelbereich. Sie bekam Krankengymnastik und betrieb fleißig Gesundheitssport. Diese Maßnahmen reichten jedoch nicht mehr aus, sodass ihr Orthopäde ihr einen operativen Eingriff empfahl. Nach reiflicher Überlegung und fachkundiger Beratung durch Ärztinnen und Ärzte an ihrem Arbeitsplatz entschied sich Frau Acht zur Operation. Die Operation verlief erfolgreich, und Frau Acht nahm im Anschluss engagiert an der stationären Reha-Maßnahme teil. Einziger Wermutstropfen war für sie, dass die Reha über den Jahreswechsel stattfand; sie bekam zu Weihnachten und Silvester lediglich »Ausgang«. Sie freute sich darauf, wieder »funktionsfähig« zu sein, in der Familie und im Beruf wieder einsteigen zu können.

Umso überraschter war Frau Acht, dass sie am ersten Tag nach der Krankschreibung verschlief. Sie konnte sich nicht daran erinnern, dass sie jemals zu spät zur Arbeit erschienen wäre. Ehemann und Sohn nahmen das eher gelassen und scherzhaft (sie waren in der Abwesenheit von Frau Acht gut zurechtgekommen, sodass niemand ohne Frühstück blieb). Frau Acht allerdings erkannte sich nicht wieder. Sie hatte nicht nur Mühe aufzustehen, sondern ihre gewohnte gute Laune war verschwunden. Sie schleppte sich müde durch den Tag, konnte aber abends nicht mehr einschlafen. Ihre Gedanken kreisten sorgenvoll um das Abitur des Sohnes und um die Frage, ob die OP wirklich gelungen war oder sie bald im Rollstuhl landen würde. So suchte sie den Hausarzt der Familie auf, um sich beraten zu lassen. Dieser kennt die Familie schon, seit er vor mehr als 20 Jahren die Praxis übernommen hatte. Er hat den Sohn heranwachsen sehen, schätzt Frau Acht für ihre seltenen Besuche, obwohl er manchmal »schimpfen« musste, dass sie (z. B. bei einer Angina) nicht früher gekommen war. Umso erschütterter war er, als sie in seinem Sprechzimmer heftig zu weinen und zu schluchzen anfing. Die Konsultationen mit dem Operateur sowie mit dem Orthopäden hatten eindeutig ergeben, dass die Problematik gut im Griff war; auch hausärztlich/internistisch konnte er nichts feststellen. Das Blutbild war unauffällig, er entdeckte keine offensichtlichen Mangelerscheinungen. Als weitere Idee überwies er sie zum Gynäkologen, der einen Hormonspiegel erheben sollte. Vor allem aber bekam er den Eindruck, dass Frau Acht sich noch viel mehr ausruhen müsse. Er schrieb sie großzügig krank (»Ich ziehe Sie jetzt mal aus dem Verkehr!«) und legte ihr dringend nahe, psychologische Beratung in Anspruch zu nehmen.

Herr Bertolt

Herr Bertolt ist ein 56-jähriger Ingenieur. Er arbeitet seit dem Studium bei derselben Firma im Maschinenbau. Nach der »Wende« und einem Börsengang ist »seine« Firma stetig gewachsen und er kontinuierlich aufgestiegen. Inzwischen ist er im gehobenen Management angekommen. Einerseits ist er sich seiner Position sehr sicher, andererseits hat er unter Machtkämpfen zu leiden, vor allem mit den jüngeren Kolleg*innen.

Im Zuge der Finanzkrise kam es zu Umstrukturierungen in der Firma. Herr Bertolt war davon nicht negativ betroffen, im Gegenteil, er stieg weiter auf. Allerdings nahm der Druck stetig zu, dass Projekte nicht scheitern dürfen. Auch hatte er den Eindruck, dass die »Grünschnäbel« in der Firma immer aggressiver wurden. Dass seine Kräfte nachlassen könnten, daran dachte Herr Bertolt nicht. Er kompensierte den Druck mit einer Erhöhung seines Alkoholkonsums, entwickelte ein Muster abhängigen Entlastungstrinkens. Im Rahmen einer allgemeinen Verkehrskontrolle wurde ihm der Führerschein entzogen. Zunächst vor allem aus Trotz (»Das wollen wir doch mal sehen, natürlich kann ich aufhören zu trinken, und natürlich werde ich wieder Auto fahren!«) nahm Herr Bertolt eine verkehrspsychologische Therapie in Anspruch. Er arbeitete sehr ehrgeizig mit an dem Prozess, unterzog sich einem Abstinenz-Kontrollprogramm, erlangte den Führerschein zurück und lebt seither abstinent. Er ist der jungen Verkehrstherapeutin sehr dankbar und hätte gern weitergemacht. Inzwischen fühlt er sich »wie neu«, als hätte der Verlust der Fahrerlaubnis einen »Reset« ausgelöst. Aber er erlebt gelegentlich heftige Stimmungseinbrüche. Da er aus der Verkehrstherapie viele »tools« mitgebracht hat, um sich aus Tiefs selbst herauszuholen, dauern diese nur sehr kurz an. Aber sie erschrecken ihn. Daher war er enttäuscht, als die Verkehrstherapeutin ihm mitteilte, dass sie am Ende der Maßnahme angelangt sind. Sie legte ihm nahe, den »Rest« in einer ambulanten Psychotherapie zu bearbeiten. Im Abschlussgespräch mit dem Leiter der verkehrspsychologischen Einrichtung erhält er eine kurze Liste mit Empfehlungen für eine mögliche Anschlusstherapie, auf der sich mehrere niedergelassene Psycholog*innen und zwei Ausbildungsinstitute befinden.

Herr Bertolt ist mittelgroß und schlank. Teil seines Abstinenzprogramms ist ein intensives Lauftraining, das er hartnäckig (wenn man seine Ehefrau fragen würde: verbissen) betreibt. Er ist stets korrekt im Zweiteiler gekleidet. Zu seinem »Feierabend-Ritual« (ein Ergebnis der Verkehrstherapie war es, die Grenze zwischen privat und beruflich schärfer zu ziehen) gehört es, sich mit einer schwungvollen Geste die Krawatte abzuziehen. Sein Händedruck ist fest, seine Gestik forsch. Er spricht schnell, dabei wirkt es häufig so, als habe er sich die Sätze vorher zurechtgelegt.

Herr Bertolt ist seit fast 30 Jahren mit seiner Ehefrau zusammen. Das Paar heiratete, als die Partnerin mit dem Sohn schwanger wurde. Beide waren zu der Zeit noch in der Abschlussphase des Studiums, was viel Unsicherheit und Zukunftsangst mit sich brachte. Herr Bertolt betrachtet die Ehe als eine »große Erfolgsgeschichte« (Frau Bertolt hätte vielleicht eine andere Geschichte zu erzählen). Er ist stolz darauf, dass seine Frau ihr Lehramt-Studium nach den Babypausen weitergeführt hat und in ihrem Beruf arbeitet. Er ist stolz auf sich, dass er – anders als sein Vater – an der Entwicklung seiner Kinder Anteil nahm. Seinen Erziehungsstil würde er als »tolerant, engagiert und konsequent« beschreiben. Der 29-jährige Sohn und die 28-jährige Tochter zogen beide erst nach dem Bachelor-Studium aus dem Elternhaus aus. Heimlich fand Herr Bertolt das sehr schön, die beiden so lange »unter seinen Fittichen« zu haben. Im Zuge der Verkehrstherapie war es auch eine Aufgabe, die Beziehungen zu den Kindern neu zu »sortieren«. Herr Bertolt nahm die Aufgabe, sich mit beiden in einem E-Mail-Austausch über ihre Beziehung auszutauschen, sehr ernst. Inzwischen hat er zu beiden Kindern eine regelmäßige, aber nicht zu häufige alltägliche Kommunikation über Messenger-Dienste. Er erwartet allerdings schon, dass die Kinder über die Weihnachtsfeiertage »nach Hause kommen«.

Herr Tavner

Herr Tavner ist psychologischer Psychotherapeut. Er befindet sich mitten im sechsten Lebensjahrzehnt und hat die Meinung von sich, die Midlife-Crisis gut überstanden zu haben. Er hat zahlreiche eigene Therapieerfahrungen, zunächst als Heiltherapie, dann als Selbsterfahrungen. Gelegentliche depressive Verstimmungen sind ihm nicht fremd. Er hat, wie viele Kolleg*innen seiner Generation, zunächst die Gesprächspsychotherapie erlernt. Nach dem Inkrafttreten des PsychThG entschloss er sich, noch einmal eine vollständige Ausbildung in TP zu absolvieren. Gern erinnert er sich an die »Gründerzeitstimmung« an dem damals noch jungen Institut, das eines der ersten war, die TP als alleinigen Ausbildungsgang anboten. Er ist verheiratet und hat Kinder, hält sich aber mit Informationen dazu aus Gründen der Abstinenz sehr zurück. Er hatte das Glück, nach dem PsychThG einen Kassensitz ohne Zahlung erhalten zu haben, und arbeitet seitdem niedergelassen in einer kleinen Praxisgemeinschaft mit zwei weiteren Kolleginnen in einer süddeutschen Großstadt. Es ist ihm sehr recht, in der Gemeinschaft der »Hahn im Korb« zu sein, was sich in den »Küchengesprächen« der drei auch scherzhaft thematisieren lässt.

Frau Precht

Frau Precht ist psychologische Psychotherapeutin. Sie ist Anfang 60 (Genaueres möchte sie nicht angeben) und lebt »post-familiär« in einer Beziehung mit einem Partner, in getrennten Wohnungen. In der Zeit zwischen der Trennung vom Vater ihrer Tochter und deren Auszug würde sie sich als »alleinerziehend« beschreiben (ihr Ex-Partner würde dem widersprechen). Sie hat zahlreiche eigene Therapieerfahrungen, in krisenhaften Schwellensituationen in ihrem Leben als Heilbehandlungen, aber vor allem als Selbsterfahrungen. Sie hatte noch während des Studiums eine Ausbildung in Gesprächspsychotherapie begonnen und später fortgeführt. Danach hat sie noch eine Ausbildung in Systemischer Familientherapie absolviert und arbeitete sowohl im Auftrag des Jugendamtes mit Familien als auch im Delegationsverfahren in der Erwachsenen-Psychotherapie. Die Übergangsregelung nach der Einführung des PsychThG war für Frau Precht insofern ein Segen, als dass sie sowohl eine Approbation als auch einen Kassensitz erhielt. Sie geht gern mindestens einmal jährlich auf eine »LaLiLu-Fortbildung«[108] und hat mehrere curriculare Weiterbildungen in verschiedenen Richtungen (KIP, TFP, Psychosynthese, Paarberatung) durchlaufen.

Frau Trimm

Frau Trimm ist Psychotherapeutin in Ausbildung. Sie lebt in einer jahrelangen Partnerschaft mit einer Partnerin. Sie ist Ende 20, hat einen klinischen Master absolviert und befindet sich im dritten Ausbildungsjahr. Nach einer Trennungskrise hatte sie einmal eine tiefenpsychologische Therapie (als KZT) in Anspruch genommen. Während des Aufnahmegesprächs zur Ausbildung wurde das Thema »Selbstheilungswunsch hinter der Ausbildung« sehr kritisch beleuchtet, was bei Frau Trimm eine große Verunsicherung bei der Aufnahme der Einzelselbsterfahrung ausgelöste. Inzwischen ist sie dort gut angekommen. Nachdem ihr die Selbsterfahrung zunächst wie eine verlängerte Supervision vorgekommen war, geht es dort zunehmend »ans Eingemachte«. Sie fühlt sich bei ihrer Lehrtherapeutin gut aufgehoben. Inzwischen lässt sie es zu, dass in der Gruppe der Auszubildenden ihr Image von »ich bin immer nett und bekomme alles auf die Reihe« auch einmal Risse bekommt.

Das klinische Jahr war für Frau Trimm sehr belastend, sie erfuhr aber ebenso einen Zugewinn an Selbstvertrauen und Kompetenzerleben. Auf die Ambulanzbehandlungen hat sie sich sehr gefreut; die größte Verunsicherung liegt für sie darin, dass sie nun erstmals lange Behandlungsprozesse erleben wird, worin sie sich noch unerfahren fühlt.

---

108 Psychotherapie-Fortbildungsveranstaltungen in Lübeck, Lindau und auf Langeoog.

Herr Paulsen

Herr Paulsen ist Psychotherapeut in Ausbildung. Er zweifelt oft daran, ob es nicht besser wäre, die Ausbildung nach dem neuen Gesetz zu machen. Er fühlt sich ungerecht behandelt und vor allem im Klinikjahr ausgebeutet. Dieses hatte er in einer Suchtklinik absolviert, und er ist heilfroh, dass es vorbei ist. Dies nicht nur, weil er mit dem dortigen strikten Abstinenzkonzept ebenso hadert wie mit den in der Ambulanz vorgegebenen Richtlinien. Er findet, dass die »neuen Konsumformen« der jüngeren Generation mit den vorhandenen Konzepten nicht aufgefangen werden. Vor allem aber hat er ein Problem mit Bigotterie. Er denkt dabei nicht nur an medikamentenabhängige Oberärzt*innen, sondern auch an die jungen Suchttherapeut*innen, die sich auf Festivals »abschießen«. Er selbst hatte als Student – wie eigentlich fast alle seiner Kommiliton*innen – viel zu viel gekifft und mit chemischen Drogen experimentiert. Für die Zeit der Masterarbeit hatte er sich eine »Auszeit« verordnet. Und sich danach die Frage »Will ich das wieder anfangen?« negativ beantwortet.

Herr Paulsen lebt seit 6 Jahren in einer Beziehung mit einer Frau, die er im Studium kennengelernt hatte. Das Paar befindet sich in einer tiefen Krise – sollte man sich trennen oder eine Familie gründen? Auch hier hadert Herr Paulsen sehr (der Zweifel scheint sehr eng an ihm zu hängen).

Dr. Cornelius

Dr. Cornelius gilt als wichtige Säule seines Instituts, was ihm nicht wenig schmeichelt. Als junger Psychoanalytiker hatte er noch die Ausläufer der Grabenkämpfe zwischen den beiden psychoanalytischen Verbänden mitbekommen und war froh, dass es später einen besonneneren Dachverband gab. Dennoch fühlte er sich seinerzeit als Psychologe unter Ärzten eher als Sonderling und ziemlich kritisch beäugt (auch das habe sich sehr verändert, berichten ihm jüngere Kolleg*innen). So war er ganz froh, am Aufbau des tiefenpsychologischen Instituts beteiligt zu sein, und ist glücklich darüber, am Ende seiner Berufslaufbahn Teil einer gesunden und funktionierenden Institution zu sein. Dr. Cornelius nimmt seine Aufgabe als Ambulanzleiter sehr ernst. Er bereitet sich mittelfristig auf den Berufsausstieg vor, hat seine Praxiskapazitäten daher heruntergefahren. Umso mehr widmet er sich der Supervision und der Ambulanz. Er ist ein wenig stolz auf sich, dass er alle Kandidat*innen seines Instituts persönlich kennt und ihre Stärken und Schwächen einzuschätzen vermag.

Herr Daubt

Herr Daubt hält sich für einen »Psychologischen Psychotherapeuten der ersten Stunde«. Er hat gleich nach der Einführung des Psychotherapeutengesetzes die Approbation nach der Übergangsregelung erhalten. Herr Daubt wird lieber als »alter 68er« bezeichnet denn als »Alt-68er«. Tatsächlich fühlt er sich als Teil jener studentischen Bewegung, die viele gesellschaftliche Fortschritte erstritten hat, zu denen eben auch das Gesetz gehört, das »Psychotherapie für alle« ermöglichte. Er hat eine Ausbildung in Gesprächspsychotherapie und in Familientherapie sowie in KIP (das damals noch KB hieß), hat darüber hinaus zahlreiche psychodynamische Fort- und Weiterbildungen absolviert. Psychoanalytiker ist er nicht. Kurz nach der Niederlassung hatte er eine psychoanalytische Weiterbildung begonnen, aber schon nach wenigen Monaten wieder abgebrochen – schon damals hatte er sich zu alt für die seinem Empfinden nach rigiden Unterwerfungsansprüche der Institution gefühlt. Seiner eigenen Überzeugung nach qualifiziert ihn das ganz besonders als TP-Dozent. Die Zukunft der Profession sieht Herr Daubt mit Sorge. Den Nachwuchs hält er insgesamt für kritikarm, wenig kämpferisch, wenig reflektiert und zu jung. Im Allgemeinen jedenfalls. Seine Supervisand*innen hält er nämlich allesamt für Ausnahmepersonen, für ganz besonders engagierte, kluge und fähige junge Menschen. Er ist sich des Widerspruchs durchaus bewusst, kann ihn aber nicht auflösen. Zwar hat er Angst, zu einem »Früher-war-alles-besser«-Greis zu werden. Solange er sich aber noch gemeinsam mit einem Kollegen als »Waldorf und Statler aus der Muppet-Show« selbst ironisieren kann, ist noch alles in Ordnung, findet er.

13 Die Therapie der Frau Acht in einer niedergelassenen Praxis

Herr Tavner hört seinen Anrufbeantworter ab. Auf dem »Band« (er nennt es aus Tradition noch so) ist eine Frau, offenbar mittleren Alters, die auf Empfehlung ihres Hausarztes anruft. Sie sei wegen Depressionen krankgeschrieben und suche eine Psychotherapie. Herr Tavner ist zwiegespalten. Er hat sich aus Gründen der Psychohygiene nur ein gewisses Kontingent an »Depressiven« eingerichtet, weil er, wie viele Kolleg*innen, diese Patient*innengruppe oft als anstrengend erlebt. Auf der anderen Seite kennt er den Arzt beruflich. Sie hatten einmal länger über einen schwierigen gemeinsamen Patienten korrespondiert. Seitdem sendet er häufig Patient*innen zur Konsiliaruntersuchung. Ein wenig ist Herr Tavner auch verärgert, dass er Frau Acht zurückrufen muss, dass sie also nicht zu den auf dem AB angegebenen Telefonzeiten anruft – bis ihm einfällt, dass er in den letzten zwei Wochen die Telefonsprechzeit häufiger hat ausfallen lassen. Dass er nach der Richtlinien-Reform von 2017 als Erstkontakt Sprechstunden anbieten kann, erlebt er als entlastend. So kann er der Patientin erst einmal ein unverbindliches Gespräch anbieten und dann weitersehen. Er ruft Frau Acht zurück, die gleich nach dem zweiten Klingeln ans Telefon geht. Das Gespräch ist recht kurz und geschäftsmäßig. Frau Acht ist gut informiert, sie kann mit dem Begriff »Sprechstunde« etwas anfangen und ist zeitlich flexibel, sodass sich schon in der nächsten Woche ein Termin finden lässt. Herr Tavner bemerkt eine Veränderung an ihrer Stimme: Auf dem Anrufbeantworter kam sie ihm schüchtern und ein wenig klagend/devot vor, am Telefon hingegen klang sie viel vitaler, kompetent und sicher. Er ist neugierig auf das Erstgespräch (korrigiert sich in Gedanken selbst: auf die Sprechstunde).

Frau Acht ist nach dem Gespräch merkwürdig irritiert. Herr Tavner hat eine tiefe, sehr angenehme Stimme, die sie an irgendetwas erinnert. Ein Teil von ihr ist froh, dass sie einen Termin bekommen hat. Sie hatte in den Wochen zuvor die frustrierende Erfahrung gemacht, dass Psycholog*innen wohl nie persönlich ans Telefon gehen und offenbar auch kein Personal haben. Sie »wundert sich« (näher kann sie derzeit noch nicht an Aggressionen herankommen) und vergleicht das mit der tadellosen Erreichbarkeit der Klinik, in der sie angestellt ist. Sie hat einen weiteren Gedanken, den sie sofort unter einer Dankbarkeit für den Termin begräbt: Wenn es so schwer ist, einen Therapieplatz zu bekommen, warum hat Herr Tavner denn schon nächste Woche Zeit?

Zur vereinbarten Sprechstunde kommt Frau Acht überpünktlich – aufgrund der Krankschreibung hat sie ja Zeit. Ein wenig kommt es ihr so vor, als wären Mann und Sohn froh, dass sie geht. Auf der Autofahrt hat sie trübe, ungreifbare Gedanken darüber, dass sie für ihre Familie nur eine Last ist. Sie hatte sich die Strecke auf dem Computer angeschaut und ausgedruckt und ist eine halbe Stunde zu früh am Zielort, sie findet schnell einen Parkplatz. Die Praxis liegt in einer altstadtnahen Wohngegend. Es ist kalt und regnerisch, sodass sie nicht um den Häuserblock spaziert, sondern im Auto sitzt und ihre Gedanken zu sammeln versucht – was ihr nicht gelingt. Fünf Minuten vor der vereinbarten Zeit steht sie an der Hauseingangstür. Es ist ein gutbürgerlicher Altbau, im Erdgeschoss eine Anwaltskanzlei, im ersten Stock die psychotherapeutische Praxis, darüber offenbar Wohnungen. (Was sie noch nicht wissen kann: In der Gemeinschaftspraxis gibt es keinen Warteraum, sondern Stühle auf dem Wohnungsflur. Die Patient*innen werden gebeten, frühestens zehn Minuten vor dem Termin zu klingeln und dann im Flur darauf zu warten, dass sie von ihren jeweiligen Behandler*innen abgeholt werden.) Sie zögert, auf die Klingel zu drücken, denn sie ist ja zu früh. Sie vergleicht die Uhrzeit von Armbanduhr und Handy, klingelt schließlich eine Minute vor der Zeit.

Als die Tür klingelt, denkt Herr Tavner: »Pünktlichkeit ist die Höflichkeit der Könige« – und ärgert sich zugleich darüber, schon wieder einen Gedanken seines Großvaters übernommen zu haben.

Von außen beobachtet, würde die erste Begegnung etwas unbeholfen wirken, wie bei einem altmodischen ersten Date: »Frau Acht? – Ja. Herr Tavner? – Ja«, begleitet von einem leicht »daneben gegriffenen«, weichen Händedruck. Herr Tavner geht schnell voran (auch, um den Kolleg*innen und Patient*innen auszuweichen) und führt Frau Acht in seinen Praxisraum. Frau Acht hält einen Moment inne und lässt den Raum auf sich wirken. Er ist einladend, diffus beleuchtet und eher dunkel, ohne viele ablenkende Accessoires, aber warm. Sie findet spontan den »richtigen« Platz: Noch während Herr Tavner auf den Patient*innensessel deutet, bewegt sie sich in diese Richtung. Das Gespräch läuft flüssig an. Frau Acht ist gut vorbereitet, sie schildert ihren somatischen Krankheitsweg und ihr depressives Erleben seit der Reha sehr plastisch und nachvollziehbar. Auch Herr Tavner ist gut vorbereitet; er hat bei der Kassenärztlichen Vereinigung eine Fortbildung zur Sprechstunde besucht. Nach etwa 20 Minuten kommt das Gespräch ins Stocken. Frau Acht berichtet, als Illustration für ihr derzeitiges Erleben, wie sie sich früher gefühlt hat, wie andere sie wahrnehmen, und ihr kommen dabei die Tränen. Herr Tavner kann ihre Traurigkeit gut spüren; er deutet auf eine Dose mit Taschentüchern auf dem Beistelltisch. Frau Acht antwortet: »Es geht schon, ich hab …« und nimmt ein Taschentuch aus ihrer Handtasche. Nach einer kurzen Pause geht das Gespräch weiter in die Richtung, was sich Frau Acht unter Psychotherapie vorstellt, inwiefern sie schon informiert ist. Gegen Ende des Gesprächs gerät Herr Tavner unter Druck. Er hat bereits erste Ideen, aber alles in ihm sträubt sich, die letzten Minuten des Gesprächs an den Schreibtisch zu verlagern, um das das Formular »individuelle Patienteninformation« auszufüllen. Aus diesem Grund schlägt er eine zweite Sprechstunde vor, obwohl er innerlich bereits das Gefühl entwickelt hat, dass dieses zweite Gespräch eigentlich schon eine probatorische Sitzung sein wird, und händigt ihr das Formular »allgemeine Patienteninformation«[109] aus. Frau Acht nimmt das Angebot dankbar an.

109 Muster PTV 10

Die zweite Sprechstunde könnte tatsächlich nur 25 Minuten lang sein. Herr Tavner lenkt das Gespräch, indem er gleich zu Beginn seinen »kleine Standardvortrag« zu den Möglichkeiten ambulanter Psychotherapie als Kassenleistungen abspult. Frau Acht hat das Muster PTV 10 gut studiert und sich noch weiter im Internet belesen, sie nickt bestätigend an vielen Stellen. Herr Tavner versucht, die drei Verfahren in beiden Settings möglichst gleichberechtigt und neutral darzustellen, dabei einen Bezug zur konkreten Situation von Frau Acht herzustellen (»Also in Ihrem Falle würde das etwa bedeuten, …«). Er betont, dass Frau Acht sich noch nicht festlegen müsse und gerne weitere Gespräche bei anderen Kolleg*innen vereinbaren könne. Frau Acht fühlt sich, entgegen den Absichten von Herrn Tavner, etwas unter Druck, sich festzulegen. Sie spürt bereits, dass ihr eine Gruppentherapie zu peinlich wäre. Hinsichtlich des Geschlechts des Behandlers hat sie keine Meinung, obwohl Herr Tavner diesen Aspekt mehrfach anspricht. Bezüglich der Verfahren gibt sie an, dass ihr »das Dazwischen« (also die tiefenpsychologisch fundierte Psychotherapie) für sie am sinnvollsten erscheint.

Zum dritten Gespräch, damit zur ersten probatorischen Sitzung, bringt Frau Acht bereits den ausgefüllten Konsiliarbericht mit. Herr Tavner erläutert die möglichen Umfänge ambulanter Psychotherapie. Er deutet an, dass die Psychotherapie von Frau Acht durchaus eine Langzeittherapie (LZT) sein könnte, und macht deutlich, dass eine LZT als antragspflichtige Leistung positiv oder negativ beschieden werden kann. Er erklärt ausführlich das Gutachterverfahren. Frau Acht ist insgeheim ein wenig erschrocken und skeptisch. Sie hatte eigentlich nicht vor, noch anderthalb Jahre »krank« zu sein, sondern erhofft sich eine schnelle Besserung. Sie möchte in jedem Fall, dass die Therapie umgehend losgeht, und stimmt daher einer Beantragung als Kurzzeittherapie (KZT) zu.

Herr Tavner macht deutlich, dass sie wöchentliche Termine vereinbaren können, dass er die drei Wochen bis zum »offiziellen« Beginn der KZT aber dennoch als probatorische Phase zur Erhebung lebensgeschichtlicher Daten nutzen möchte. Er lässt sich das Leben von Frau Acht erzählen. Schnell fällt ihm auf, dass Frau Acht sowohl ihre Kindheit als auch ihre gegenwärtige Familiensituation sehr idealisiert. Er findet, dass dies seine Hypothese eines depressiven Grundkonfliktes um Versorgungswünsche vs. Schuld – abgewehrt im Lebensverlauf durch altruistische Abtretung und in der akuten Depression durch Wendung gegen das Selbst – gut passt. ›Zu frühe Deutung erhöht den Widerstand‹, sagt er sich und beschließt, ›nicht zu bohren‹, sondern Frau Acht behutsam bei einem Material abzuholen, das dem Bewusstsein besser zugänglich ist. Hier bieten sich vor allem Schilderungen aus ihrem Berufsleben an. Frau Acht hat in der Reha schon gelernt, eigene Überforderungen besser zu erkennen, sodass sie in der Schilderung ihrer Arbeitssituation durchaus auch ambivalente und dezent kritische Töne anschlagen kann. In der Biografie sticht für Herrn Tavner das Scheitern einer früheren Beziehung heraus. Herr Tavner vermutet, dass Frau Acht damals nach der Trennung, Mitte 20, bereits eine unerkannte depressive Symptomatik entwickelt hatte. Er versucht, sich Frau Acht als junge Frau vorzustellen, sich in den damaligen Partner hineinzuversetzen. Er entwickelt in der Gegenübertragung die Phantasie, dass Frau Acht auch als junge Frau schon brav, freundlich und fröhlich, aber wenig leidenschaftlich, kaum risikobereit, eben wenig sexy gewesen sein könnte. Er fragt sich, ob hier auch eine ödipale Komponente in der Psychogenese relevant sein könnte. Das passt auch ganz gut zu seinem Eindruck einer abgewehrten Geschwisterrivalität mit dem jüngeren Bruder. Da Frau Acht aber angibt, mit ihrem ehelichen Liebesleben zufrieden zu sein, vertieft er die Sexualanamnese nicht.

Ausführlich lässt Herr Tavner sich den Alltag von Frau Acht vor der somatischen Erkrankung schildern. Sehr deutlich wird ihm, dass Frau Acht viel zu wenig auf ihre Bedürfnisse geachtet hat, dass sie ihr gesamtes soziales System (freundschaftlich, familiär, beruflich) entlang ihres aktiven Modus der Konfliktverarbeitung strukturiert hat. »Da haben wir Einiges vor«, denkt er bei sich, ist aber angesichts der eher unkompliziert wirkenden Psychodynamik optimistisch.

Frau Acht geht es nicht gut. Sie erkennt sich nicht wieder, noch nie ging es ihr so schlecht. Genau genommen, war es ihr eigentlich nie schlecht gegangen. Wenn sie bei Herrn Tavner ist, gelingt es ihr gut, sich auf die Sitzungen einzulassen. Herr Tavner ist ein angenehmer Gesprächspartner, er kann gut zuhören und stellt interessante Fragen. Für diese 50 Minuten fühlt sie sich gut aufgehoben, und sie spürt einen Funken Hoffnung. Ihr Therapeut (in Gedanken nennt sie ihn schon so) strahlt Zuversicht und Ruhe aus, was während der Sitzungen irgendwie auf sie abfärbt. Ihre Stimmung ist ein bisschen wie früher, als ihr Großvater ihrem Bruder und ihr Märchen erzählt hatte. Umso trüber sind ihre Gedanken und Gefühle in den Tagen dazwischen. Die ersten Tage nach der Sitzung ist sie noch bemüht, weiter über die Themen nachzudenken, die sie besprochen haben. Sie führt die Atemübungen durch, die sie in der Reha gelernt hat. Nach wenigen Tagen aber kommt sie sich dabei lächerlich vor. Diese innere Stimme wird lauter, die ihr sagt, dass das doch alles Quatsch sei, dass ihr ja nichts fehle, dass sie sich zusammenreißen müsse. Sie wirft sich vor, einfach nur zu faul zu sein. Als sie die Bewilligung der Kostenübernahme durch die Krankenkasse im Briefkasten vorfindet, löst das bei Frau Acht gemischte Gefühle aus. Einerseits ist sie froh, dass die Therapie nun bewilligt ist, andererseits fühlt sie sich nun quasi offiziell als psychisch krank abgestempelt. Herr Tavner versucht, ihr das auszureden, aber der ist ja auch nicht psychisch krank … Auf Nachfrage berichtet sie von all ihren Zweifeln und Hintergedanken. Für die nächsten Wochen drehen sich die Gespräche vor allem um die Arbeit: Wann kann sie endlich wieder arbeiten? Wie soll sie ihren Kolleginnen vermitteln, warum sie so lange krank war? Sollte sie sich auf die Operation berufen oder mit offenen Karten spielen?

Herr Tavner erlebt den Behandlungsbeginn als sehr organisch. Aus seiner Sicht ist die Fokussierung auf den beruflichen Bereich genau richtig. Es geht ihm nicht darum, wie die Kolleginnen Frau Acht wirklich sehen, nicht einmal darum, ob sie zügig wieder in die Arbeit zurückkehrt, sondern er versteht ihre Zweifel und Sorgen vor allem als Ausdruck ihrer inneren Objektwelt, in der wenig Raum ist für gewährende und fürsorgliche Impulse sich selbst gegenüber. Einen heftigen Anflug von schlechtem Gewissen erlebt Herr Tavner, nachdem die KZT 2 beantragt wurde. Er hatte sich fest vorgenommen, den Umwandlungsantrag zum Ablauf der KZT 1 zu schreiben, aber dann war immer etwas dazwischengekommen. Herr Tavner glaubt, seinen eigenen Widerstand gegen das Verfassen der Berichte psychodynamisch gut verstanden zu haben. Was die Frage offen lässt, warum er dann immer noch so stark ist. Ist Herr Tavner einfach nur zu faul?

Schmunzelnd überlegt er, ob diese Selbstzweifel nicht auch ein Gegenübertragungsphänomen sein könnten, und er gibt sich einen Ruck und beginnt zu schreiben. Die neue Berichtsform nach der Reform der PTRL hatte ihm zunächst zu schaffen gemacht. Wie alle seine Kolleg*innen, mit denen er darüber sprach, fand er es zunächst lächerlich, mit nur zwei Seiten auskommen zu müssen. Nachdem er nun aber schon einige Berichte in dem neuen Format geschrieben hat, kommt es ihm so vor, als wäre es tatsächlich leichter und schneller als vorher. Früher hatte er den Bericht immer so geschrieben, dass er mit Punkt 6, also der Psychodynamik, angefangen hatte und die Biografie unter Punkt 2 dann entsprechend verkürzt zusammengefasst hatte. Diesen Umweg muss er nun nicht mehr gehen, er schreibt inzwischen von vorne nach hinten durch.

Sein Gewissen verbietet ihm, Textbausteine zu verwenden. Es verbietet ihm aber nicht, sich seine eigenen Berichte zu ähnlich gelagerten Fällen noch einmal durchzulesen, also gewissermaßen bei sich selbst abzukupfern. Nachdem es ihm gelungen ist, alle Gedanken daran beiseite zu schieben, was er an diesem freien Nachmittag lieber täte, geht ihm der Bericht schließlich flüssig von der Hand.

Noch während Herr Tavner am Antragsbericht sitzt (sie befinden sich inzwischen in Stunde 17 der KZT), beschließt Frau Acht, wieder arbeiten zu gehen.

Die vorangegangenen Monate war es in den Therapiesitzungen vor allem sehr symptombezogen um die Depression gegangen sowie um die sorgenvollen Gedanken an den Wiedereinstieg ins Arbeitsleben. Herr Tavner hat wenig gedeutet, hat vor allem »supportiv« gearbeitet. Frau Acht griff die ressourcenaktivierenden Interventionen bereitwillig auf, sie konnte hier auch auf Erfahrungen in der Reha zurückgreifen. Langsam und in sehr kleinen Schritten war es ihr etwas besser gegangen. Den eigentlichen Entschluss, wieder zur Arbeit zu gehen, traf Frau Acht aber allein und ohne Rücksprache mit dem Therapeuten. Feiertagsbedingt fiel in einer Woche die Sitzung aus. Frau Acht nutzte diese Pause, um mit dem Arbeitgeber ein Wiedereingliederungsgespräch zu vereinbaren; Herr Tavner nutzte die Pause, um endlich den Bericht fertig zu schreiben.

So treffen die beiden mit ganz verschiedenen Erwartungen wieder aufeinander. Herr Tavner hat sich während des Schreibens noch einmal die Psychodynamik klargemacht. Er ist gespannt, an welcher Stelle Frau Acht »auf den Zug aufspringen« wird. Er könnte sich gut vorstellen, beim aktuellen Auslöser, also der Erkrankung und der gegenwärtigen Familiensituation, anzusetzen. Ebenso kann er sich vorstellen, Frau Acht noch einmal durch ihre eigene Geschichte zu begleiten, die schon früh einsetzende Parentifizierung durch die Mutter und die aus seiner Sicht problematische Beziehung zum jüngeren Bruder zu beleuchten. Frau Acht hingegen hat einen Funken ihres alten Optimismus wiedergefunden, sie wünscht sich, dass ihr Therapeut sie unterstützt und darin bestärkt, das zarte Pflänzlein ihrer Hoffnung zu pflegen. Sie hat Ängste und Sorgen hinsichtlich des ersten Arbeitstages und wünscht sich wohlwollenden Zuspruch.

So kreisen die beiden umeinander und versuchen, sich auf ein Thema zu einigen. Das Gespräch ist gekennzeichnet von viel Lächeln und Nicken, keiner der beiden scheint sich bewusst zu sein, wie sehr sie sich in einem Tauziehen befinden.

Im Nachgang hat Herr Tavner Zweifel an Frau Achts Motivation. Er ist sich eigentlich seiner Indikation zur LZT sicher, hinterfragt sich aber selbstkritisch: Wenn Frau Acht wieder zur Arbeit gehen kann, ist dann nicht sein unmittelbarer Auftrag erfüllt? Sollte man es dann nicht bei einer KZT bewenden lassen und den dann »umsonst« geschriebenen Bericht als Lehrgeld verbuchen?

Frau Acht hingegen fühlt sich nach dieser Sitzung merkwürdig unverstanden. Sie hatte doch ein konkretes Anliegen: der erste Arbeitstag nach langer Krankschreibung. Warum muss Herr Tavner ausgerechnet dann mit ihrem Bruder ankommen? Warum kann er sie nicht einfach dafür loben, dass sie es geschafft hat, die Wiedereingliederungsvereinbarung anzuleiern? Ein Schritt, der noch vor wenigen Wochen unvorstellbar war. Traut er es ihr vielleicht nicht zu, hält er sie noch für zu krank?

In den nächsten Sitzungen finden Frau Acht und Herr Tavner wieder zueinander, indem sehr offen eine Zwischenbilanz gezogen und eine weitere Zielsetzung besprochen wird. Herr Tavner bietet an, die Therapie zu beenden, wenn es für Frau Acht eine zu große zeitliche und organisatorische Belastung darstelle, einen weiteren Wochentermin zu haben. Er macht aber auch deutlich, dass es seiner Ansicht nach für eine nachhaltige Absicherung der erreichten Erfolge sinnvoll wäre, die Therapie weiterzuführen, um mehr an den Ursachen als an den Folgen zu arbeiten. Hier kann Frau Acht gut mitgehen. Ganz allgemein hat sie ja die Einsicht, dass ihre Depression nicht vom Himmel gefallen war, dass man also nach den Gründen suchen muss. Und sie hat sehr große Angst vor einem Rezidiv. Sie hat viel gelesen und den Eindruck gewonnen, dass Depressionen selten nur einmal auftreten. So wie im vergangenen Winter aber möchte sie sich nie wieder fühlen, und sie ist bereit, alles dafür zu tun, dass es nicht noch einmal vorkommt – oder wenigstens nicht noch einmal so schlimm.

Thematisch schwingen sich beide auf das Thema des Wiedereinstiegs in den Beruf ein. Sehr kleinteilig besprechen sie die Ängste und Hoffnungen, die schönen und die schrecklichen Phantasien, die Zweifel und die Pläne, die Frau Acht mit der Wiedereingliederung verbindet. So entwickeln beide in den nächsten Wochen ein rhythmisches Gefühl für den Prozess. Sie freuen sich auf das Jahr Psychotherapie, das nun vor ihnen liegt.

Nach einigen Monaten fühlt sich Frau Acht wieder gut in der Arbeit angekommen. Ihre Angst, wie die Kolleginnen reagieren könnten, ob sie wieder »zusammenklappen« würde, nimmt ab. Was die Therapie anbelangt, so hat diese einen festen Platz in ihrem Wochenrhythmus. Sie hat ein merkwürdig widersprüchliches Gefühl zum Prozess: Auf der einen Seite kommt es ihr so vor, als verginge die Therapiezeit wie im Fluge, auf der anderen Seite kann sie kaum sagen, worüber sie in der Therapie eigentlich sprechen. Seit die Arbeit weniger Thema ist, weiß sie oft nicht, worüber sie sprechen soll. Sie hat den Eindruck, dass Herr Tavner von ihr immer wieder zwei Dinge hören will: »Wie geht es Ihnen? Wie ist es Ihnen ergangen?« Da sie sich etwas blöd dabei vorkommt, jede Woche die Sitzung mit »Danke, es geht mir gut« zu beginnen, hat sie sich angewöhnt, immer als Erste zu sprechen. Dazu überlegt sie sich am Vorabend, wie die Woche gelaufen war, und beginnt die Sitzung mit einer Art Bericht. Oft glaubt sie, dass nach fünf Minuten eigentlich alles erzählt sein sollte, und beinahe genauso oft ist sie überrascht, wo sie letztlich im Gespräch landen.

Herr Tavner ist sehr zufrieden mit Frau Acht und der Therapie. Er freut sich, dass der Prozess so gut läuft, wie von alleine. Gleichzeitig befragt er sich kritisch, ob hier auch die altruistische Abwehrformation der Patientin wirksam ist, ob sie eine ganz besonders »gute und brave« Patientin sein möchte. ›Vermutlich‹, denkt er und tröstet sich damit, dass das ja auch in Ordnung ist – solange es hilft.

Innerlich schmunzelt er, wenn Frau Acht wie so oft die Sitzung beginnt mit »Bevor Sie fragen, wie es mir geht …« Er erinnert sich an eine heftige Auseinandersetzung in seiner Intervisionsgruppe vor vielen Jahren. Streitpunkt war damals gewesen, ob eine einleitende Intervention (»Wie geht es Ihnen?«) angemessen wäre für eine TP. Der eine Kollege hatte ins Feld geführt, dass so eine Intervention die freie Assoziation störe und daher vermieden werden solle. Schließlich gehe es auch in der TP um die »Einleitung eines psychoanalytischen Prozesses« (so stand es im damaligen »Faber/Haarstrick-Kommentar«). Der andere Kollege reagierte darauf extrem und laut. Er pochte darauf, dass in der TP alle Interventionen auf eine Beschleunigung des Prozesses abgestellt sein sollten. Schließlich sei es die Existenzberechtigung der TP, dass sie in kürzerer Zeit genauso viel erreichen kann wie eine Psychoanalyse, und zwar durch aktiv fokussierende Interventionen. Herrn Tavner war die Debatte damals ziemlich egal gewesen. Für ihn war ein anderes Bild für die Therapie viel einleuchtender: die Therapie als Krückstock, der bei der Überwindung eines steinigen Wegstücks unterstützt, den die Patient*innen wieder wegwerfen können und sollen, wenn sie allein weitergehen können. Er hatte die Vermutung, dass es den »Streithähnen« nicht so sehr oder mindestens nicht nur um die Inhalte ging, sondern vor allem um eine Machtposition innerhalb der Gruppe. Dies – und vielleicht Bequemlichkeit – war für ihn ein Grund, irgendwann aus dieser Intervision auszusteigen.

Inzwischen ist Herr Tavner seit Jahren in einer geschlechtergemischten Vierergruppe. Man trifft sich nicht sehr häufig, in gemütlicher Atmosphäre, und spricht über die Fälle. Es gibt keine geregelte Struktur, kein Skript für den Ablauf. Da die Treffen jedoch so selten sind, kann immer nur ein Bruchteil der alltäglichen Arbeit besprochen werden. So hat sich herauskristallisiert, dass die Kolleg*innen vor allem bei neuen Patient*innen den intervisorischen Input nutzen. Oder von krisenhaften oder besonders herausstechenden Episoden aus der Therapie berichten. Herr Tavner hat in der Gruppe den Ruf, zurückhaltend und/oder faul zu sein. Selten findet er, dass etwas zu berichten wäre, außer: »Es läuft, die Abwehr lockert sich, Material taucht auf«. Aus den vielen, vielen »leisen« Stunden stechen selten besonders verdichtete, erzählbare Geschichten heraus. Von diesen berichtet er dann jedoch mit Freude und auch ein wenig Stolz. Besonders schön findet er, dass die Gruppe häufig Überschriften für die jeweiligen Therapieprozesse bzw. für Themenblöcke aus den Therapien findet, um sich später schnell an den Inhalt erinnern zu können.

Zum Beispiel »die Brückentagtragödie«: Frau Acht hatte von ihrem Plan berichtet, einen Brückentag im Frühsommer für einen Familienausflug zu nutzen. In der nächsten Woche fragt Herr Tavner nach dem Ausflug. Frau Acht möchte das Thema nicht besprechen, berichtet knapp, der Ausflug habe nicht stattgefunden. Sie habe den Dienst mit einer Kollegin getauscht und nicht freibekommen. Herr Tavner sagt: »Ach?« Frau Acht ist irritiert. Ihre Abwehr wird mobilisiert, unterschwellig wird sie ärgerlich: »Was heißt hier ›Ach‹?«, möchte sie gern sagen, traut es sich aber nicht. Stattdessen versucht sie, sich zu rechtfertigen, argumentiert damit, dass die Kollegin schulpflichtige Kinder habe, die Schule geschlossen gewesen sei. Herr Tavner wisse ja, wie es mit Kolleg*innen mit Schulkindern sei. Herr Tavner überlegt kurz, ob er die subtile Aggression in der Übertragung ansprechen soll, entschließt sich aber intuitiv, lieber am Thema zu bleiben (fragt sich dabei, wo eigentlich die Grenze zwischen Klarifizieren und Konfrontieren ist). Nein, eigentlich wisse er nicht, wie das mit solchen Kolleg*innen sei, schließlich arbeite er ja freiberuflich. Auch sei das so allgemein sicher ein spannendes Thema für eine Kolumne (im Nachhinein fragt Herr Tavner sich, ob diese »Spitze« eine Retourkutsche für die latente Aggression der Patientin war). In der Therapie aber sei er nicht am Allgemeinen, sondern ganz speziell an ihrem Erleben interessiert. Es entsteht eine kurze Pause, in der Frau Acht sich innerlich einen Ruck zu geben scheint. Dann lässt sie sich auf das Thema ein. Sehr kleinteilig untersuchen Frau Acht und Herr Tavner gemeinsam ihre Gefühle zu der »Sache«, ihre Wünsche, ihre Phantasien, ihre Bewertungen.

Es ist ihr Eindruck, dass ihr Mann gar nicht unglücklich war darüber, nur ein »normales« Familienwochenende statt einer Kurzreise zu machen. So konnte er noch etwas am Haus herumbasteln. Außerdem hat sie ohnehin das Gefühl, dass er etwas träge ist: »Ob Norden, Süden, Osten, Westen, zu Hause ist es doch am besten – so ist mein Mann«, berichtet sie lachend. Auch der Sohn schien ihr ein wenig erleichtert, konnte er doch nach dem familiären Grillen am Samstag mit seinen Freunden umherziehen und die Nacht zum Tage machen (»Naja, das sei ihm ja gegönnt, es ist ja Feiertag«).

Nur Frau Acht hätte sich etwas anderes gewünscht. Frau Acht vergießt eine einzelne Träne. Es stellt sich eine Atmosphäre stiller Traurigkeit ein. Ein Gefühl von Enttäuschung und »Zu-kurz-gekommen-Sein« steht greifbar im Raum. In stummer Übereinkunft einigen sich Frau Acht und Herr Tavner darauf, dies einfach wirken zu lassen. Eine schwere, aber angenehme Schweigepause tritt ein, die beiden sehr viel länger vorkommt als sie tatsächlich ist.

Herr Tavner ist überzeugt, dass da noch etwas fehlt, beschließt aber, das nicht direktiv anzugehen (»Sind Sie gar nicht sauer?«, würde er gern fragen), sondern einen offenen Brückenschlag zu versuchen. Ein Kollege hat das mal als »Königsintervention«[110] in der TP bezeichnet. So fragt er also: »Kommt Ihnen das bekannt vor?«

Frau Acht nutzt diesen Aufhänger, um wieder über ihre Arbeit zu sprechen. Es sei ihr klar, dass das das Thema ist; dass sie immer zu viel für andere mache, zu

110 Ich danke Wieland Eiberger für diese schöne Formulierung.

viel übernehme und nicht auf sich achte. Sie vergleicht sich mit der betreffenden Kollegin, mit allen Kolleginnen. Ihr sei es sehr wichtig gewesen, ihre Arbeit nicht zu vernachlässigen, »nur« weil sie nebenbei noch Hausfrau und Mutter sei. Herr Tavner kann hier eine gewisse Verbitterung und auch eine Spur Arroganz heraushören. Er findet, dass sie auf der richtigen Spur sind: auf der Suche nach der Aggression. Weiter kommen sie in dieser Stunde jedoch nicht. Beide sind nach der Sitzung erschöpft, emotional ausgelaugt, aber auch sehr zufrieden mit sich.

Im Nachgang überlegt Herr Tavner, dass das eine tolle Sitzung war. Dass es aber ruhig auch noch etwas »tiefer« hätte gehen können. Er fragt sich, ob er hier aktiv nach früheren Begebenheiten fragen sollte, und beschließt, es zu versuchen. So eröffnet er die nächste Sitzung. Er lobt Frau Achts Mut, sich mit diesen schwierigen Gefühlen zu zeigen. Er verbalisiert den Zusammenhang, den Frau Acht zwischen ihrem Alltag und dem Behandlungsanlass hergestellt hat. Und er lädt Frau Acht dazu ein, noch weiter zurückzublicken: »So was fällt ja nicht vom Himmel, haben Sie mal gesagt – wie wäre es, wenn wir in der Geschichte weiter zurückgehen, vielleicht ganz zum Anfang?« Herr Tavner hat sich vorbereitet: Er hat seine (leider kaum leserlichen) Mitschriften aus der Probatorik noch einmal durchgeschaut. Im Rahmen der Anamnese erfragt er regelhaft auch die ersten Erinnerungen. »Sie erinnern sich, ich hatte doch ganz am Anfang nach Ihren allerersten Erinnerungen gefragt. Da war doch etwas mit Ihrem Bruder, wollen Sie mir das vielleicht noch einmal erzählen?«[111]

Frau Acht stutzt ein wenig. Normalerweise spricht Herr Tavner nicht so viel am Anfang. Ohne es wirklich zu bemerken, ist sie auch ein wenig beeindruckt von seinem Erinnerungsvermögen und berührt von seinem Interesse an ihr. »Was Sie sich alles merken«, sagt sie lachend und beginnt zu erzählen:

»Ich weiß, welche Geschichte Sie meinen … ist, glaub ich, nicht die erste Erinnerung, aber egal … Ich muss entweder schon fünf oder noch vier gewesen sein. Mama war jedenfalls noch zu Hause, sie war im Haus, in der Küche, und Gerd und ich waren im Garten … Es war Sommer, wir haben geschaukelt. Also, ich habe Gerd angeschaukelt … Gerd hat gejauchzt und wollte immer doller angeschubst werden, wir haben gelacht – und plötzlich saß er nicht mehr auf der Schaukel, sondern lag im Gras und hat geschrien wie am Spieß … Mama kam rausgerannt. Sein Arm war ganz verdreht. Sie hat irgendwas gesagt, ich weiß nicht mehr, was, hat mir eine Ohrfeige gegeben und Gerd geschnappt und ist mit ihm weg. Ich war allein im Garten. Wahrscheinlich war das gar nicht so lange – der Kinderarzt war nicht weit weg, und damals hat der auch Brüche geschient, da ist man nicht extra ins Krankenhaus. Mir kam's aber so vor, als wären die ganz lange weg gewesen, ich weiß noch, dass ich geweint habe. Später hat Mama sich für die Ohrfeige entschuldigt, sie hat mich in den Arm genommen und getröstet. Gerd war auch ganz tapfer. Immer wenn diese Geschichte auftaucht, entschuldigt sich meine Mutter, sie war halt so erschrocken … wie wir alle so erschrocken waren …«

---

111 Ich danke Barbara Meerwein für die gemeinsame Ausarbeitung der Erinnerungen von Frau Acht.

Während Frau Acht erzählt, wird ihr Blick wie verschleiert, sie taucht tief ein in diese Erinnerung. Auch Herr Tavner fühlt sich wie hineingezogen in die Geschichte, er sieht die Szene lebendig vor Augen, fühlt sich, als wäre er Teil davon, als wäre er ein Baum im Garten oder der Garten selbst. Nach dem Bericht lächelt Frau Acht. Sie möchte gern in der Gegenwart anknüpfen, davon berichten, wie diese Familienanekdote noch heute erzählt wird. Herr Tavner hingegen lädt sie dazu ein, noch einen Moment bei dem kleinen Mädchen zu verbleiben; sich vorzustellen, wie es dem Mädchen wohl gegangen sein wird. Nach einer sehr kurzen Pause bricht Frau Acht heftig in Tränen aus. So kennt sie sich nicht, und so hat Herr Tavner sie auch noch nicht erlebt. Sie schluchzt, heult »Rotz und Wasser« und kann kaum sprechen. »So allein« sind die einzigen Worte, die Herr Tavner verstehen kann. Herr Tavner ist überrascht und überfordert. Einerseits hat er das Gefühl, ins Schwarze getroffen zu haben, andererseits fühlt er sich weit außerhalb seiner Gewässer. Er verflucht sich dafür, die Ego-State-Fortbildung, die er sich so lange vorgenommen hatte, nie absolviert zu haben – wie geht das nur mit der »Teile-Arbeit«? Ein kurzer Blick auf die Uhr beruhigt seine Panik: Es ist noch genug Zeit übrig, damit sich Frau Acht wieder »fangen« kann.

Nach dem Ausbruch entschuldigt sich Frau Acht, was Herr Tavner mit einem stummen Kopfschütteln beruhigend beantwortet. Frau Acht sammelt sich, sagt lächelnd: »Ja, so war das«. Beide haben das Gefühl eines »Durchbruchs«. Beide haben das Gefühl, gemeinsam tröstende und beschützende Zeugen dieses kleinen Mädchens zu sein. Das Mädchen, das doch nur fröhlich sein wollte. Das Mädchen, das nach diesem Albtraum beschloss, fortan »alles richtig« zu machen. Bis heute. Ohne viele Worte haben beide das Gefühl, den gesamten Lebensablauf von Frau Acht vor sich zu sehen: wie aus dem kleinen Mädchen, das sie war, die Frau wurde, die sie ist. Es scheint beinahe banal, alle Elemente des depressiven Zusammenbruchs, die sie über Monate hinweg zusammengetragen haben, in dieser Geschichte wiederzufinden.

Dennoch ist es nicht so, dass in der Therapie und im Leben von Frau Acht fortan alles anders ist. Herr Tavner hat sich vor langer Zeit und mit Bedauern von der Vorstellung verabschiedet, dass in der Therapie durch kluge Deutungen des Therapeuten und darauffolgende »Aha-Erlebnisse« der Patient*innen schlagartige Veränderungen hergestellt werden könnten. Er weiß, dass Psychotherapie nur kleinschrittig funktioniert; dass daher, allen Bestrebungen der Krankenkassen zum Trotz, eine ordentliche Psychotherapie immer eine Langzeittherapie sein sollte. Und doch, so ist er felsenfest überzeugt, sind es solche Momente, solche seltenen und wertvollen Begegnungssituationen (die er fälschlicherweise »now-moments« nennt; er hat Stern nicht gelesen), die dazu führen, dass Therapien danach mehr oder weniger »von allein laufen«. Seine Erfahrung sagt ihm, dass Frau Acht sich das Erlebnis schon merken wird. Dass sie später im Prozess Dinge sagen wird wie »Ich weiß schon, was Sie sagen wollen«, auch wenn er nur eine minimale mimische Bewegung macht. So erwartet er auch nicht, dass die Therapie in der gleichen Intensität weitergeht. Vielmehr beschließt er im Nachgang dieser Sitzung, Frau Acht ausreichend Raum für Widerstand einzuräumen. Frau Acht ist das sehr recht. Die Sitzung hat sie sehr bewegt.

Am Wochenende darauf hat sie in einem stillen Moment ein Fotoalbum hervorgeholt und sich Familienbilder aus ihrer Kindheit angeschaut. Das hat sie ein wenig melancholisch gemacht, und sie hat auch ein wenig geweint. Nicht so verzweifelt wie in der Sitzung, eher gerührt. Sie spürt keine Verbitterung, aber sie erlebt so etwas wie Mitgefühl für das kleine Mädchen, das sie auf den Bildern sah. Und sie hat den Eindruck von einer Familie, die es so gut gemacht hat, wie es damals eben ging. Am Sonntag dann räumte sie das Fotoalbum wieder weg. Ohne groß darüber nachzudenken, beschloss sie, sich ab Montag wieder ihrem Erwachsenenleben zu stellen, die Vergangenheit ruhen zu lassen. Die Erinnerung wurde vorerst wieder zur harmlosen Familienanekdote.

Frau Acht knüpft in der nächsten Stunde wieder bei Themen von der Arbeit an. Und so geht es die nächsten Monate weiter. Sie hat von sehr vielen kleinen Veränderungen zu berichten, achtet besser auf »Ungleichgewichte«, identifiziert von selbst Situationen, die nicht zwangsläufig nach alten Mustern ablaufen müssen. Und sie macht die Erfahrung, dass Veränderungen keine Katastrophen nach sich ziehen, wie sie bislang unbewusst immer befürchtet hatte. So hört sie auf, ihrem Sohn Brote zu schmieren – und muss feststellen, dass er das schon lange nicht mehr wollte, sich das aber nicht zu sagen getraut hatte. Sie sagt nicht mehr zu allen Anfragen auf der Arbeit »Ja«. Sie legt nicht mehr für die ganze Familie die Wäsche zusammen. Sie streitet sich mit einer Freundin, die immer den Film aussucht, den sie gemeinsam besuchen. Sie richtet Wünsche hinsichtlich der Freizeitgestaltung an ihren Mann und ihren Sohn. Manchmal wird es so gemacht, wie sie möchte, und manchmal nicht.

Herr Tavner nimmt diese Veränderung in Frau Acht erfreut wahr. Sein Bild von ihr ändert sich: Zu Behandlungsbeginn hatte er vor allem eine allzu eifrige, unter der Last ihrer eigenen Ansprüche zusammengebrochene, leidende Person vor sich gesehen. Inzwischen ist Frau Achts Vitalität zurückgekehrt, er sieht eine energetische und unternehmungslustige Frau vor sich. Herr Tavner beobachtet sich bei dem Gedanken »Da hat Herr Acht aber eigentlich ganz schön Glück gehabt mit ihr«. Er fragt sich, ob hier eine erotische Übertragungskomponente wirkt – oder ob Frau Acht einfach durch die Überwindung der akuten Depression ihre ursprüngliche Attraktivität zurückerlangt hat. Er erinnert sich vage daran, zu Behandlungsbeginn auch eine ödipale Konfliktdynamik erwogen zu haben. Vielleicht ist es ja jetzt an der Zeit, dass diese sich »meldet«? Er beschließt, das in einer der nächsten Intervisionen zu besprechen – kommt dann aber irgendwie nie dazu.

Frau Achts Einstellung zur Therapie ändert sich in dieser Phase. Anfangs war es ihr noch sehr peinlich gewesen, »in Therapie« zu sein. Die Frage, wem sie davon erzählen könnte oder sollte, beschäftigte sie sehr. Inzwischen ist es für sie eher normal, »zum Psychologen zu gehen«. Nachdem sie sich gegenüber Freundinnen und einzelnen (sorgfältig ausgewählten) Kolleginnen »geoutet« hatte, stellte sie überrascht fest, wie viele Menschen in ihrem Bekanntenkreis bereits therapeutische Erfahrungen gemacht hatten oder in Therapie sind. So tauscht sie sich besonders mit einer Freundin (jener, mit der sie auch den Streit hatte) über ihre jeweiligen Erfahrungen in der Therapie aus. Dabei macht sie eine interessante Beobachtung. Die Frage »Wie ist dein Therapeut so?« kann sie gut beantworten. Sie findet warme und lobende Worte über ihn, kann die Atmosphäre und den Raum gut beschreiben. Die Frage »Wie läuft es in der Therapie?« ist ebenso leicht zu beantworten wie die Frage »Was sagt denn dein Therapeut dazu?«. Frau Acht hat eine gute Vorstellung davon, welche der alltäglichen Begebenheiten für ihren Therapieprozess wichtig sind, und eine ebenso deutliche (wenn auch ungeprüfte) Phantasie darüber, was ihr Therapeut sagen würde, wenn er mehr sprechen würde.

Als die Freundin sie aber fragt »Was *macht* dein Therapeut eigentlich?«, kann sie spontan keine Antwort finden. Nach kurzem Nachdenken sagt sie schmunzelnd: »Naja, er stört nicht weiter.«

»... Und wenn sie nicht gestorben sind ...«, denkt Herr Tavner. Er hat ein mulmiges Gefühl. Er hat schon lange die Beobachtung gemacht, dass es »irgendwie verdächtig« ist, wenn Therapien zu gut laufen. Meistens passiert dann immer irgendwas Komisches. Er denkt dabei an den Begriff »negative therapeutische Reaktion«, ist sich aber nicht sicher, ob er das Konzept richtig verstanden hat. Er hat auch keine große Lust, das nachzulesen, denn schließlich kommen die Krisen ja dann doch immer überraschend.

So ist es auch in der Behandlung von Frau Acht. Die Beziehung zu ihrer »besten Freundin« hat sich verändert, seit das Thema Therapie dort aufgekommen ist. Sie hat das Gefühl, dass ihre Treffen zunehmend zu einem Austausch über Leben, Kunst und Therapie geworden sind. Beide berichten gern von ihren Entwicklungen, und beide bestätigen einander ihre Fortschritte. Manchmal nerven sie einander auch, geraten in Konkurrenz. Aber im Grunde hat ihre Freundschaft durch die Therapie als Zusatzthema eine neue Dimension erlangt. So traut sich Frau Acht nun mehr, ihrer Freundin auch kritische Dinge zu sagen, wenn auch durch die Blume (»Wann ist man eigentlich zu alt für Tinder?«). Eine sehr nett gemeinte Rückmeldung der Freundin, die Frau Acht zunächst auch als sehr bestätigend erlebte, hinterließ im Nachgang jedoch ein irritierendes Gefühl. »Du bist viel selbstbewusster geworden«, hatte sie gesagt. Frau Acht hatte das sofort verstanden, hatte es zu ihrer veränderten Einstellung sich selbst und den Anforderungen an sich in Bezug gesetzt. Trotzdem kam ihr das komisch vor. Hatte es ihr denn an Selbstbewusstsein gemangelt? Sie erinnert sich daran, als Mädchen schüchtern und als Teenager verunsichert gewesen zu sein. Aber hatte sie wirklich einen Selbstbewusstseinsmangel? Oder wie nennt man das Gegenteil von selbstbewusst? Und was ist eigentlich selbstbewusst? Sich seiner selbst bewusst sein – das war sie doch als Erwachsene gewesen, spätestens seit der Familiengründung. Die Gedanken daran lösen ein schwer beschreibbares, unangenehmes Gefühl aus. Wie ein Pullover, der nicht richtig sitzt. Wie ein Jucken oder Kratzen, das sich nicht lokalisieren lässt.

Frau Acht nimmt an sich auch ein neues Interesse an »romantischen« Themen wahr. Mit der Freundin steht sie in regem Austausch über Bücher, die sie oft parallel lesen, und über Filme, die sie oft gemeinsam schauen (was ihrem Mann sehr recht ist, er geht nicht gern ins Kino). Beide haben erklärtermaßen eine ausgeprägte »Kitsch-Allergie«. Aber beim Lesen der »Vierzig Geheimnisse der Liebe« von Elif Shafak hatten sie sich viele begeisterte Textnachrichten geschickt. Frau Acht ist bewusst, dass sie sich in der Phantasie gern mit starken, leidenschaftlichen, oft aber eben tragischen Frauenfiguren identifiziert. Das bedeutet für sie aber nicht, dass sie ihr Leben infrage stellen würde. Sie erlebt sich nicht wie in Ketten, die sie sprengen müsste. Sie erlebt sich auch nicht frustriert, weder sexuell noch sonst irgendwie. Die Sexualität mit ihrem Mann ist sehr vorhersagbar (sie mag es nicht, wenn die Freundin »eingefahren« sagt), aber eben befriedigend. Während des Klimakteriums hatten sie eine Sexualberatung in Anspruch genommen; Frau Acht findet, dass sie gut in einem ihrer Lebenssituation angemessenen Liebesleben angekommen ist. Sie beneidet ihre Freundin nicht, die dauerhaft unglücklicher Single ist. Sie kann aber den Reiz des Unbekannten, Neuen bei ihren Date-Beschreibungen durchaus verstehen. Sie hat hier eine Haltung wie zum Älterwerden: Manchmal kann man sich sehnsüchtige Gedanken wie »Wenn ich nochmal jung wäre…« gönnen. Aber wirklich noch einmal von vorne leben wäre eigentlich überhaupt nicht wünschenswert. Und »Ausbrechen« aus ihrer Ehe möchte sie auch ganz sicher nicht.

Dann hat Frau Acht einen Traum, in dem Herr Tavner auftaucht. Sie kann sich an nichts Genaues erinnern: Sie waren im Therapiezimmer und gleichzeitig ganz woanders. Der Satz »Das ist schon okay« schwirrte in der Luft, ohne dass sie sagen könnte, woher er kam. Es war klar, dass Herr Tavner und Frau Acht ein Paar sind, und irgendwas war mit den Händen. Frau Acht erwacht in einem Zustand hoher sexueller Erregung. Sie versucht, das verblassende Traumbild zu erhaschen, erschreckt sich darüber. Und kehrt in den Schlaf zurück – halb, um den Traum zu vergessen, halb, um zu ihm zurückzukehren.

Frau Acht verschläft. Als ihr Mann sie verwundert wecken will, murmelt sie nur schlaftrunken: »Ich geh heute später«. Als sie schließlich erwacht, gerät sie zunächst in Panik: Genau so hatte damals die Depression begonnen! »Bitte nicht«, denkt sie, springt aus dem Bett und läuft in der Küche herum. Dann beruhigt sie sich, ruft auf der Arbeit an und meldet sich krank. Sie fühlt in sich hinein: Bekommt sie eine Grippe? Hat sie etwas Schlechtes gegessen? Ergießt sich ein Schwall von Niedergeschlagenheit über sie? Eigentlich nicht. Eigentlich geht es ihr gut, und das macht ihr ein schlechtes Gewissen. Sie denkt an einen ironischen Kommentar ihrer Freundin: »Alle wie viel Jahrzehnte darf man denn deiner Meinung nach blaumachen?« Schön, dann macht sie eben blau. Und stellt sich dem schlechten Gewissen. Wer weiß, vielleicht wird Herr Tavner das später sogar als Erfolg werten. Heute ist Frauentag in ihrer Stammsauna, da kann sie ja so tun, als wäre sie in einem türkischen Hamam. Eine Art Mini-Urlaub vom Alltag. Und dann überrascht sich Frau Acht noch mehr: Wenn sie schon die Arbeit sausen lässt, dann will sie auch nicht zur Therapie gehen. Sehr nervös ruft sie bei Herrn Tavner an. Während es klingelt, hat sie Angst, er könnte drangehen. Als der Anrufbeantworter anspringt, legt sie schnell wieder auf: Sie hatte sich gar nicht überlegt, was sie sagen soll. Soll sie sich auch hier krankmelden? Sie denkt kurz nach und findet eine Formulierung, die nicht gelogen ist.

»Ich fühle mich nicht so – was soll das denn heißen?«, fragt sich Herr Tavner, als er den Anrufbeantworter abhört. Er ist irritiert und überrascht. Er befragt sich nach Ärger, kann dieses Gefühl aber nicht in sich finden. Herr Tavner hat durchaus einige Patient*innen, die unzuverlässig sind. Manchmal versteht er Absagen aus der Übertragung heraus, manchmal gehören sie zur Problematik der Patient*innen. Er überlegt, ob Frau Acht überhaupt schon einmal eine Sitzung abgesagt hat. Nein, im Gegenteil: Er erinnert sich daran, dass es Thema gewesen war, dass Frau Acht besser nicht krank zur Arbeit und nötigenfalls auch nicht zur Therapie kommen sollte. War sie also krank? Herr Tavner widersteht dem Impuls, bei ihr anzurufen und zu fragen, was los sei. »Das gehört in die Therapie!«, denkt er. Die frei gewordene Stunde am Nachmittag kann er auch anderweitig nutzen: Es ist mal wieder mehr Bürokram liegen geblieben als ihm lieb ist. So nimmt er sich vor, am Nachmittag endlich einen langsam drängenden Umwandlungsbericht für eine andere Behandlung zu bearbeiten.

Der nächsten Sitzung sehen beide mit unangenehmen Gefühlen entgegen. Beide haben in der Woche häufiger daran gedacht, wie sie die Stunde eröffnen sollten, sodass sie gleichzeitig zu reden beginnen, sich damit unterbrechen, worauf ein kurzes betretenes Schweigen eintritt. »Ich weiß auch nicht, was mit mir los war«, sagt Frau Acht schließlich. Herr Tavner kann diese Eröffnung gut aufgreifen. Etwas edukativ verweist er auf die verschiedenen Ebenen: auf die Ebene der Geschäfts- und Vertragsbeziehung sowie auf die Ebene, was mit ihr und was mit ihnen beiden »los« gewesen sei.

Er erläutert seine Vorstellung vom Ausfallhonorar: Dass dies fällig werde, wenn die Sitzung zu kurzfristig abgesagt wurde und Herr Tavner keinen »Ersatz« finden konnte. Da er die Stunde für andere Arbeit habe nutzen können, werde kein Ausfallhonorar fällig. Frau Acht erlebt die Geste als großzügig. Zugleich verstärkt das ihr schlechtes Gewissen, was sie als Preis für ihre Absage versteht.

Den Rest der Stunde versuchen Herr Tavner und Frau Acht erfolglos zu verstehen, was ein intrapsychischer Grund für die Absage hätte sein können. Sie gehen die Inhalte der vorherigen Stunde noch einmal durch, finden aber keinen Anhaltspunkt. Leichter ist es, das »Blaumachen« auf der Arbeit zu verstehen, als Ausdruck ihrer neuen Haltung sich selbst und den Leistungsanforderungen gegenüber. Frau Acht rechnet sich selbst vor, dass sie mit ihren Krankentagen auch dann noch weit unter dem Durchschnitt liegen würde, wenn sie einmal im Monat einen »blauen Montag« einlegen würde. Man einigt sich darauf, die Therapieabsage als offenes Rätsel im Hinterkopf zu behalten und bis auf Weiteres dem »Freinehmen« zuzurechnen. Der Traum und der erotische Übertragungsanteil sind weder in dieser Stunde noch in der Zukunft der Bearbeitung zugänglich.

Diesmal beansprucht Herr Tavner Raum für sich und Frau Acht in der Intervision. Es geht zunächst um seinen Umgang mit dem Ausfallhonorar. Herr Tavner kann es gut mit seiner eigenen aggressiven Hemmung in Verbindung bringen, dass er keines genommen hat. Er muss den Kolleg*innen gegenüber nicht verstecken, dass er sich um das Erheben des Ausfallhonorars »gedrückt« hat. Schließlich haben alle das gleiche Problem damit; keiner erhebt es gern, und alle finden irgendeinen Umgang damit. Sehr viel schwerer fällt es der Gruppe, einen unbewussten Sinn in der Absage zu erkennen. Wie in der Sitzung rätselt man ergebnislos darüber, was in der vorangegangenen Stunde einen Ausfall habe provozieren können. Allerdings kristallisiert sich eine mögliche Erklärungslinie heraus, als die Gruppe den Prozess mit mehr Abstand betrachtet. Die Hypothese, dass Frau Achts Zugewinn an explorativ-expansiver Aggression auch auf die Therapie übergegriffen haben könnte, scheint allen plausibel. Vielleicht ist die Absage als Ausdruck eines Autonomiekonfliktes zu verstehen. Vielleicht hatte sich Frau Acht durch die Absage ihrer Unabhängigkeit vom Therapeuten versichern wollen. Eine Frage der Kolleg*innen trifft Herrn Tavner unvorbereitet: »Wie viele Stunden habt ihr denn eigentlich noch?«. Er muss sich eingestehen, gerade keinen Überblick zu haben. Ist es ein Gegenübertragungswiderstand, ein Verleugnen seinerseits, das nahende Ende des Kontingents nicht im Blick gehabt zu haben? Er nimmt sich vor, gleich in der nächsten Sitzung über das Ende der Therapie oder eine mögliche Verlängerung mit Frau Acht zu sprechen.

Für Frau Acht kommt die Frage nach einer möglichen Verlängerung überraschend. Sie hatte nicht darüber nachgedacht, wie viele Sitzungen denn eigentlich schon »verbraucht« sind. In der Therapie verbucht sie das für sich auch als Erfolg: Sie kümmert sich ja sonst um sehr viel, hat immer alles im Blick – da ist es ganz gut, wenn sie das in der Therapie dem Therapeuten überlässt, oder? Herr Tavner hatte das Thema so angekündigt, dass sie in den nächsten Wochen darüber sprechen sollten, ob die Therapie verlängert werden soll. Frau Achts spontane Reaktion war, sofort den Antrag unterschreiben zu wollen. Die Therapie ist so fest in ihre Wochenstruktur eingebaut, dass sie sich zunächst gar nicht vorstellen mag, dass sie einmal vorbei ist. In der Sitzung ist sie etwas irritiert und verunsichert, dass Herr Tavner dabei bleibt, die Verlängerungsfrage nicht sofort entscheiden zu wollen. Möchte er vielleicht nicht mehr mit ihr weiterarbeiten? Ist sie ihm langweilig geworden, jetzt, wo es ihr besser geht? Oder ist jetzt der Zeitpunkt, wo jemand anderes ihren Platz dringender benötigt? Erst im Verlauf der Woche nach der Therapie gestattet sie sich den Gedanken daran, dass es ja auch schön sein könnte, nicht mehr zur Therapie zu müssen. Sie denkt an die Parkplatzsuche bei schmuddeligem Wetter. Sie denkt daran, den »Nachmittag für sich« ja auch ohne Therapie reservieren zu können. Und doch fühlt sie sich nicht bereit, die Therapie schon aufzugeben. Es ist gerade ein Jahr her, dass sie so schlimme Rückenschmerzen hatte. »Ja, genau vor einem Jahr … da wusste ich noch nicht, was kommt …« Der Gedanke macht ihr Angst.

Für Herrn Tavner war die Frage nach einer Verlängerung eigentlich keine Frage. »Wenn schon, denn schon«, denkt er bei sich. Veränderungen brauchen Zeit, und solange wir noch den Luxus einer »richtigen« Langzeittherapie haben, sollten wir das auch nutzen. Er ärgert sich, wenn er im Veröffentlichungsblatt seiner KV mal wieder despektierliche Äußerungen von Ärzten liest, die behaupten, in der Psychotherapie würden ja nur leichte Fälle behandelt. Wenn die wüssten … Allerdings würde er auch nicht mit Psychiater*innen tauschen wollen. Herr Tavner ist froh, für Verlängerungsanträge keine Berichte mehr schreiben zu müssen. Er hat, wie alle Kolleg*innen, die er kennt, überhaupt keine Lust auf diesen Schreibkram. Und er hatte in der Vergangenheit häufig Ärger mit Gutachter*innen; allerdings eher bei Erstanträgen als bei Verlängerungen.

Herr Tavner bemerkt auch eine Veränderung im Rhythmus der Therapien seit der letzten Richtlinienreform. Früher war es so, dass »die zweite Hälfte kürzer als die erste« war. Nach gut einem Jahr konnte man noch ein dreiviertel Jahr verlängern. Der Rhythmus gefiel ihm eigentlich ganz gut, Patient*innen und Therapeut*innen war bewusst, dass man sich im zweiten Therapieabschnitt mehr »beeilen« muss. Nur bei wenigen Patient*innen hatte er einen Höchstgrenzenantrag gestellt. Und er hatte den Eindruck, dass die Patient*innen es auch gut verstehen konnten, dass man bei über 80 Stunden in einer Art »Nachspielzeit« ist, die gut begründet werden muss. Er hatte das Gefühl, dass dadurch diese Zusatzkontingente noch einmal einen anderen »Drive« bekommen hatten. Nun ist es so, dass automatisch von 60 auf 100 Stunden verlängert wird. Einerseits ist Herr Tavner froh über den Wegfall eines weiteren verhassten Berichts. Andererseits aber bemerkt er bei vielen Behandlungen, dass gar nicht alle Stunden benötigt werden. Die Therapieanfragen in seiner telefonischen Sprechzeit haben merkwürdige, unvorhersagbare Konjunkturen. Klar, zu den »klassischen Depressionszeiten« im November, um Weihnachten und Neujahr herum sowie im Frühjahr glaubt er mehr Anfragen zu erhalten. Aber manchmal gibt es Wochen, in denen niemand anruft, und manchmal muss er sehr vielen Anfragenden eine Absage erteilen. In diesen Zeiten fragt er sich besonders, ob er wirklich alle Therapien bis zur letzten Stunde ausschöpfen sollte. Er hat sich angewöhnt, den Behandlungsumfang mit den Patient*innen anders zu besprechen als früher: Das erste Kontingent »rechnet« er entlang der bewilligten Stunden, die Verlängerung aber anhand von »Landmarken« im Leben der Patient*innen. Sehr häufig nutzt er die Rezidivprophylaxe, um die Stunden nicht »verfallen« zu lassen. Er würde sich wünschen, dass die Rezidivprophylaxe 20 statt 16 Stunden umfassen und länger als zwei Jahre andauern würde.

Die Therapie von Frau Acht verläuft in den nächsten Wochen etwas schleppend. Es ist, als würden beide umeinander und um das Thema der Verlängerung herum schleichen. Frau Acht geht es weiterhin gut, sie hat weiterhin Material aus Arbeits- und Privatleben, sodass es nicht zu zähen Stunden kommt. Aber beide haben das Gefühl eines »Elefanten im Raum«. Schließlich bringt Herr Tavner das Thema der Verlängerung aktiv ein. Er eröffnet es so, dass er zunächst mit Frau Acht eine Standortbestimmung und eine Zwischenbilanz machen möchte. Gemeinsam lassen die beiden das vergangene Jahr Revue passieren, sprechen über die Veränderungen in Frau Achts Leben, aber auch über die Entwicklung in den Themen in der Therapie. Herr Tavner rechnet vor, wie weit sie mit dem bewilligten Kontingent »kommen« würden, dass die Therapie mit den zusätzlichen 40 Stunden auf zweieinhalb Jahre »gestreckt« werden könnte. Er schlägt vor, sich jetzt schon zu verabreden, an welchen Stellen sie erneute Zwischenbilanzen einplanen, bei denen sie dann darüber reden, wie viel Therapie Frau Acht noch will oder braucht. Damit kann Frau Acht viel anfangen, es fallen ihr sofort Zeitpunkte dafür ein: der Sommerurlaub, ihr Geburtstag, ihr Hochzeitstag (an dem sie und ihr Mann immer einen Kurzurlaub machen), der Jahrestag der Depression und »natürlich« (hier schmunzeln beide) Weihnachten. Herr Tavner sagt auch, dass sie bei einer Verlängerung erneut über die Zielsetzung sprechen müssten. Diese Frage scheint für Frau Acht leicht zu beantworten zu sein: »Ich will, dass es so bleibt und dass die Depression nie mehr wiederkommt.« Als Herr Tavner dann aber weiterfragt, was sie denn benötigt, damit das so eintritt, weiß Frau Acht nicht weiter. Denn sie ist zwar sicher, dass die Therapie ihr hilft, aber so genau kann sie nicht sagen, wie.

Die Frage nach der neuen Zielsetzung ist für Frau Acht eine harte Nuss. In den nächsten Wochen kommt sie immer wieder darauf zurück. Sie spricht mit ihrer Freundin, mit ihrem Mann und manchmal mit ihrem Sohn, holt sich Feedback, wie die anderen sie wahrnehmen. Die Freundin hat es auf eine ganz einfache Formel gebracht: »Finde raus, was dir guttut – und mach dann davon mehr.« Eigentlich scheint es ganz simpel für Frau Acht. »Das ist doch alles nichts Neues«, denkt sie. Sie erinnert sich an die Gruppensitzungen in der Reha und an die guten Worte der Psychologin dort. Ja, sie muss mehr für sich tun, sie muss besser auf sich achtgeben, sich auch mal abgrenzen. Aber es ging doch erst *nach* der Reha los mit der Depression. Sie hatte sich ja geschont und jedes erdenkliche Selbstfürsorgeangebot wahrgenommen. Also kann das mit der Depression nicht nur daher kommen, dass sie sich immer aufgeopfert hat.

Herr Tavner ist da anders. Auch er hebt mahnend eine Augenbraue, wenn sie sich überfordert. Aber anscheinend will er es immer etwas genauer wissen: Nicht nur soll sie etwas anders machen, er will auch wissen, *warum* sie es so macht, wie sie es macht. Das sagt er nicht so deutlich, aber Frau Acht ist sicher, dass es so ist. Sie glaubt immer noch nicht, dass sie depressiv geworden ist, weil ihr Bruder damals von der Schaukel gefallen ist. Und sie weigert sich immer noch, einfach alles den Eltern und deren Scheidung in die Schuhe zu schieben. Aber irgendetwas an der Therapie funktioniert ja. Und es macht auch Spaß, immer wieder Episoden aus der eigenen Geschichte zu besprechen. Obwohl: Spaß ist nicht das richtige Wort, es ist oft anstrengend, traurig und ermüdend. Aber es tut auch gut – irgendwie eben.

Herr Tavner fühlt sich in seinem Element. Er freut sich über den guten Verlauf der Therapie von Frau Acht. Und er freut sich auch für sich selbst: Eine gewisse Anzahl an angenehmen und zuverlässigen Patient*innen ist auch gut für die eigene Selbstfürsorge, denkt er bei sich. Er achtet darauf, in unregelmäßigen Abständen auf die Anzahl der Stunden hinzuweisen. Entweder zu Stundenbeginn oder zehn Minuten vor Stundenende. Diese Zeiten nutzt Frau Acht dann, um Phantasien über das Therapieende zu entwickeln. Es wird ihr deutlich, dass sich hier etwas verändert: Standen bei der Verlängerungsfrage vor allem Angst und Zweifel im Vordergrund, so richtet Frau Acht zunehmend den Blick auf ihren Lebensprozess und die Veränderungen darin. Herr Tavner hat keinen Zweifel, dass Frau Acht die Therapieerfahrung gut internalisieren können wird.

Inhaltlich verläuft die Therapie von Frau Acht ähnlich wie vor der Verlängerung. Sie berichtet Ereignisse aus ihrem Alltag, von denen aus sie gemeinsame »Spaziergänge in die Vergangenheit« unternehmen. Das wichtigste Thema in dieser Zeit ist der Auszug des Sohnes. Er hat, nach einigem, von Frau Acht sorgenvoll begleitetem Suchen, einen Studienplatz in einer etwas entfernten Universitätsstadt gefunden. Frau Acht war bewusst, dass sie hier das »Loslassen« üben muss, aber das war ihr sehr schwergefallen. Sie war in diesem Zuge auch sehr beeindruckt von ihrem Mann, der mit Elan und Eifer gemeinsam mit dem Sohn den Umzug organisierte, für und mit ihm Installationen und Umbauten in seiner »Studentenbude« vornahm. »Die beiden sind ein gutes Team«, denkt Frau Acht. Für ihren Mann scheint der Auszug des Sohnes eine Art Verjüngungskur, während der Sohn plötzlich zu reifen scheint. In der Therapie bespricht Frau ihre wilde Mischung von Gefühlen von Stolz, Wehmut, Sorge, Freude, Traurigkeit … Sie nimmt sich vor, die komplizierte Beziehung zu ihrem Bruder zu verbessern, indem sie ihm einen Brief schreibt, tut das dann aber nicht. Herr Tavner greift das Thema Abschied auf, bezieht es auf ihre Biografie, aber auch auf die Therapie. Frau Acht gelingt es gut, eine Balance von abstrahierender Distanz und wuchtigen Emotionen herzustellen.

Die Abschlussplanung ergibt sich dann sehr organisch. Frau Achts und Herrn Tavners Winterurlaube überschneiden sich nicht, sodass im Januar, zwei Jahre nach dem Beginn der Depression, nur ein Termin möglich sein würde. Frau Acht fragt, wohin Herr Tavner in den Urlaub fährt, und schließt gleich an, dass sie ja wisse, dass man das nicht frage. Herr Tavner verrät ihr zu ihrer Überraschung seinen Urlaubsort. Lachend (aber nur halb im Scherz) bringt Frau Acht ihre Enttäuschung zum Ausdruck. Sie hatte sich vorgestellt, dass Herr Tavner an einen wohlklingenden, besonderen Ort fährt (Chamonix vielleicht), dabei ist es nur der Harz. Herr Tavner lächelt: »Ich bin eben doch nur ein Mensch wie jeder andere auch.«

Die beiden vereinbaren, dass die letzte Sitzung vor Weihnachten sein sollte. »Wann ist die richtige Zeit, den Krückstock wegzuwerfen?«, diese Frage von Herrn Tavner bringt Frau Acht dazu, von sich aus zu entscheiden, dass sie nun »genug Therapie bekommen« hat. Und doch ist sie froh, noch »Reservestunden« übrig zu haben. Wenn es ihr schlechter gehen sollte, kann sie noch einmal wiederkommen. Herr Tavner hat die Frage nach dem Krückstock durchaus ernst gemeint – und ebenso den Zusatz, dass er das auch nicht wisse. Natürlich sollte das dazu dienen, dass Frau Acht ihre eigene Entscheidung trifft. Aber er ist auch für sich nicht sicher, ob man die Behandlungen lieber »ausschleicht« mit der neuen Rezidivprophylaxe (jemand hat ihm erzählt, dass das so gedacht ist) oder ob man nicht lieber den Abschied fokussieren und daher bis zur letzten Stunde in der üblichen Frequenz arbeiten sollte. Bei einigen Patient*innen ist das für ihn keine Frage: Wenn die Internalisierung der Therapie sehr brüchig scheint, dann streckt er gerne die Behandlung. Zu Beginn seiner Tätigkeit als Therapeut hat er dafür Stunden aus dem Kontingent vorab abgerechnet und »aufgehoben«. Das wurde dann zum Problem, wenn die Patient*innen die Stunden nicht in Anspruch nahmen. Abrechnungsbetrug war es zwar vorher auch schon, aber sein Gewissen meldete sich erst, wenn er die vorab bezahlte Leistung nicht erbrachte. Also hat er darauf geachtet, die letzten Stunden nicht länger als ein halbes Jahr zu strecken, weil man das dann nicht beantragen musste. Was dann ein Problem wurde, wenn die Patient*innen wiederkommen oder eine andere Therapie anschließen wollten, weil dann die Zwei-Jahres-Sperre noch lief. So hat er schließlich solche »Nach-Stunden« mit der Ziffer für eine psychotherapeutische Einzelleistung abgerechnet, vor sich hin grummelnd, dass diese Stunden so viel schlechter bezahlt wurden. Insofern ist die Rezidivprophylaxe für diese Patient*innen ein echter Gewinn.

Was ist aber mit Patient*innen, die das eigentlich nicht nötig haben sollten, weil die Therapie gut verlief und die Ergebnisse und die Beziehungserfahrung gut verankert und transferiert sind? Ist es dann ein gemeinsam agierter Widerstand gegen den Abschied? Braucht Frau Acht diese zusätzlichen Stunden? Befeuert er den abhängigen Pol ihres Konfliktes, indem er ihr zutraut, Weihnachten und den Depressionsjahrestag allein zu bewältigen, sie aber dann doch noch einmal einbestellt?

Letztlich vereinbaren Frau Acht und Herr Tavner zwei weitere Termine im Februar und im März. Diese Termine fühlen sich für beide komisch an. Der eigentliche Abschied kurz vor Weihnachten war sehr emotional gewesen. Frau Acht hatte viel geweint, und sie meinte, auch in Herrn Tavners Augen Tränen entdeckt zu haben. Die Mischung aus Trauer und Glück hatte sie bereits bei der Verabschiedung ihres Sohnes kennengelernt. Es war schön, das nun auch für und über sich selbst zu empfinden. Schließlich war es jetzt sie, die geht. Und auch Herr Tavner war sehr bewegt.

Die Folgetermine sind von ganz anderer Stimmung. Frau Acht rapportiert mehr, geht nicht so sehr in die Emotionen hinein. Herr Tavner fühlt sich ebenfalls viel mehr »draußen« aus dem Prozess. Zum Ende hin erläutert Herr Tavner noch einmal die Formalia der Richtlinien. Er macht deutlich, dass sie natürlich jederzeit wiederkommen kann, wenn es ihr schlecht geht. Dass sie sich aber auch melden darf, wenn es ihr gut geht und sie das mitteilen möchte. Er erläutert, wie in manchen Kliniken die Katamnesen organisiert sind, hält Frau Acht offen, ob sie in einem Jahr noch einmal erzählen möchte, wie es ihr ergangen ist.

Ein Jahr später überlegt Frau Acht, ob sie einen Termin bei Herrn Tavner ausmachen soll. Sie hatte ein gutes Jahr. Sie hatte in diesem Jahr auch schlechte und schwere Zeiten, konnte aber den Unterschied zur Depression gut spüren. Nach dem Auszug des Sohnes fühlte sie sich oft alt und dachte an ihre kürzer werdende Lebenszeit. Sie beäugte ihre körperlichen Veränderungen kritisch, fühlte sich weniger attraktiv. Ihrem Mann musste sie mit solchen Themen nicht kommen. Er reagierte darauf wie immer – mit liebevollem Unverständnis, einer Kombination aus Umarmung und sexueller Annäherung, mit Sprüchen wie »Ist doch Quatsch – es ist wie es ist, und so ist es gut!«. Sie hat oft an die Therapie gedacht: »Was Herr Tavner jetzt wohl sagen würde?«

Gemeinsam mit der Freundin hat sie ihn auch einmal gegoogelt. »Krieg ich seine Telefonnummer, der ist ja jetzt wieder frei …«, hatte die Freundin in anzüglichem Ton gestichelt. Frau Acht hatte etwas entrüstet erwidert, dass ja nun nicht jedes Klischee über Therapie stimmen müsse, und gefragt, ob denn die Freundin auch in ihre Therapeutin verliebt sei. Sie hat sich aber für sich tatsächlich gewundert, dass sie Herrn Tavner so gar nicht als Mann wahrgenommen hatte. Sie fühlt sich inzwischen sicher, dass die Depression eine einmalige Angelegenheit war. Sie glaubt, jetzt endlich verstanden zu haben, dass die Suche nach dem biografischen Faden nicht die Suche nach einer Elternbeschuldigung bedeutet. Irgendwie hat sie mit allem ihren Frieden gemacht – und lacht gleich über ihre pathetische Formulierung. Soll sie nun also noch eine Stunde bei Herrn Tavner wahrnehmen? Sie entscheidet sich dagegen. Stattdessen schreibt sie ihm in ihrer schönen, großen Handschrift einen einseitigen Brief. Sie drückt ihre Dankbarkeit aus, berichtet, dass das Jahr gut verlaufen ist. Sie beteuert, nur gute Erinnerungen an die Therapie zu haben. In die Praxis wolle sie aber nicht mehr kommen, weil sie das an das »Kranksein« erinnere.

Herr Tavner freut sich über den Brief. Er erlebt es als ein seltenes Geschenk, schließlich erfährt man eigentlich nie, wie es mit den Patient*innen weitergegangen ist. Zumindest nicht bei denjenigen, bei denen die Behandlung erfolgreich ist. Zugleich gerät er sofort in einen Konflikt: Soll er antworten, und wenn ja, wie? Antwortet er nicht – ob Frau Acht dann denkt, er wäre böse oder beleidigt, dass sie nicht eine Katamnesestunde in Anspruch nehmen will? Und wenn er antwortet – erschwert er dann das Loslassen und Abschiedvollziehen? Er entschließt sich für eine kurze Postkarte. Gern hätte er eine mit Motiv genommen, aber das scheint ihm »zu viel des Guten«. Er hat eine Kiste mit Ansichtskarten in seiner Praxis, die er manchmal als Medium zur Visualisierung von Stimmungen einsetzt. Aber da er das bei Frau Acht nicht gemacht hat (weil sie es nicht gebraucht hatte), wäre eine Motivpostkarte jetzt unangemessen, findet er. Also nimmt er eine neutrale Postkarte (er mag den altertümlichen Charme der Postprodukte) und sucht angemessene Worte ohne Aufforderungscharakter für eine weitere Kommunikation. Schließlich steckt er die Karte aber doch in einen verschlossenen Umschlag (vielleicht möchte Frau Acht nicht, dass jemand das liest). Beim Einwerfen des Umschlags in seinen Lieblingsbriefkasten hat er ein Gefühl, das er schon aus seiner Kindheit kennt: Es fühlt sich an, wie ein Papierboot im Fluss fahren zu lassen.

14 Die Therapie der Frau Acht in einer Institutsambulanz

Frau Acht ist frustriert und verwirrt. Vermutlich ist sie auch ein wenig wütend, aber das überschreitet ihre Wahrnehmungsschwelle nicht. Sie hatte zwar schon davon gehört, dass es schwer ist, einen Therapieplatz zu finden. Sie war aber davon ausgegangen, dass es wie beim Facharzt ist: dass man lange auf einen Termin warten muss. Dass es hingegen fast aussichtslos ist, eine Therapie zu beginnen, war ihr nicht klar gewesen. Sie hatte die Liste abtelefoniert, die der Hausarzt ihr gegeben hatte, und zusätzlich noch weitere Adressen aus dem Internet besorgt. Oft erreichte sie niemanden, oft rief sie niemand zurück. Die Telefongespräche waren kurz. Meist wurde ihr gesagt, dass auf absehbare Zeit keine Kapazitäten bestünden, manchmal wurde ihr eine Sprechstunde, aber keine Therapie angeboten. Ein Psychologe klang ehrlich bedauernd, als er sagte, dass er ihr keinen Platz anbieten konnte. Sie sprachen etwas länger am Telefon; er fragte ihre Krankenkasse ab und riet von einer Kostenerstattung ab, empfahl ihr aber dennoch, sich auf www.therapie.de über die verschiedenen Therapieformen zu informieren. Er gab ihr zwei Nummern von Ausbildungsinstituten (einem verhaltenstherapeutischen, einem tiefenpsychologischen), erklärte die Vor- und Nachteile von Ambulanzbehandlungen. Sie ist froh, unter der Telefonnummer des Ausbildungsinstituts einen »echten Menschen« am Telefon zu haben, sie teilt dies der Rezeptionistin auch mit, beide lachen ein wenig. Schnell lässt sich ein Termin für ein Beratungsgespräch beim Ambulanzleiter Dr. Cornelius vereinbaren.

Dr. Cornelius hat Frau Trimm gegenüber ein wenig ein schlechtes Gewissen. Er schätzt sie als kompetente junge Kollegin, glaubt aber, ihr zu viel zugemutet zu haben: Er hat ihr bereits drei ausgesprochen schwierige männliche Patienten vermittelt, von denen zwei auf unschöne Weise in der Probatorik abgebrochen hatten. Er hat sich fest vorgenommen, die nächste »schön neurotische« Patientin an Frau Trimm zu vermitteln. Da kommt Frau Acht gerade recht.

Das Beratungsgespräch (so ist die Nomenklatur des Instituts, formal wird es als Sprechstunde abgerechnet) findet im Büro von Dr. Cornelius im Institut statt. Frau Acht kommt pünktlich, sie ist mit ausreichend Zeitpuffer losgefahren, weil sie Verkehr und Parkplatzsituation nicht gut einschätzen konnte. Sie hat sich ein paar Notizen gemacht, in denen sie die Zeit seit der Diagnose ihres operationsbedürftigen Bandscheibenvorfalls beschreibt, kann sich aber nicht gut darauf konzentrieren, diese noch einmal zu lesen. Sie ist eine Viertelstunde zu früh da, betritt das Institut und ist sofort angenehm überrascht. Innerlich hatte sie erwartet, die Rezeption würde wie in »ihrer« Klinik aussehen. Tatsächlich fühlt sie sich eher an die Lobby eines kleinen Hotels erinnert: Der Raum ist großzügig und hell, mehrere Sitzgruppen und Stühle sind verteilt, an den Wänden hängen unaufdringliche Kunstwerke. Hinter einer Art Tresen arbeiten geschäftig mehrere junge Frauen, die sie freundlich begrüßen. Entgegen ihrer Erwartung wird Frau Acht nicht »aufgerufen«, da das Institut großen Wert auf Diskretion legt. Dr. Cornelius kommt pünktlich in den Empfang, lässt sich Frau Acht von einer Mitarbeiterin zeigen und holt sie ab. Etwas steif erlebt Frau Acht seine Vorstellung, dann folgt sie ihm in sein kleines, helles Büro. Das Gespräch verläuft flüssig und unkompliziert. »In 50 Minuten kann man viel erfahren!«, ist Dr. Cornelius' Motto. Er weiß um seine etwas großväterliche Ausstrahlung und kann diese gut einsetzen, sodass die Patient*innen schnell Vertrauen fassen. Es gelingt ihm fast immer, innerhalb des ersten Gesprächs die orientierende Diagnostik und Indikationsstellung vorzunehmen und darüber hinaus auch noch die Aufklärung über die Behandlungsoptionen im Rahmen der Kassenbehandlung zu erörtern.

(Nicht alle Ausbildungskandidat*innen teilen übrigens diese Meinung – einige finden, er hätte in den Erstgesprächen wichtige Dinge übersehen oder nicht erfragt, und kommen zu ganz anderen Einschätzungen über die Patient*innen.)

Besonders stolz ist Dr. Cornelius darauf, dass er seinen Computer mit der Rezeption verbunden hat. Die Patient*innen können sich nur wenige Minuten nach dem Beratungsgespräch die »allgemeinen« und die »individuellen« Patienteninformationen[112] am Tresen abholen (wie das Rezept beim Arzt). Der Fall von Frau Acht scheint ihm völlig klar. Er offenbart ihr alle Behandlungsmöglichkeiten, legt ihr aber mehr oder weniger deutlich eine TP im Einzelsetting nahe. Frau Acht kann seinen Ausführungen gut folgen. Gern würde sie fragen, ob sie nicht bei Dr. Cornelius selbst in Behandlung gehen könnte, traut sich das aber nicht. Entgegen der Versicherung von Dr. Cornelius fühlt sie sich gedrängt, sich sofort festzulegen, und gibt an, dass sie nach der Information »das Tiefenpsychologische« für sie am besten findet. Dr. Cornelius versichert, dass man sich innerhalb einer Woche bei ihr melden werde. Schon am übernächsten Tag erhält Frau Acht einen Anruf von einer Frau Trimm. Sie ist etwas verdutzt, dass die unbekannte Mobilnummer vom Institut kommt. Das Telefonat ist kurz und geschäftsmäßig. Aufgrund der Krankschreibung von Frau Acht lässt sich ein Termin schon für die kommende Woche vereinbaren.

Der Tag der ersten probatorischen Sitzung ist ein »schwarzer Tag« für Frau Acht. Am liebsten wäre sie im Bett geblieben und hätte den Termin verstreichen lassen. In ihrem Kopf gibt es eine Stimme (die ihr bekannt vorkommt, die sie aber nicht zuordnen kann), die permanent Sätze wiederholt wie: »Du bist doch nicht invalid! Du hast doch nichts! Stell dich doch nicht an! Reiß dich doch einfach zusammen! Andere müssen hungern!« Selbstverständlich fährt Frau Acht zum Termin, obwohl sie sich wie ein Automat dabei vorkommt. Im geparkten Auto hat sie den Impuls, die Stirn gegen das Lenkrad zu schlagen. Der Türgriff scheint ihr kilometerweit weg. Ihre Beine wiegen 100 Kilogramm, sie muss sich am Türrahmen aus dem Auto hieven. Auf dem Weg zwischen Auto und Eingangstür geht ein merkwürdiger Wandel durch Frau Acht. Sie reckt die Schultern, legt Schwung in ihren Gang und setzt ein fröhliches Lächeln auf. In der Rezeption

112 Muster PTV 10 + 11

fühlt sie sich schon vertraut, sie scherzt und beginnt einen Smalltalk mit der Mitarbeiterin, der sie ihre Krankenkassenkarte gibt.

Frau Trimm ist heute nervös – die letzten drei Patienten, die sie vermittelt bekommen hatte, waren sehr schwierig; zwei von ihnen hatten die Probatorik abgebrochen, einer davon war sogar beleidigend geworden. Anders als Dr. Cornelius schreitet sie nicht selbstbewusst in den Empfang, sondern schleicht fast, hat ein Klemmbrett vor der Brust. Bei ihrem Eintritt in die Rezeption passieren bei Frau Acht zwei Dinge auf einmal: Sie weiß intuitiv: »Das ist meine«, und zugleich geht ihr Mutterherz auf. Sie wusste zwar, dass sie mit einer jungen Behandlerin zu rechnen hätte, war aber nicht darauf vorbereitet, dass diese so verletzlich wirken würde. Ohne es zu bemerken, beschließt Frau Acht, es dieser jungen Frau besonders leicht zu machen. Entsprechend glatt läuft auch das erste Gespräch. Frau Acht antwortet bereitwillig auf alle Fragen, schildert ihr Anliegen klar und nachvollziehbar. Nachdem Frau Trimm einen ersten Eindruck erhalten hat, möchte sie das gegenwärtige Erleben mit dem Zustand vor der Erkrankung kontrastieren, und sie fragt, wie es Frau Acht vor einem Jahr ging. Frau Acht kann nicht antworten, sie bricht unvermittelt in Tränen aus. Frau Trimm reicht ihr eine Packung mit Taschentüchern, was Frau Acht mit »Danke, es geht schon, ich hab …« quittiert und sich Taschentücher aus ihrer Handtasche holt. Frau Trimm lässt Frau Acht Raum, bis diese tief einatmet und lächelt. Frau Trimm fragt: »Geht es wieder?« Frau Acht nickt. Frau Trimm spiegelt, vorsichtig, gibt zu erkennen, dass sie bemerkt, dass es Frau Acht sehr schwerfällt, darüber zu sprechen. Das Gespräch geht in einem sehr ruhigen Takt weiter; gegen Ende bespricht Frau Trimm einige Formalia und gibt Frau Acht einen Anamnese-Fragebogen mit.

Frau Trimm ist unter Druck. In der Ambulanz gibt es die Vorgabe, dass die Antragsberichte zur letzten probatorischen Sitzung fertig sein sollen, damit die Antragspause tatsächlich maximal fünf Wochen lang ist. Zugleich sollen Akutbehandlung und KZT nur bei »echter« Indikation (Krisen und unklare Indikationen) verwendet werden, nicht als Schnellstart, damit die Kandidat*innen das termingerechte Berichteschreiben üben.

Nun sitzt Frau Trimm vor 20 Seiten handschriftlicher Notizen (sie hat eine große Schrift) und versucht, daraus einen zweiseitigen Bericht zu verfassen. Sie folgt dem Rat einer Kollegin zum Umgang mit der verkürzten biografischen Anamnese im neuen Berichtsformular. Diese hatte irgendwo gelesen, man solle zunächst einen »Punkt 0« zum Bericht verfassen, also den Lebenslauf auf einer halben bis dreiviertel Seite zusammenfassen. Das hat Frau Trimm gemacht, und es fällt ihr erstaunlich leicht, sich das Leben von Frau Acht im Zeitraffer vorzustellen. Dabei hat sie vor allem nach Anzeichen einer depressiven Dynamik und nach Spuren aggressiver Hemmung gescannt. Den Fragebogen, der von der Ambulanz nicht zwingend vorgeschrieben ist, dessen Verwendung aber nahegelegt wird, erlebt Frau Trimm dabei als wenig hilfreich. Frau Acht hatte ihn sorgfältig ausgefüllt, er scheint Frau Trimm aber wenig aussagekräftig, mehr wie eine Illustration ihrer Abwehr.

Die Supervision dieser Behandlungsplanung in der Gruppe war belastend für Frau Trimm. Sie hatte das Gefühl, »ihre« Patientin verteidigen zu müssen. In der

Gruppe war eine gewisse Genervtheit aufgetreten. Frau Trimm hatte vergeblich versucht, Frau Acht als sympathisch darzustellen. Eine Teilnehmerin hatte sich in den Sohn von Frau Acht hineinversetzt und Frau Acht als »übergriffig-gluckig« erlebt. Frau Trimm hingegen fand, dass Frau Acht doch eine gute Mutter sei. Insgeheim verglich sie Frau Acht mit ihrer eigenen Mutter und fragte sich, ob die Kollegin (die zwei Kinder im Kindergartenalter hat) es denn wohl wirklich besser machen könnte. Dieser Aspekt der Reproduktion von Aggression und Leistungsideal in der Gruppenübertragung wurde hingegen nicht vertieft, weil noch so viele andere Aspekte und noch weitere Fälle diskutiert wurden. In der Einzelselbsterfahrung greift Frau Trimm diese Thematik mit Blick auf ihren eigenen Kinderwunsch und die schwierige Diskussion mit ihrer Partnerin darüber auf. Eine andere Kollegin gab Frau Trimm den Hinweis, sich die eheliche Situation mit Blick auf Sexualität genauer schildern zu lassen. Das hatte Frau Trimm bereits gemacht. Etwas beschämt, aber bereitwillig berichtete Frau Acht, dass sie während ihres Klimakteriums in gynäkologischer Behandlung war. An die Praxis ihres Hausarztes angeschlossen gibt es eine Sexualberatung. Dort hatte sie gemeinsam mit ihrem Mann Beratungsgespräche in Anspruch genommen. Es habe zwar länger gedauert, als beide sich ursprünglich erhofft hatten (eine Hormontherapie wurde nicht empfohlen), aber inzwischen sei das Paar »theoretisch und praktisch« – also durch Gespräche und Beischlaf – wieder gut in einem für beide befriedigenden Sexualleben angekommen.

Der Supervisor, Herr Daubt, hatte darauf bestanden, den Auslöser sehr genau zu analysieren. Die Gruppe war sich schnell einig, dass die Operation und das damit einhergehende »Nicht-mehr-Funktionieren« der Auslöser für die depressive Dekompensation war. Aber irgendwie war der Supervisor damit noch nicht zufrieden. Frau Trimm fühlte sich wie in einer Prüfung, in der sie die richtige Antwort nicht weiß. In einem assoziativen Brainstorming gelang es der Gruppe schließlich, eine feinkörnige Hypothese zum Zusammenspiel von »Versuchung und Versagung« zu entwickeln. Dadurch dass sie zu den Weihnachtsfeiertagen nur einen Besuch nach Hause gestattet bekam, passierte mehreres: Einerseits erlebte die Patientin eine enorme Entlastung, weil sich nun Mann und Sohn um alles kümmern mussten. Zugleich wurde deutlich, dass keiner in der Familie so gut darin war wie sie, das Weihnachtsfest zu organisieren – und wie viel mehr Mühe sie sich in den vergangenen Jahren und Jahrzehnten gegeben hatte und wie wenig Dankbarkeit sie dafür erntete. Mann und Sohn hatten zu betonen versucht, dass die Patientin sich keine Sorgen machen müsse, dass sie schon zurechtkämen, dass auch die Improvisationen und Unzulänglichkeiten gut genug seien. Indirekt wurde für Frau Acht damit ihre bisherige Mühe entwertet, zugleich wurde sie mit ihrem gegenwärtigen Unvermögen drastisch konfrontiert.

Nun sitzt Frau Trimm am Schreibtisch und versucht alles zu sortieren. Wenn sie an Frau Acht denkt, hat sie ein warmes Gefühl. Sie mag Frau Acht und hat Respekt vor ihrer bisherigen Lebensleistung. Auch hat sie eine relativ gute Vorstellung von ihrem bisherigen Leben und ein von Mitgefühl getragenes Verständnis ihrer aktuellen Lage. Sie kann sich gut vorstellen, wie schlimm es für Frau Acht sein muss, so plötzlich und vollständig nicht mehr zu funktionieren, von ihr so fremden dunklen Gedanken und Gefühlen heimgesucht zu werden. Wenn Frau Trimm aber versucht, dieses Verständnis in Sätze zu packen, scheinen alle Informationsbrocken plötzlich zu explodieren, sie findet keinen roten Faden. Neben ihren Notizen liegen zwei Ratgeberbücher auf ihrem Schreibtisch. Auf ihrem Rechner sind mehrere PDFs geöffnet mit Texten und Artikeln und Buchkapiteln, die unter den Kandidat*innen kursieren. Wo soll sie anfangen? Soll sie die Lebensgeschichte von Frau Acht nach den psychodynamisch relevanten Aspekten sortiert erzählen? Soll sie bei der Dekompensation ansetzen? Soll sie damit beginnen, was sich wie ändern muss, damit es Frau Acht bessergeht? Frau Trimm muss ein wenig schmunzeln, als sie sich die Frage stellt: »Wie würde denn Frau Acht das Problem angehen?« Gedanklich krempelt sie die Ärmel hoch und beginnt zu schreiben.

Frau Acht geht es in der Antragspause gar nicht gut. Sie erkennt sich nicht wieder, noch nie war es ihr so schlecht gegangen. Genau genommen war es ihr eigentlich nie schlecht gegangen. Während der Probatorik war es ihr leichtgefallen, sich auf die Sitzungen einzulassen. Frau Trimm ist eine angenehme Gesprächspartnerin, sie kann gut zuhören und stellt interessante Fragen. Frau Acht fühlte sich gut aufgehoben bei Frau Trimm, und sie spürt einen Funken Hoffnung. Ihre Therapeutin (in Gedanken nennt sie sie schon so) strahlt Zuversicht aus. Zugleich wirkte sie gar nicht überheblich. Im Gegenteil hatte Frau Acht den Eindruck, dass Frau Trimm sich auch mit ihren Unsicherheiten zeigen konnte. Frau Acht fühlt sich erinnert an ihre eigene Zeit als Studentin, als sie unsicher, aber auch voller Ehrgeiz und Optimismus war. Diese Stimmung färbte nun auf sie ab, sie erlebte sich wie angesteckt vom Ehrgeiz der jungen Therapeutin.

Umso trüber sind ihre Gedanken und Gefühle in der Zeit nach der Antragstellung. An den ersten Tagen nach der letzten probatorischen Sitzung ist sie noch bemüht, weiter über die Themen nachzudenken, die sie besprochen haben. Sie führt die Atemübungen durch, die sie in der Reha gelernt hat. Nach wenigen Tagen aber kommt sie sich dabei lächerlich vor. Diese innere Stimme wird lauter, die ihr einredet, dass das doch alles Quatsch sei. Dass ihr ja nichts fehle, dass sie sich zusammenreißen müsse. Sie überlegt, die Therapie gar nicht erst anzufangen, sich stattdessen lieber endlich gesundschreiben zu lassen und zur Arbeit zu gehen.

Die Bewilligung erfolgt schnell, nach nur zwei Wochen Bearbeitungszeit. Der Supervisor ist empört, weil die Krankenkasse den Bericht offenbar keinem Gutachter vorgelegt hatte. Er beschließt, den Fall mit dem Ambulanzleiter zu besprechen und eine Beschwerde bei der KV vorzubereiten. Frau Trimm versteht die berufspolitische Empörung, ist aber eigentlich nur froh, jetzt beginnen zu können. Sie hat die Probatorik in guter Erinnerung und freut sich auf die Zusammenarbeit mit Frau Acht.

Frau Acht hingegen ist nicht erfreut, als sie die Bewilligung im Briefkasten vorfindet. Sie weiß gar nicht, was sie denken und fühlen soll, nimmt die Tatsache mit matter Gleichgültigkeit zur Kenntnis. So ist es auch Frau Trimm, die bei ihr anruft und einen Termin für die erste Sitzung ausmacht.

Das Gespräch beginnt stockend. Frau Trimm eröffnet, dass sie sich darüber freut, dass die Bewilligung so schnell ging, sodass man nun anfangen könne. Frau Acht kommentiert dies mit einem sarkastischen »Ja, dann muss ich wohl ein dringender Fall sein«. Frau Trimm ist irritiert und aus der Bahn geworfen. Sie fühlt sich vor den Kopf gestoßen und zurückgewiesen. Der Kommentar eines (des einzigen männlichen) Teilnehmers der Supervision fällt ihr ein: »Wo ist die denn depressiv?« Damals hatte sie sich über den Kommentar geärgert, jetzt denkt sie: ›So also sieht es aus, wenn Frau Acht richtig down ist.‹ In der Gegenübertragung reagiert sie vor allem auf die Resignation, nicht so sehr auf die Zurückweisung. Frau Acht ist durcheinander. Sie kann mit Frau Trimms Fragen nichts anfangen, inzwischen ist ihr einfach alles egal. Sie fragt sich, woher diese junge Person die Fröhlichkeit nimmt, warum sie ständig lächelt. Sie denkt etwas in die Richtung ›Was weiß die denn schon vom Leben?‹ – ein Gedanke, den sie schnell unter einsilbigem Schulterzucken vergräbt. Frau Trimm gerät ins Schwitzen. Sie war gut vorbereitet, hatte die Notizen aus der Probatorik noch einmal durchgearbeitet und wollte daran anschließen. Doch all ihre Versuche, das Gespräch ins Laufen zu bekommen, versiegen angesichts der Einsilbigkeit von Frau Acht. Erst als die Stunde schon weit fortgeschritten ist, fällt Frau Trimm ein, danach zu fragen, wie es Frau Acht nach der letzten Sitzung, in den Tagen und Wochen danach ergangen ist. Frau Acht beginnt zu weinen. Sie schaut nach unten, lässt Tränen laufen, ohne wirklich sagen zu können, was sie bewegt. Schließlich äußert sie: »Was ist nur los mit mir?« Frau Trimm reagiert auf die Frage, indem sie den Kopf schräg legt und Frau Acht mit einem verhaltenen, mitfühlenden Lächeln die Dose mit den Taschentüchern vom Beistelltisch reicht. Frau Acht quittiert dies mit einem kleinen, scheuen Lächeln. Sie atmet tief durch und beginnt zu erzählen, wie es ihr ergangen ist.

Nach der anfänglichen Irritation in der ersten Sitzung nach der Antragspause läuft die Therapie gut an. Frau Acht beginnt die zweite Sitzung, indem sie sich dafür entschuldigt, dass sie so »bockig« war. Frau Trimm ist erleichtert und erwidert, dass sich Frau Acht hier in der Therapie für nichts entschuldigen muss, dass alle ihre Regungen und Äußerungen wichtig und willkommen sind. In der Supervision bespricht Frau Trimm den Fall selten – es läuft ja gut, und es gibt andere, schwierige Fälle, die die Aufmerksamkeit der Gruppe fordern. In ihrer intervisorischen Arbeitsgruppe beschäftigen sich Frau Trimm und ihre Kolleginnen mit Grundbegriffen wie etwa »Abstinenz« und »technische Neutralität«. Hier begegnet Frau Trimm einem merkwürdigen Widerspruch. Zum einen ist ihr klar, dass der therapeutische Kurs derzeit vornehmlich »supportiv« ist – Frau Achts Anliegen ist es, schnell wieder in die Arbeit zu kommen, da scheinen genetische Deutungen derzeit fehl am Platz. Auf der anderen Seite fühlt sich Frau Trimm tatsächlich »äquidistant« zu den verschiedenen Anteilen von Frau Acht. Sie kann sich gut in die abgewehrten Sehnsüchte nach dem »Versorgt-Werden« einfühlen, kann sich aber auch gut mit der »Funktionslust« von Frau Acht identifizieren.

Thematisch geht es in dieser Phase vor allem symptombezogen um die Depressionen sowie um die Wünsche, Hoffnungen, Ängste und Zweifel mit Blick auf den Arbeitsplatz. Als Sozialarbeiterin kennt Frau Acht die Abläufe einer Wiedereingliederung gut, besser als Frau Trimm. Sehr kleinteilig besprechen die beiden die begleitenden Gefühle und Phantasien hinsichtlich des Gesprächs mit dem Arbeitgeber. Frau Acht weint viel, und häufig steigen dabei auch Frau Trimm die Tränen in die Augen. Nach einigen Wochen sind beide froh und ein wenig stolz, dass Frau Acht endlich einen Termin für den ersten Arbeitstag hat. Die Freude währt jedoch nur kurz. Durch die Gesundschreibung ist es Frau Acht nun nicht mehr möglich, den bisherigen Termin am Vormittag zu halten. Es ist schwierig, sich auf einen anderen Termin zu einigen, denn Frau Acht hat noch an anderen Nachmittagen Aktivitäten, und Frau Trimm muss mit den begrenzten Raumkapazitäten in der Ambulanz, aber auch ihrer eigenen Tagesstruktur jonglieren. In der ersten Sitzung nach dem ersten Arbeitstag berichtet Frau Acht zunächst von ihren Eindrücken. Entgegen der Erwartungen beider ist dieser Bericht jedoch schon nach 25 Minuten fertig; beide wissen nicht genau, was es noch zu fragen oder zu erzählen geben könnte. Beide bleiben nach dem Gespräch mit einer gewissen Ratlosigkeit zurück. Frau Acht denkt heimlich: ›Eigentlich sind wir doch jetzt fertig, warum muss ich dann noch zu weiteren Sitzungen kommen?‹ Frau Trimm denkt: ›Jetzt geht es erst richtig los, wo soll ich nur anfangen?‹ Die nächsten Sitzungen verlaufen zäh und sind für beide mühsam und frustrierend. Die Supervisionsgruppe versucht, den Widerstand zu begreifen, aber Frau Trimm mag derzeit nicht auf ihre Gruppe hören. Herr Daubt besteht darauf, dass Frau Trimm noch einmal in den Antragsbericht schaut (»Da haben Sie das doch alles aufgeschrieben!«). Lustlos blättert Frau Trimm im Bericht, aber ihr scheinen das alles nur noch leere Floskeln zu sein. Der Auslöser für die Depression ist ihr ja klar. Aber es geht Frau Acht nun besser – ist es sinnvoll, sie »dazu zu zwingen«, noch einmal das furchtbare letzte Weihnachten durchzukauen? Was soll das bringen?

Dieses Ringen um die Themen wird dadurch aufgelöst, dass Frau Acht in der nächsten Sitzung schüchtern fragt: »Frau Trimm, ich muss da etwas fragen… Also, aus Ihrer professionellen Sicht: Wie krank bin ich denn noch?« Spontan brechen beide in ein kurzes Lachen aus. Es entwickelt sich ein längeres Gespräch über Psychotherapie und seelische Krankheit bzw. Gesundheit. Frau Trimm kann gut an den Erfahrungen von Frau Acht in der Reha anknüpfen: Sie weiß ja schon, dass und wie sie besser für sich sorgen sollte. In der Therapie könnte es darum gehen, warum ihr das schwerfällt und wo das vielleicht herkommt. Hier kann Frau Acht gut mitgehen. Sie versucht zwar, nicht an die »schlimme Zeit« zurückzudenken, ist aber fest entschlossen, alles dafür zu tun, damit es ihr nicht noch einmal so geht.

Inhaltlich schwingen sich die beiden in den nächsten Wochen darauf ein, dass Frau Acht sehr detailliert über ihre Alltagserfahrungen in Familie und Beruf berichtet. Frau Trimm hört aufmerksam zu, hakt dann nach, wenn sie das Gefühl hat, dass Frau Acht einen Gedanken oder ein Gefühl vor sich selbst verbergen will. Oft reichen dafür sprachfreie Interventionen: Wenn Frau Trimm bei einer Schilderung von Frau Acht den Kopf schief legt, schmunzelt Frau Acht und sagt z. B.: »Ja, ich weiß ja, was Sie jetzt sagen wollen, vielleicht ist es wirklich ein bisschen viel …«

Die Supervisionsgruppe ist skeptisch – die Kolleg*innen und der Supervisor befürchten, dass Frau Trimm »zu nett« ist, dass sich das Therapiepaar da in einer Kollusion befindet, welche aufdeckende Konfrontationen erschwert. Für den Moment ist das Frau Trimm jedoch vollkommen egal.

In den folgenden Wochen können sowohl Frau Acht als auch Frau Trimm das gute Gefühl zur Therapie halten. Frau Acht hat sich an den wöchentlichen Rhythmus gewöhnt, sie hat die Therapiesitzungen fest in ihren Wochenplan eingebaut. Ein wenig genießt sie es auch, dass sie an diesem Nachmittag »ganz offiziell aus medizinischen Gründen« einen freien Nachmittag ganz für sich allein hat. Oft ist sie viel zu früh in der Nähe der Ambulanz. Manchmal geht sie dann spazieren, manchmal einkaufen. Sie lässt am Vorabend der Therapie die Woche Revue passieren und überlegt sich, worüber sie sprechen könnte. Manchmal werden dann aber ganz andere Themen besprochen als erwartet.

Frau Trimm ist sehr zufrieden mit der Therapie. Sie ist hocherfreut, dass Frau Acht so regelmäßig kommt und ernsthaft an den Themen arbeitet. Das ist durchaus nicht selbstverständlich; einige ihrer anderen Ambulanz-Patient*innen sind kaum »verabredungsfähig«. Unter den Kandidat*innen kursiert die (von den Dozent*innen unwidersprochene) Hypothese, dass in den Institutsambulanzen vor allem solche Patient*innen landen, die sonst »keiner haben will«. Da ist eine Patientin wie Frau Acht natürlich eine willkommene Ausnahme. Als sie dies denkt, fragt sie sich zugleich, ob das auch etwas Problematisches haben könnte. Ihr Gefühl zur Supervisionsgruppe ist inzwischen wieder besser, sodass sie es dort bespricht. Die Gruppe versteht ihre Frage, ihren Zweifel gut – vielleicht ist es tatsächlich ein Ausdruck der altruistischen/aktiven Abwehrformation, vielleicht will Frau Acht, wie überall sonst im Leben auch, in der Therapie besonders gut und brav sein. Auf der anderen Seite wäre das nicht weiter schlimm, wenn es dazu führt, dass sie regelmäßig und engagiert an und in ihrem Prozess arbeitet. Die Gruppe spricht darüber, wie man eigentlich Abwehr und Widerstand auseinanderhalten kann, vor allem aber darüber, was man damit anfangen soll. Dies ist ein Triggerpunkt für den Supervisor. Zuweilen gerät Herr Daubt in einen »Opa-erzählt-vom-Krieg«-Modus, besonders wenn es um Fragen der Abgrenzung zwischen TP und Analyse geht. Manchmal nutzt die Gruppe das auch mehr oder weniger bewusst aus – wenn alle müde sind und wenig Lust auf Fallarbeit haben, dann kann eine kleine theoretische Frage den Supervisor ins Plaudern bringen.

In diesem Fall aktivierte die Frage, ob das »Bravsein« der Patientin als Widerstand gedeutet werden sollte, einen Vortrag des Supervisors über die lange Evolutions- und Emanzipationsgeschichte der TP. Er referiert den gegenwärtigen, etwas schablonenhaften Stand der Richtlinien: Übertragungsbeziehung und Widerstand sollen in der TP beachtet, in der AP genutzt werden. Er betont, dass für die moderne Auffassung von TP eine aktive und auf Bewältigung abgestellte Arbeitsbeziehung wichtiger ist als eine distanzierte Übertragungsanalyse. Die TP habe da etwas ganz Eigenes entwickelt, weshalb auch im »Faber/Haarstrick-Kommentar« (dessen Lektüre er wiederholt, aber vergeblich empfiehlt) nicht mehr von der Einleitung eines »psychoanalytischen Prozesses« gesprochen wird. In der TP gehe es um einen *psychodynamischen* Prozess, und das sei ein wenig etwas anderes. Frau Trimm steigt gewöhnlich bei wortklauberischen Diskussionen (egal, ob von Dozent*innen oder Kandidat*innen geführt) aus. Sie hält das meistens für »typisch männliche Gockelei«. Wie Herr Daubt jedoch seinen Vortrag auf Frau Acht bezieht, gefällt ihr gut. Sie versteht das für sich so, dass sie auch einfach mal spontan und authentisch reagieren darf, dass sie nicht jede ihrer Äußerungen kritisch auf ein Gegenübertragungsagieren hin untersuchen muss. Sie findet es auch gut, dass Herr Daubt gegenüber Medien und aktiven Methoden aufgeschlossen ist. Er selbst lehrt auch Katathymes Bilderleben und ermuntert die Kandidat*innen, ihre kreativen Ideen einzubringen, solange sie nicht das psychodynamische Denken dabei abschalten. Es müsse immer geklärt werden, was der Einsatz von Techniken und Methoden für die Übertragung bedeutet. Ob dadurch z. B. eine Heilserwartung zur narzisstischen Aufwertung der Therapeut*innen geweckt werden soll oder ob eine orale Bedürftigkeit der Patient*innen durch Technikanwendung »pseudobefriedigt« werden soll. Da kann Frau Trimm gut mitgehen, sie bucht es für sich ab als: »Ich darf alles machen, solange ich es verstehe und weiß, was ich tue«.

Im Sommer besucht Frau Trimm ein Wochenendseminar zu Diagnostik. Die Dozentin hatte im Vorfeld u. a. darum gebeten, Protokolle von ersten Erinnerungen ihrer Patient*innen mitzubringen. Frau Trimm wäre es komisch vorgekommen, so mitten im Prozess und unvermittelt eine erste Erinnerung zu erheben. Tatsächlich aber fand sie in ihren Unterlagen eine genaue Mitschrift der ersten Erinnerung von Frau Acht. Frau Trimm hatte an ihrem Institut mehrere Anamneseseminare. Grundsätzlich schien es den Dozent*innen wichtig, die Kandidat*innen mit der OPD[113] vertraut zu machen. Sie lernten aber auch andere, »projektive« Tools kennen (von denen die »Tieridentifikation« Frau Trimm am besten gefiel). Eine Dozentin hatte vorgeschlagen, schon in der Probatorik frühes Material zu sammeln, Grundschulzeugnisse, Kinderbilder oder -fotos, wiederkehrende Träume aus der Kindheit und eben auch frühe Erinnerungen abzufragen. Nicht immer gelingt es Frau Trimm, alles in der Probatorik unterzubringen (schließlich gibt es noch die Pflicht-Testbatterie, die weder die Kandidat*innen noch die Dozent*innen besonders schätzen, die aber eben Pflicht ist), sodass sie manchmal die anamnestischen Erhebungen in die ersten Sitzungen hineinzieht.

Im Seminar erklärt die Dozentin das Verfahren, ohne viel theoretischen Vorlauf. Jemand liest eine Erinnerung vor, und die Gruppe füllt assoziativ eine Tabelle auf dem Flipchart. Aus den Stichworten wird dann eine Art Fokussatz gebildet, der den »Lebensstil«[114] der Patient*innen abbilden soll. Das ist dann, so hat Frau Trimm es verstanden, so was wie ein Leitsatz, eine Grundkonstruktion, nach der die Patient*innen ihr Leben gestalten. Im Unterschied zu einem Persönlichkeitsstil sei das aber nichts passiv Erworbenes, sondern aktiv Geschaffenes. So ungefähr jedenfalls hat sie es sich gemerkt. Frau Trimm ist unsicher, wie die

---

113 Operationalisierte Psychodynamische Diagnostik.

114 Lebensstil ist ein zentraler Begriff in der Individualpsychologie von Alfred Adler.

Kolleg*innen reagieren. Da sie aber vor allem neugierig ist, stellt sie Frau Achts erste Erinnerung zur Verfügung:

»Erste Erinnerung … also, ich weiß nicht, ob es wirklich die erste Erinnerung ist. Ich glaub nicht, weil ich war ja schon über fünf, und da gibt's noch Erinnerungen an Früheres, aber es ist jedenfalls das, was mir einfällt, soll ich das erzählen? … Gut … Wobei ich da gar nicht weiß: Was ist eigentlich Erinnerung, was ist Anekdote? Früher wurden ja nicht dauernd Fotos gemacht, und bei der Einschulung ein Farbfoto zu haben ist schon was Besonderes. Naja, jedenfalls, es dreht sich um die Einschulung. Das war ein großes Ereignis. Wir haben ja damals schon viel vorher geübt (Schleifen binden und den eigenen Namen schönschreiben und so was). Ich weiß noch, dass ich unbedingt zur Schule wollte. Ich hatte extra dafür ein neues Kleid bekommen und war mächtig stolz darauf. Das hatte so Karos, hellrosa und nur unten Falten, wissen Sie, was ich meine? Ich wollte das Kleid unbedingt am Tag vorher schon mal anziehen, wie zur Probe. Mama war nicht dafür, es war doch ganz neu, aber ich habe wohl so lange rumgequengelt, dass ich es anziehen durfte. Und natürlich habe ich es dann bekleckert. Ich weiß nicht mehr, was Mama gesagt hat, aber irgendwas in die Richtung, dass sie es nun ja nicht mehr bis morgen sauber kriegt. Ich weiß noch, dass ich total verzweifelt war. Die Anekdote sorgt immer für Lacher in der Familie. Schließlich hatte ich das Kleid dann ja an. Aber wenn ich so drüber nachdenke, war das für mich als Kind gar nicht lustig …«

Als Frau Trimm von ihrem Zettel wieder aufschaut, sieht sie in die lächelnden Gesichter ihrer Kolleg*innen. Einige haben den Kopf schief gelegt, andere wirken amüsiert, einige berührt – aber alle scheinen aufmerksam dabei zu sein. Unter Anleitung der Dozentin füllt sich das Flipchart rasch, und es lässt sich gemeinsam ein Fokussatz finden:

»Ich darf nicht zu übermütig sein, weil ich sonst etwas falsch mache. Wenn ich nicht aufpasse, mache ich Fehler und fühle mich schuldig, die anderen werden sich abwenden und mich allein lassen.« (► Abb. 13-1)

Frau Trimm ist baff. Die gesamte Exploration hat nur eine Dreiviertelstunde gedauert. Und doch hat sie das Gefühl, viele neue Erkenntnisse über Frau Acht gewonnen zu haben. Oder besser: ein »gefühltes Bild« von dem kleinen Mädchen zu haben, das in ihr steckt, das ihren ganzen Lebensweg mitbestimmt hat; inklusive des Weges in die Depression. Frau Trimm ist der Gruppe und der Dozentin dankbar und geht beseelt aus dem Seminar.

Dieses Hochgefühl ist jedoch nicht von Dauer. Vor der nächsten Sitzung mit Frau Acht hat Frau Trimm ein komisches Gefühl. Sie versucht, in das Gefühl genauer hineinzuhorchen. Assoziativ fühlt es sich an, als hätte sie Frau Acht hintergangen, ihr Vertrauen missbraucht. Ob es so gut war, in der »Halb-Öffentlichkeit« über sie zu sprechen? Sie weiß zwar, dass Frau Acht weiß, dass Frau Trimm in Ausbildung ist und in diesem Zusammenhang über ihre Fälle spricht. Aber das scheint ihr in der Theorie anders zu klingen, als wenn sie es wirklich tut.

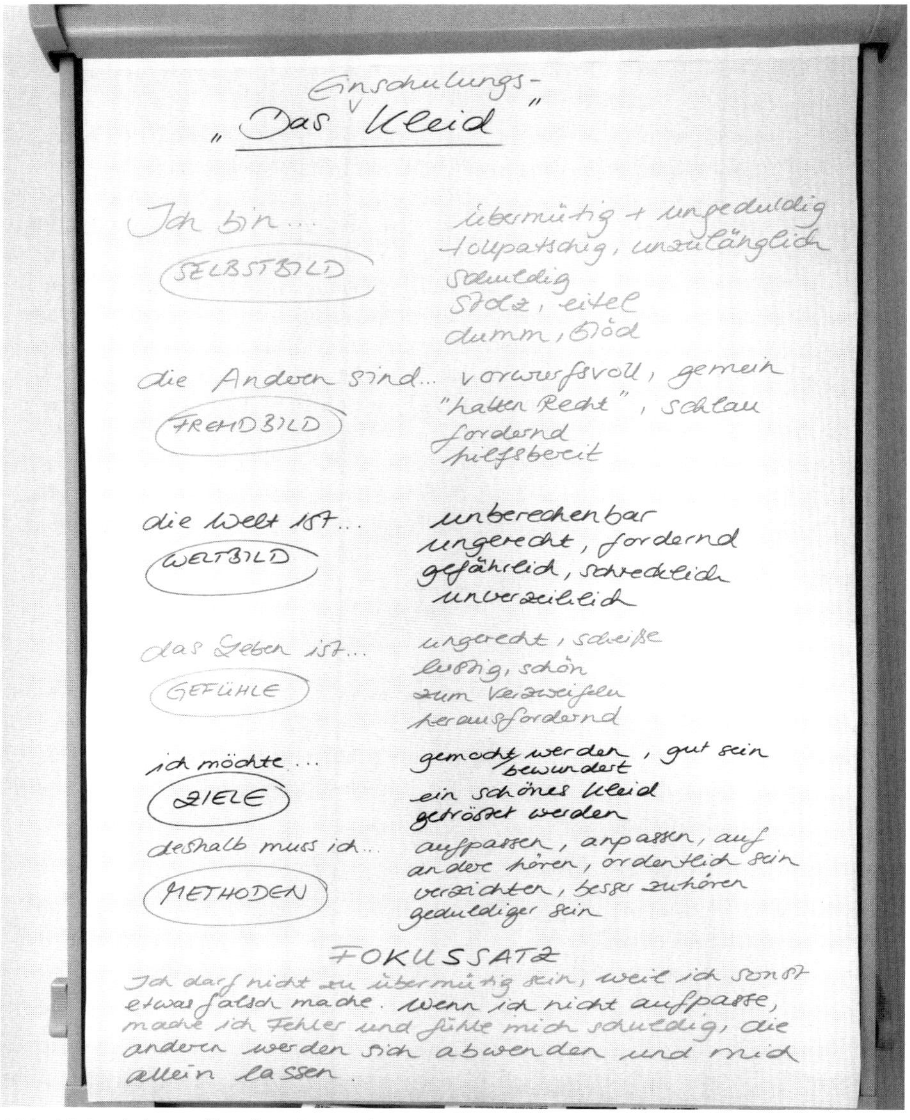

Abb. 13-1 Lebensstilanalyse Frau Acht.

Hätte sie vorher ihre Erlaubnis einholen sollen? Aber was hätte das mit Frau Acht gemacht? Frau Acht fiel es ja ohnehin nicht leicht, sich als »krank« zu verstehen. Und sie steht auch nicht gern im Mittelpunkt. Wäre es ihr recht gewesen? Wäre es ihr peinlich gewesen? Hätte Frau Acht sich überhaupt getraut, ihr zu sagen, wenn es ihr nicht recht gewesen wäre, im Seminar als »Fall« vorgestellt zu werden? Oder wäre es sogar so etwas wie eine Vorzugsbehandlung gewesen, hätte unbewusste Sehnsüchte nach besonderer Zuwendung angefüttert, wie Herr Daubt das beim Einsatz von Medien und Techniken meinte?

Frau Trimm entschließt sich zu Offenheit. Sie nutzt eine Gesprächspause am Stundenbeginn, um Frau Acht davon zu berichten, dass sie am Wochenende bei einem Seminar eine beeindruckende Methode kennengelernt hat, um erste Erinnerungen zu untersuchen. Sie lässt erkennen, dass sie im Seminar auch »Material« von Frau Acht verwendet haben, geht aber nicht ins Detail. Sie fragt Frau Acht, ob sie Lust hätte, diese Methode einmal auszuprobieren. Frau Acht ist überrumpelt. Ein Teil in ihr findet es seltsam und unangenehm, als »Fall« betrachtet zu werden. Ein anderer Teil fängt die Begeisterung von Frau Trimm auf. So spürt sie deren Energie und Engagement. Dieser Teil fühlt sich sehr verbunden mit dieser jungen Frau, die sich offenbar ehrlich und ernsthaft um sie bemüht. Auch wenn es ihr grundsätzlich sehr schwerfällt, Hilfe anzunehmen, macht ihr das doch ein warmes Gefühl, das sie nicht genauer benennen kann und will. Also antwortet sie nach einer kurzen Pause: »Ja, ... warum nicht ...«. Frau Trimm erläutert kurz, wie es geht (so gut sie sich daran erinnert). Es sei zwar eigentlich ein Flipchart vonnöten, aber das wolle sie jetzt nicht aus dem Seminarraum herschleppen, es werde auch so gehen, sie habe ja immer einen Block zum Mitschreiben.

So füllen Frau Acht und Frau Trimm gemeinsam die Matrix der Lebensstilanalyse rund um die Episode ihrer Einschulung aus. Dabei haben beide das Gefühl, keine Familienanekdote zu besprechen, sondern wirklich in die Geschichte hineingezogen zu werden. Nach einer kurzen Pause, in der beide das Bild auf sich wirken lassen, gibt Frau Trimm die Halbsätze vor, zu denen Frau Acht lebendige und spontane Assoziationen hat. Auch Frau Trimm hält sich nicht ganz zurück; am Ende haben beide das Gefühl, eine Art Gesellschaftsspiel zu spielen: »Ein bisschen wie bei den Montagsmalern, finden Sie nicht? Kennen Sie das eigentlich noch, in Ihrer Generation?«, fragt Frau Acht lachend, was Frau Trimm schmunzelnd mit »Doch, das ist mir geläufig« beantwortet. In diesem spielerisch-leichten Modus entwickeln Frau Acht und Frau Trimm gemeinsam den Fokussatz:

> »Ich bin so ungeschickt, daher muss ich meinen Übermut im Zaum halten. Ich muss aufpassen und folgsam sein, damit ich nicht unversehens allein und traurig zurückbleibe.«

Als Frau Trimm den Satz noch einmal vorliest, geschieht etwas für beide Unerwartetes. Ein Schweigen setzt ein, Frau Acht sieht aus »wie vom Donner gerührt«. Frau Trimm fragt, wie es ihr gehe, und Frau Acht sagt schulterzuckend: »Das ist irgendwie alles ganz schön traurig.« Auch Frau Trimm fühlt sich von einer Welle von Traurigkeit erfasst. ›Nicht ganz schön traurig, das ist unfassbar traurig‹, denkt sie bei sich. Gleichzeitig spürt sie eine unbändige Wut, die sie kaum bei sich behalten kann. Frau Trimm weint – nicht heftig oder schluchzend, eher still und nachdenklich. Auch Frau Trimm rollt eine Träne die Wange hinab, die sie nicht abwischt. Es ist ihr ein bisschen peinlich, aber letztlich egal.

Der Rest der Sitzung verläuft in einem sehr ruhigen, schweren Ton. Frau Acht und Frau Trimm sprechen über das kleine Mädchen, das sie hier untersucht haben. Wie in dieser Episode ganz viel dessen sichtbar wird, wie Frau Acht früher war. Wie die Geschichte weiterging, wie die Einschulung letztlich ein schönes

Erlebnis für Frau Acht war. Beim Abschied dauert der Händedruck einige Zehntelsekunden länger als sonst und fühlt sich für beide irgendwie warm an.

›Schon verrückt‹, denkt Frau Trimm, ›dass Psychotherapie mit so viel Tränen und Schmerzen funktioniert.‹ Eine Kollegin hatte dazu einmal »Heilungsschmerz«[115] gesagt, das findet Frau Trimm sehr passend.

Frau Acht geht sehr aufgewühlt aus der Sitzung. Sie geht nicht direkt nach Hause, sondern unternimmt einen langen Spaziergang am Wasser. »Ihren Männern« teilt sie per SMS mit, dass sie später kommt. Ihre Gedanken fliegen, sie fühlt sich nachdenklich, ohne genau zu wissen, worüber sie nachdenkt. Erneut kommen ihr Tränen, die sich irgendwie auch angenehm anfühlen. Es regen sich auch die altbekannten »Stell-dich-nicht-so-an«-Stimmen in ihr, die sie jedoch zum Schweigen bringen kann. Ein Satz aus der Reha fällt ihr ein, sie weiß nicht mehr, wer ihn gesagt hat: »Mitgefühl mit sich selbst ist nicht dasselbe wie Selbstmitleid!« Das hat ihr damals eingeleuchtet, aber erst heute hat sie das Gefühl, dass dieser Satz emotional ankommen kann. Sie denkt auch an Frau Trimm und daran, dass sie ein »Ausbildungsfall« ist. Normalerweise vermeidet sie es, an den Institutsrahmen ihrer Behandlung zu denken. Sie weiß ja, was das bedeutet: In ihrer Klinik müssen die Assistenzärzt*innen auch dem Chefarzt rapportieren. Die Vorstellung, dass man über sie spricht, ist ihr sehr unangenehm. Sie denkt sich dann, dass Frau Trimm bestimmt dem Ambulanzleiter Dr. Cornelius unterstellt ist, das findet sie tröstlich, denn zu ihm hat sie aus dem Vorgespräch ein sehr gutes Gefühl mitgenommen.

Frau Achts Stimmung bleibt das ganze Wochenende über nachdenklich und melancholisch. Mann und Sohn schleichen besorgt um sie herum. Bis sie ihnen ganz offen sagt, dass sie sich keine Sorgen machen sollen, dass in der Therapie viele Erinnerungen auftauchen. Dass das aber nicht heißt, dass sie wieder depressiv wird, nur, dass sie an diesem Wochenende ein wenig Zeit für sich braucht. Die beiden lassen sich davon beruhigen, sind zwar irritiert, haben aber auch nichts dagegen, dass an diesem Wochenende »jeder so sein Ding macht«.

Frau Acht schaut sich die wenigen Fotoalben aus ihrer Kindheit an. Sie versucht sich an die Geschichten zu den Bildern zu erinnern. Sie ist grundsätzlich nicht bereit, ihrer Mutter die Schuld an allem zu geben. Sie findet es immer eher lächerlich, wenn Leute ihr Leiden oder ihr Versagen auf die Eltern schieben. Wenn Frau Acht an ihre Familie denkt, hat sie das Bild einer Gruppe von Leuten vor Augen, die es so gut gemacht haben, wie es eben ging. Selbst ihrem Vater hat sie inzwischen verziehen. Nach der Trennung in ihren Teenagerjahren hatten sie kaum Kontakt, und wenn, dann sehr angespannt. Sie kam auch mit seiner neuen Partnerin nicht zurecht. Sie sah täglich, wie schwer es die Mutter hatte, und das warf sie ihm vor. Heute denkt sie etwas anders. »Scheidungskind« klingt viel schlimmer als »Patchworkfamilie«. Sich zu trennen war damals noch ein Tabu. Auf der einen Seite haben es die Menschen heute leichter, denkt sie, weil es besser möglich ist, Beziehungen auch wieder aufzulösen. Auf der anderen Seite aber glaubt sie, dass der »Untergang« der lebenslangen Ehe eine negative Folge der

115 Ich danke Anne Roth für dieses schöne Wort.

»Überflussgesellschaft« ist. Wie ihr Sohn das alles machen wird? Ob sie jemals Enkel haben wird? Am Sonntag gibt sich Frau Acht wieder einen Ruck: »So, genug der Schwermut.« Sie beschließt, ab Montag wieder in ihr erwachsenes Ich zurückzukehren – und beginnt die Woche gut gelaunt und energiegeladen.

Frau Trimm geht bewegt, aber mit einem guten Gefühl aus der Sitzung. Sie hat das Gefühl eines »Riesenfortschritts«, weil die Erinnerungen so gefühlsnah waren. Vor allem aber ist sie froh, dass sich das Thema Fallvorstellung im Seminar so gut besprechen ließ. Sie ist beruhigt, weil sie nicht mehr das Gefühl hat, einen Fehler gemacht zu haben. Ihr fällt ihr wieder die Supervision ein, in der die Gruppe ihr eine Kollusion vorgeworfen hatte. Okay, mag sein, dass sich Frau Acht und Frau Trimm ähnlich sind in dem Punkt, »immer alles richtig machen« zu wollen. Es ist ja nicht so, dass dieses Thema ihr nicht aus der Einzelselbsterfahrung bekannt wäre. Aber was soll denn daran falsch sein, wenn dabei solche Sitzungen entstehen?

In der nächsten Woche ist Frau Trimm ein wenig enttäuscht. Sie hatte gehofft, dass sie anknüpfen würden an die bewegende Sitzung. Aber Frau Acht ist wieder im »Funktionsmodus«. Sie berichtet ausschließlich von gegenwärtigen Begebenheiten im Alltag, vor allem auf der Arbeit. Fast so, als hätte es die letzte Sitzung nicht gegeben. Frau Trimm hat das Gefühl, hier keinen Fuß in die Tür zu bekommen. Im Nachhinein fragt sie sich, ob sie hier den Widerstand hätte ansprechen müssen. Sie würde sich gerne sagen, dass sie absichtsvoll der Abwehr Raum gegeben hätte, aber das wäre gelogen gewesen. Tatsächlich hatte sie eher das Gefühl, bei der Prozessgestaltung gerade nicht mitmachen zu dürfen.

Sie denkt an den Erfahrungsaustausch unter den Kolleg*innen. Viele berichten davon, wie schwer es ist, den Rhythmus, das Zeitgefühl in den Ambulanzbehandlungen zu finden. In der Klinik muss alles immer so schnell gehen. In der Ambulanz hat man plötzlich Zeit, und alles geht viel langsamer. Ein Kollege hatte dazu ein Bonmot eingeworfen: »Die Entdeckung der Langsamkeit ist auch die Entdeckung der Langweiligkeit.« Rational ist ihr natürlich klar, dass die Therapie nicht durch solche »Durchbruchstunden« in plötzlichen Sprüngen verläuft. Aber ein wenig enttäuscht ist sie schon.

Die Wirkung dieser Sitzung entfaltet sich sehr leise im Verlauf der nächsten Wochen und Monate. Immer wieder gelingt es mit nur sehr sparsamen Interventionen, Frau Acht zu Bezügen zwischen ihrer Gegenwart und ihrer Vergangenheit anzuregen. »Das Mädchen mit dem Kleid« wird für beide zu einer Art Code, um Aspekte des kindlichen Selbst von Frau Acht mitzudenken. Dabei macht Frau Acht häufig kleine Bemerkungen nebenbei, die auf den Altersunterschied zwischen den beiden anspielen.

Zum Beispiel fragt sie, ob »die jungen Leute« heute so etwas wie Poesiealben überhaupt noch kennen (was Frau Trimm ausweichend beantwortet). Dass damals bei ihr, wie bei fast allen Mädchen, der Spruch mit der Rose und dem Veilchen drinstand. Im Nachgang der Stunde ist Frau Trimm neugierig, was für einen Spruch sie gemeint haben könnte. Ohne viel nachzudenken, sucht sie im Internet nach dem Sinnspruch. Und ohne viel nachzudenken, bringt sie ihn in die nächste Stunde ein. »Ich hab' das mal gegoogelt«, sagt sie und trägt vor:

Sei wie das Veilchen im Moose,
sittsam bescheiden und rein
und nicht wie die stolze Rose,
die immer bewundert will sein.

Frau Acht ist überrascht und berührt. »Sehen Sie, ich hatte den Wortlaut vergessen. So war das damals, so sind wir erzogen worden.« Sie ist fast ein bisschen stolz auf Frau Trimm, was sie sich nicht erklären kann. Diese Stunde ist für beide, auf eine ganz andere Art, ebenso wichtig wie die Stunde der Bearbeitung der ersten Erinnerung. Das Gespräch pendelt zwischen allgemeiner Betrachtung von Lebensbedingungen damals und heute (wie Mädchen so aufwachsen) auf der einen und Episoden aus Frau Achts Leben auf der anderen Seite. Beide haben Spaß an der Mischung von philosophischer Reflexion und biografischer Exploration. Sie fühlen sich sehr miteinander verbunden. Wenn sie es verbalisieren könnten, würden sie vermutlich eine »Verbundenheit durch gemeinsames Verstehen« benennen.

In der Supervision löst diese Episode eine bewegte Stunde aus. Herr Daubt setzt zu einem längeren Vortrag über neue Medien und Psychotherapie an. Die Gruppe kann ihn stoppen, als er von den Kontroversen erzählen möchte, welche die Einführung von Anrufbeantwortern in den Praxen auslöste, indem sie ihn freundlich daran erinnert, dass er ja auch ein Smartphone hat und dies auch für Terminvereinbarungen mit ihrer Gruppe (und den Patient*innen?) nutzt. Er lässt sich bremsen: »Okay, machen wir's kurz: ›Patient Targeted Googeling‹ ist streng verboten. Punkt, aus.« Einige Supervisand*innen schauen etwas betreten. »Aber was Sie da gemacht haben, war ja etwas anderes, also lassen Sie uns herausfinden, was es bedeutet.« Die Gruppe bildet Hypothesen, wie das Googeln der Therapeutin mit dem Versorgungskonflikt der Patientin in Zusammenhang zu bringen wäre. Vielleicht hatte Frau Trimm ja wirklich den Impuls, Frau Acht mehr Aufmerksamkeit zu schenken als »normal«, weil sie mit dem unterversorgten, bedürftigen Anteil in ihr verbunden war? Herr Daubt betont den Aspekt des Altersunterschieds und der Generationenschranke. Es müsse allen Supervisand*innen klar sein, dass das eine Rolle spielt, wie alt man ist. Als Therapeut*in bemerke man das vielleicht gar nicht so (was die Supervisand*innen nicht bestätigen können), aber als Patient*in sei es ungemein schwer, jemand Jüngerem gegenüber Vertrauen zu fassen. Aus dieser Perspektive betrachtet, sei Frau Trimms Handlung vielleicht eine Gegenübertragung auf eine Spiegelübertragung der Patientin. Dadurch dass sie nun auch einen Poesiealbumspruch »vorzuweisen« hatte, mache sie sich ein wenig gleich mit der Patientin.

Frau Trimm ist mit der Supervision zufrieden. Sie hat viel Stoff zum Nachdenken und Nachfühlen mitgenommen und einige wichtige Informationen dazu, was erlaubt ist und was nicht. Gleichzeitig denkt sie, dass nun bestimmt niemand mehr in der Supervision besprechen wird, wenn man »Patient*innen gegoogelt« hat.

In den folgenden Monaten verändert sich Frau Acht, fast ohne es zu bemerken. Ihr fällt auf, dass sich Dinge ändern, das war ja auch der Plan: Was kann ich tun, was muss ich anders machen, damit es mir nie wieder so geht? Es gelingt ihr, alte und vertraute Muster zu unterbrechen. Sie macht die Erfahrung, dass es keine Katastrophe nach sich zieht, wenn sie auf der Arbeit einmal »Nein« sagt. Und sie stellt fest, dass es ihrer Familie sogar ganz recht ist, wenn sie ihre eigenen Wünsche lauter in die gemeinsame Freizeitgestaltung einbringt. Mit ihrer besten Freundin gerät sie sogar in Streit darüber, dass diese immer den Film aussuchen will, den sie gemeinsam schauen.

Die Therapie ist dabei für sie ein fester Raum geworden, um solche Dinge zu besprechen. Auch hat sie das Gefühl, mit einer größeren Selbstverständlichkeit in die Therapie zu gehen. Inzwischen sagt sie Freundinnen und Kolleginnen ganz offen: »Also in der Therapie haben wir neulich besprochen, …«. Selten jedoch sagt sie »Frau Trimm sagt, …«. Eigentlich benennt sie Frau Trimm nie beim Namen, allenfalls formuliert sie: »Meine Therapeutin meint ja, …«.

Einmal sitzt Frau Acht mit der Freundin, mit der sie auch den Streit gewagt hatte, im Café. Die Freundin fragt, wie denn die Therapie so laufe. Es fällt Frau Acht schwer, das zu beschreiben. Sie kann Beispiele erzählen, was sie so bereden und beschließen. Auch kann sie Frau Trimm ganz gut beschreiben, ihren Eindruck von deren Fleiß und Schüchternheit wiedergeben. »Aber was genau wir da *machen* … Keine Ahnung, warum fragst du?« Die Freundin antwortet: »Ach, nur weil du irgendwie so anders bist. Schwer zu beschreiben … vielleicht selbstbewusster? Ich weiß nicht genau, irgendwie anders halt. Steht dir gut, dein neues Ich!«

Frau Acht geht es seit einigen Monaten gut, »wieder richtig gut«, beschreibt sie es selbst. Die Therapie macht ihr immer noch Spaß, aber sie weiß derzeit nicht genau, woran eigentlich gearbeitet werden soll, wo es ihr doch gutgeht. Bald ist es ein Jahr her, dass sie die Operation hatte, mit der alles anfing. Manchmal hat sie das Gefühl, auch Frau Trimm hat derzeit keinen wirklichen Plan. Sie sieht manchmal müde aus, und Frau Acht fragt sich, ob die Therapie nicht mehr interessant ist für Frau Trimm, jetzt, wo die Symptome schon so lange nicht mehr da sind. Auch Frau Trimm ist wieder ein wenig unsicher, wie am Anfang: Die Klinikbehandlungen waren alle schrecklich kurz und unbefriedigend, und sie ist froh, in der Ambulanz nun so viele Stunden zu haben. Aber manchmal fragt sie sich schon, womit sie diese füllen soll.

Die Krise kommt für beide völlig unerwartet. Sie beginnt damit, dass Frau Trimm einen Fehler macht. Im Gespräch waren sie irgendwie auf Frau Achts ersten Freund (»Schwarm«) zu sprechen gekommen. Frau Trimm hatte gefragt, ob sie diesen zu Hause bei den Eltern vorgestellt hat. Frau Acht ist kurz verdutzt, zieht dann eine Augenbraue hoch und sagt: »Naja, meine Eltern waren ja geschieden, sodass ich ihn nur meiner Mutter hätte vorstellen können … Aber nein, so ernst war das damals noch nicht, das habe ich ihr gar nicht erzählt.« Frau Trimm errötet, als sie ihren Fehler bemerkt. Kurz versucht sie zurückzurudern, es irgendwie so darzustellen, dass sie es anders gemeint habe, entschließt sich dann aber zur Offenheit: »Ich weiß natürlich, dass ihre Eltern getrennt waren. Ich weiß auch nicht, warum mir das gerade entfallen war, entschuldigen Sie bitte.« Frau Acht kann die Entschuldigung gut annehmen, und der Rest der Sitzung verläuft unauffällig. Im Nachgang ist Frau Trimm weiterhin peinlich berührt und irritiert. Frau Acht denkt sich, dass Frau Trimm wohl etwas überarbeitet ist. »Kann ja mal passieren.«

Drei Wochen später verpasst Frau Acht eine Sitzung, da sie sich im Wochentag irrt. Sie hat eingekauft und will für den Abend etwas Besonderes kochen für sich und die Familie (das hat sie in der Therapie so gelernt, neben der Familie auch sich selbst explizit zu benennen). Erst als ihr Mann nach Hause kommt und fragt, warum sie denn schon da sei, fällt ihr ihr Fehler auf. Es ist ihr schrecklich unangenehm, sie schreibt Frau Trimm eine Textnachricht und entschuldigt sich, indem sie sagt, dass sie keine Entschuldigung habe. Frau Trimm nimmt die Nachricht mit Verwunderung auf. Sie fragt sich, ob sie sich nicht auch ärgern sollte. Sie hatte auf Frau Acht gewartet, die sonst immer pünktlich war. Nach einer Viertelstunde hatte sie sich gefragt, ob sie anrufen solle, um zu fragen, ob etwas passiert sei, sich dann aber dagegen entschieden.

In der Supervision wird der Ausfall beleuchtet. Die Gruppenmitglieder sind sicher, dass die vergessene Stunde eine Retourkutsche für den Irrtum von Frau Trimm einige Stunden zuvor war. Es wird auch überlegt, ob Frau Trimms Fehler ein Gegenübertragungsphänomen gewesen sein könnte. Frau Acht neigt ja zur idealisierenden Darstellung ihrer Kindheit; vielleicht war Frau Trimms Fehlerinnerung ja Ausdruck des Wunsches von Frau Acht, dass die Trennung nicht stattgefunden hätte. Frau Trimm bekommt mit auf den Weg, sie solle in jedem Fall das Ausfallhonorar annehmen. Nach Möglichkeit solle sie versuchen, den aggressiven Anteil am Ausfall zu deuten.

Frau Trimm ist vor der nächsten Sitzung sehr nervös. Sie mag es nicht, Ausfallhonorare nehmen zu müssen, und übt im Rollenspiel mit einer Kollegin, wie man das formulieren kann. Tatsächlich muss sie das dann aber nicht: Frau Acht eröffnet die Stunde, indem sie fragt, ob sie das Ausfallhonorar bar bezahlen soll – bei der Logopädie ihres Sohnes damals sei das so üblich gewesen. Frau Trimm fühlt sich etwas überrumpelt, aber auch erleichtert, dass die Thematik mit einem Satz abgehandelt ist und dass die Abrechnung über die Institutsambulanz läuft. Sie versucht, gemeinsam mit Frau Acht den Sinn des Ausfalls zu ergründen, was nicht gut funktioniert. Frau Acht kennt natürlich »Freud'sche Versprecher«; dass es auch andere Fehlleistungen gibt, kann sie intellektuell verstehen. Dass sie aber auf Frau Trimm sauer gewesen sein sollte, kann sie nicht bestätigen. Frau Trimm will nicht »mit Gewalt« eine Deutung platzieren, versucht aber wenigstens einen »Marker« zu setzen, dass sie darüber ja später noch einmal reden können.

Später, in der Supervision, wird Frau Trimm erneut mit dem Thema Aggression und deren Abwehr konfrontiert: Etwas empört fragt eine Kollegin, ob ihr denn nicht die Abwertung am Vergleich mit der »Ergotherapie« aufgefallen sei. Frau Trimm will argumentieren – warum soll sie sich denn für etwas Besseres halten als eine Ergotherapeutin, und überhaupt ging es um *Logo*pädie –, was bei der Gruppe nicht gut ankommt. Herr Daubt greift mit Blick auf die Uhr in die Diskussion ein (vielleicht möchte er keinen Streit zwischen den Kandidat*innen zulassen). Er macht deutlich, dass Frau Trimm noch Einiges zu tun habe hinsichtlich der Bearbeitung des Themas Aggression bei Frau Acht.

Frau Acht fühlt sich merkwürdig erleichtert: Sie hatte schon ein schlechtes Gewissen. Dadurch dass sie das Ausfallhonorar bezahlt, fühlt sie sich entlastet. Es ist ihr auch nicht mehr so peinlich, weil es ja dann letztlich doch eine mehr geschäftliche Angelegenheit ist, und sie nicht befürchten muss, Frau Trimm gekränkt zu haben, indem sie sie warten ließ.

In stiller Übereinkunft beschließen Frau Acht und Frau Trimm, es dabei bewenden zu lassen. Frau Acht wird im weiteren Verlauf keine Sitzungen mehr vergessen.

Als Frau Trimm ankündigt, bald über die weitere Therapie sprechen zu müssen, bekommt Frau Acht zunächst einen Schreck. Sie hatte die Stunden nicht mitgerechnet, in ihrer Vorstellung war die Therapie so etwas wie eine Dauereinrichtung in ihrem Leben. Dass Frau Trimm nun darauf hinweist, dass die bewilligten Stunden bald aufgebraucht seien, versetzt sie in leichte Panik. Gleichzeitig wundert sie sich über ihre eigene Reaktion: Sie fühlt sich doch schon so lange gut, wovor hat sie eigentlich Angst? Es beruhigt sie, dass Frau Trimm gleich die Möglichkeit einer Verlängerung in den Raum stellt. So kann sie sich – zunächst außerhalb der Sitzungen – auch fragen, ob es nicht auch ganz gut für sie wäre, nicht mehr in die Ambulanz fahren zu müssen. Frau Trimms Frage, wie sie den »frei gewordenen« Nachmittag nutzen würde, greift sie gern auf und entwickelt Phantasien dazu, wie sie diesen Tag für sich gestalten könnte.

Frau Trimm steht einer Verlängerung ambivalent gegenüber. Die Therapie läuft ihrem Empfinden nach gut. Sie mag Frau Acht, und im Vergleich zu ihren anderen Behandlungen kommt ihr die Therapie mit Frau Acht leicht vor. Bis auf den einen Ausfall hat sie das Gefühl, dass die Therapie mehr oder weniger von selbst laufe. Was angenehm ist, aber auch ihre Zweifel im Hinblick auf die Frage nährt, was denn ihr eigener Anteil an der Behandlung ist. Außerdem fragt sie sich, was Frau Acht eigentlich braucht. Nimmt sie ihr nicht auch etwas weg, wenn sie die Therapie verlängert? Frau Acht hatte am Anfang so mit dem »Kranksein« gehadert – verhindert eine Verlängerung nicht auch das »Gesundsein«?

In der Supervision ist die Verlängerung keine Frage. Herr Daubt erläutert in seinem Dozierton, dass Durcharbeiten ein kleinschrittiger Prozess sei. Es sei gut, mindestens einmal, besser zweimal die Jahreszeiten und die Jahrestage gemeinsam zu durchlaufen. Die Gruppe verweist darauf, dass das Thema Aggression sicher noch nicht fertig sei. Frau Trimm kann dem zwar zustimmen, fragt sich aber, wie sie das machen soll und ob es überhaupt klappen wird. Sie hat schon einen »Ad-gredi-Vortrag« gehalten, also auf die Notwendigkeit gesunder Aggression zur Durchsetzung und Abgrenzung hingewiesen. Da kann Frau Acht gut mitgehen, schließlich hat sie das schon in der Reha gehört, und es ist auch etwas, was sie immer wieder »übt«. Aber so richtig zum »Ausbruch« kommen diese Gefühle eigentlich nie. Es anhand der Übertragung (anlässlich des Ausfallhonorars) zu deuten hatte auch nicht funktioniert.

Darüber hinaus gibt es an ihrem Institut noch einige Verwirrungen und unklare Regeln. Frau Trimm glaubt, dass sie 100-stündige Therapien für die Prüfung nachweisen muss. Anlässlich der Richtlinienreform von 2017 wurden die Regeln für die Ambulanzfälle geändert, man darf nun maximal 9 Fälle, aber nur

7 parallel haben, damit allen Patient*innen im Zweifel 100 Stunden angeboten werden können. Frau Trimm hilft es nicht, wenn die Dozent*innen die alten Regeln erläutern und berichten, dass es früher flexibler war. Was helfen ihr Geschichten von früher? Die Kandidat*innen hatten sich schon mit einem Protestbrief an das Institut gewandt, aber das hatte auch nichts genutzt. Das Problem ist, dass sich die Ausbildungszeit verlängert, wenn alle Therapien auf 100 Stunden angelegt sind und eine Therapie vorzeitig endet. Dann muss man nämlich nochmal von vorne anfangen, hat aber eventuell gar nicht genügend Kapazität für eine komplette Langzeittherapie. Eine Studienkollegin, die eine psychoanalytische Ausbildung absolviert, hatte für Frau Trimms Aufregung nur ein müdes Lächeln übrig: »Willkommen in meiner Welt«, sagte sie.

Darüber hinaus empfängt Frau Trimm auch widersprüchliche Signale vom Institut. Eine Dozentin hat ein tolles Seminar zur Fokusbildung und zu Kurzzeittherapien gemacht und den Kandidat*innen nahegelegt, im Rahmen der Ausbildung unbedingt auch mindestens eine KZT durchzuführen. Nur: Woher nehmen und nicht stehlen? Sie kennt keine Ausbildungskollegin, die tatsächlich eine Kurzzeittherapie vermittelt bekommen hätte. Wenn KZT beantragt wird, dann zumeist, weil die Motivation nicht sicher ist, weil ein Suchtmittelkonsum im Raum steht, weil eine unklare Perspektive besteht oder Ähnliches. Dr. Cornelius scheint eigentlich nie die Idee zu haben, dass bei Patient*innen 24 Sitzungen wirklich ausreichend sein könnten. Und sie hört auch unter den Kolleg*innen ausgesprochen selten, dass eine Therapie nach 60 Stunden endet. Irgendwie scheint die Verlängerung doch ein Automatismus zu sein.

Dazu kommt, dass Frau Trimm nach der Klinikerfahrung 100 Stunden als ein fast endloses Kontingent erscheint, was es ihr schwer macht, den Prozess zu überschauen. Sie kann gut mitgehen in der Supervision, dort wird ihr empfohlen, den Prozess nicht entlang der Stunden, sondern entlang des Lebens der Patient*innen zu strukturieren. An ihrem Institut wird OPD großgeschrieben, und so wird auch zur Verlängerung nahegelegt, eine Prozessdiagnostik mit der Heidelberger Umstrukturierungsskala vorzunehmen. Frau Trimm mag das Instrument nicht besonders, sie findet die »Bewältigungsbewertung« durch sie als Behandlerin etwas willkürlich. Aber sie macht eine andere erstaunliche Erfahrung. Die Kandidat*innen sollen zu Übungszwecken auch dann einen Verlängerungsbericht schreiben, wenn dieser gar nicht von der Krankenkasse angefordert wird. Da bei Frau Acht schon der Erstbericht nicht an einen Gutachter weitergeleitet wurde, wird das vermutlich auch nicht zur Verlängerung geschehen. Das nimmt Frau Trimm den Druck und auch den Widerwillen hinsichtlich bürokratischer Vorgänge. Sie erinnert sich außerdem daran, schon als Kind gerne Geschichten geschrieben zu haben. So geht ihr der Verlängerungsbericht sehr flüssig von der Hand (und sie freut sich über das Lob des Supervisors). Sie nutzt diese Gelegenheit, noch einmal alle ihre Notizen durchzuschauen. Sie erinnert sich daran, im Studium viel Spaß an qualitativer Forschung gehabt zu haben, ein bisschen fühlt sie sich daran erinnert, als sie aus den Mitschriften eine Art Zeitlinie macht, auf der sie die relevanten Themen kategorisiert anordnet. Den Bericht selbst schreibt sie eigentlich wie früher eine Geschichte. Sie findet es gut, dass im Leitfaden nur drei Fragen gestellt sind, so kann sie einfach erzählen, was passiert ist. Sie ertappt sich bei einem hochmütigen Gedanken, den sie sich auch bei weiterem Nachdenken gönnt: Die Dozent*innen scheinen große Probleme mit den Berichten zu haben. Jedenfalls meckern alle immer darüber, und wenn die Kandidat*innen richtig raten, dann schreiben die Dozent*innen eigentlich immer Umwandlungs- und nie Erstberichte. So als würden die alle prokrastinieren – oder eben nicht so gut schreiben können.

Die Therapie bekommt durch die Frage der Verlängerung einen neuen Schwung: Frau Acht und Frau Trimm wenden sich mit Elan und einer gewissen Begeisterung der Aufgabe zu, den bisherigen Verlauf zu resümieren. Dabei lachen sie viel, sind aber zuweilen auch ernst und bewegt. Inzwischen ist es keine Frage mehr, ob auf 100 Stunden verlängert werden soll. Auch eine neue Zielsetzung lässt sich schnell finden: Ging es zunächst darum, die Depression zu behandeln, so ist die Aufgabe nun, dass sie nicht wiederkommt. Gemeinsam identifizieren die beiden »Landmarken« im nächsten Jahr (Weihnachten, Geburtstag, Jahrestag des Wiedereinstiegs in die Arbeit, Hochzeitstag usw.), an denen jeweils erneut darüber gesprochen werden soll, wo man steht und wie viel Therapie noch nötig ist.

Für Frau Acht fühlt sich die Therapie irgendwie anders an, nachdem die Verlängerung bewilligt wurde. Obwohl Frau Trimm sehr zuversichtlich war, hatte Frau Acht doch ein bisschen Sorge, als sie den Antrag unterschrieb. Schließlich kennt sie aus ihrer Arbeit den Kosten- und Effizienzdruck sowie die teilweise sehr ärgerlichen Auseinandersetzungen mit Kostenträgern. Gleichzeitig tauchte erneut das Gefühl auf, sich hier unberechtigterweise Versicherungsleistungen zu erschleichen. Nicht mehr so laut wie früher, aber die wohlbekannte »Stell-dich-nicht-so-an«-Stimme ist immer noch da. Es hilft ihr, dass Frau Trimm hier sehr klar Position bezieht. Sie macht auf Frau Acht dabei einen Eindruck, der zu ihrem jugendlichen Aussehen im Widerspruch steht. So als wäre sie sehr viel erfahrener, als sie eigentlich sein kann. Das löst auch merkwürdige Gefühle bei Frau Acht aus, die sie nicht recht greifen kann. Es überwiegt jedoch die Erleichterung, als sie im Briefkasten die Bewilligung der Krankenkasse viel schneller als erwartet vorfindet.

Auch für Frau Trimm markiert die Bewilligung (und nicht das Ende des ersten Kontingents) den neuen Abschnitt in der Therapie. Sie freut sich, ist aber auch verunsichert. Die Phase des Bilanzierens und Neuausrichtens ist nun vorüber – worum soll es in der weiteren Therapie gehen? Sie fühlt sich ein wenig wie eine Hochstaplerin. Eigentlich hat sie doch noch gar keine Ahnung, wie sie den Prozess gestalten soll. Haben sie nicht schon über alles gesprochen? Die klaren Worte des Supervisors helfen ihr schon: »Wir würden doch gar keine Therapie beantragen, wenn wir nicht vorher schon Notwendigkeit, Zweckmäßigkeit und Angemessenheit erkannt hätten!« Aber ein wenig nervös ist sie dennoch.

In den nächsten Monaten machen Frau Acht und Frau Trimm die Erfahrung, dass »mehr vom Gleichen« überhaupt nicht »immer dasselbe« bedeutet. Thematisch und inhaltlich schreitet die Therapie genauso fort wie vor der Verlängerung: Frau Acht berichtet von Begebenheiten aus der letzten Woche, und diese nehmen die beiden zum Startpunkt für Ausflüge in die Biografie von Frau Acht. Manchmal verbraucht Frau Acht viele Taschentücher – die sie immer noch selbst mitbringt, was schon zu einer Art Running Gag zwischen den beiden geworden ist. Manchmal sind die Stunden ausgesprochen heiter, und keine von beiden vermag anzugeben, wer hier wen mit guter Laune angesteckt hat. Und manchmal sind die Sitzungen fast langweilig, sachlich, geschäftsmäßig.

Zu den vereinbarten Zeitpunkten werden der »Therapie-Rest« und das Ende der Therapie besprochen. Frau Trimm hat sich angewöhnt, am Ende der Stunde anzukündigen, dass in der nächsten Woche »über die Therapie« gesprochen werden müsste, worauf Frau Acht regelhaft fragt, wie viele Stunden es denn noch seien. Frau Acht stellt sich dann vor den Sitzungen die Frage »Wie viel Therapie brauche ich denn noch?«. Sie zeigt Frau Trimm dies an, indem sie mit Daumen und Zeigefinger eine Strecke anzeigt, die von Mal zu Mal kürzer wird.

Frau Trimm fühlt sich in der Supervision etwas unter Druck gesetzt. Die Kolleg*innen geben ihr das Gefühl, den Abschied nicht richtig zu konfrontieren. Da ist schon etwas dran. Wenn Frau Trimm fragt, was der Gedanke an das Ende der Therapie für Gefühle auslöst, dann antwortet Frau Acht wie erwartet: eine Mischung aus Traurigkeit und Erleichterung. Es klingt für Frau Trimm aber nicht besonders gefühlsintensiv. Die Gruppe bezieht das Abschiedsthema auf den Konflikt und auf die noch immer unbearbeitete Aggressionsthematik. Es *muss* doch bei Frau Acht Gefühle von »Zu-kurz-Kommen«, von »Im-Stich-gelassen-Werden« auslösen! Frau Trimm kann das kognitiv nachvollziehen, weiß aber auch nicht, wie sie das anders umsetzen soll, als immer wieder den Abschied anzusprechen. Immerhin hat sie den Eindruck, dass Frau Acht sich anlässlich des Auszugs des Sohnes sehr intensiv mit dem Thema Loslassen beschäftigt hat. Nur auf das Ende der Therapie lässt sich das nicht gut beziehen. Sie kann doch Frau Acht auch nicht zwingen, die Gefühle zu fühlen, welche die Gruppe erwartet.

Ebenfalls etwas genervt ist sie davon, dass Herr Daubt ausgerechnet den Fall von Frau Acht nutzt, um einen Vortrag über die Vor- und Nachteile der Rezidivprophylaxe zu halten. Die Gruppe fasst seine längeren Ausführungen so zusammen: »Bei strukturellen Störungen ausschleichen, bei Konfliktneurosen den Abschied konfrontieren.« Als anstrengend empfindet Frau Trimm, dass das – wie bei den Kurzzeittherapien – ja nur theoretische Erwägungen sind. Denn den Kandidat*innen wird nahegelegt, die Rezidivprophylaxe aus pragmatischen Gründen nicht zu verwenden, um nicht für zwei Jahre und vermutlich über die Ambulanzzeit hinaus an »Versprechen« gebunden zu sein. Inhaltlich kann sie dem Supervisor gut folgen. Sie würde vermutlich auch dann keine Rezidivprophylaxe beantragen, wenn sie es könnte. Denn die Kolleg*innen haben recht: Das Thema Abschied und Aggression sollte irgendwie fokussiert werden. Genervt ist sie trotzdem. In der Selbsterfahrung beobachtet sie sich dabei, ungewöhnlich aggressive Formulierungen zu finden. Sie hat die Nase voll davon, dauernd zu hören, was in der freien Praxis alles geht und bei ihnen in der Ambulanz »leider, leider« nicht. Sie hat auch genug davon, von den älteren Therapeut*innen zu hören, wie schlimm sie das PiA-Jahr finden und wie unmöglich die mangelnde oder gar fehlende Bezahlung – dabei aber sehr deutlich zu spüren zu bekommen, dass die Kandidat*innen schön brav ihre Pflichtstunden absolvieren sollen.

Frau Acht ist zufrieden. Mit sich, ihrem Leben, ihrer Therapie. ›Wie schnell die Zeit vergeht‹, denkt sie. Und wie viel inzwischen passiert ist. Sie hatte sich tot gefühlt in der Depression. Sie hat sich neu kennengelernt in der Therapie. Sie ist alt geworden, als der Sohn ausgezogen ist. Sie ist jung geworden, als ihr Mann ihr zur Feier des neuen Lebensabschnitts eine Reise geschenkt hatte. Sie ist anders geworden in der Arbeit, und ihre Kolleginnen mögen sie trotzdem. So langsam, bemerkt sie, hat sie keine Lust mehr auf die Therapie. Die Frage »Wie lange noch?« hat eine neue, andere Färbung für sie erhalten. Aus »Wie lange darf ich noch?« ist »Wie lange muss ich noch?« geworden. Frau Acht zögert zunächst, das mit Frau Trimm zu besprechen. Schließlich will sie nicht beleidigend wirken. Als sie es doch erzählt, wirkt Frau Trimm aber ganz angetan und irgendwie auch erleichtert. Gemeinsam rechnen sie aus, wie lange die Stunden noch »reichen« würden, wenn keine von beiden krank wird. Sie beschließen, die letzte Sitzung in drei Monaten abzuhalten, vor den Pfingstferien, egal, ob die 100 Stunden dann voll sind oder nicht. Für Frau Acht ist das eine vernünftige Lösung. So kann sie sich darauf einstellen und planen.

Die Katastrophe kommt im Frühjahr. Frau Achts beste Freundin (sie nennen einander manchmal Schwestern) rutscht in eine Krise. Sie ist nach einer gescheiterten Ehe schon seit Jahren Single und permanent auf der Suche nach Männerbekanntschaften. Frau Acht findet das nicht gut; sie findet, ihre Freundin sei zu alt für solche »Spielchen«. Und doch ist sie fasziniert, vielleicht sogar ein wenig neidisch auf die »Dating-Abenteuer« ihrer Freundin. Ungefähr einmal im Jahr hat die Freundin »eine Sache«, die sich über mehrere Monate hinzieht. Und dann im Liebeskummer endet. So war es auch diesmal, weshalb Frau Acht die Krise der Freundin zunächst nicht richtig ernstnimmt. ›Selbst schuld, warum suchst du dir auch immer so verkorkste Männer!‹, denkt sie bei sich. Später fühlt sie sich für diesen Satz sehr schuldig, obwohl sie ihn ja gar nicht ausgesprochen hat. Die Freundin antwortet nicht auf Textnachrichten, in denen Frau Acht eine Verabredung vorschlägt. Sie ruft auch nicht zurück. Nach etwa einer Woche macht Frau Acht sich Sorgen. Sie ruft so lange an, bis die Freundin endlich abhebt. Sie ist seit einer Woche im Krankenhaus – »Das hier ist anders als Liebeskummer«, sagt sie. Sie habe gar nicht mehr schlafen, keine klaren Gedanken fassen und nur noch heulen können. Schließlich habe sie ernsthaft darüber nachgedacht, sich das Leben zu nehmen. Es wird doch ohnehin nie besser werden. Ihre Therapeutin hat sie daraufhin in die Klinik geschickt. Und da liege sie nun, sediert und hoffnungslos.

Frau Acht besucht ihre Freundin im Krankenhaus. Anders als sonst kommt kein richtiges Gespräch zustande. Frau Acht weiß auch nicht, was sie der Freundin raten soll. Trostvolle Worte quittiert diese mit einem zynischen »Ja, klar, alles wird gut, weiß ich schon«. Frau Acht fühlt sich ratlos, hilflos und ohnmächtig wie schon lange nicht mehr.

Dann wird sie selbst depressiv. Auf der Arbeit grassiert ein Magen-Darm-Virus. Sie glaubt zunächst, sich dort angesteckt zu haben, und erzählt das auch ihrem Mann. Am Sonntag aber muss sie sich eingestehen, dass sie gar keine Symptome hat. Nur eben keine Lust aufzustehen. Das setzt sich fort, und so schleppt sie sich am Montag mit Mühe zur Arbeit. Ihrem Mann erzählt sie, dass ihr die Krise der Freundin an die Nieren gehe. In Wahrheit aber fühlt sie selbst eine unerschöpfliche Trostlosigkeit. »Man rackert sich ab, bemüht sich, dann wird man alt und nutzlos und stirbt. Und das war's dann.« Sie möchte diese Gedanken nicht denken. Manchmal hat sie Panik, weil sie das noch aus der Depression kennt. Dann aber ist ihr alles gleichgültig, auch die Angst vor einer neuen Depression. Auf der Arbeit tut sie so, als wäre sie krank, geht aber trotzdem hin. »Ich fühl' mich nicht so« ist ja nicht mal gelogen, denkt sie. Was geht's die anderen an, ob es der Magen oder das Herz ist, und wen interessiert das überhaupt? Dennoch ist es für Frau Acht keine Frage, dass sie den Psychotherapie-Termin wahrnehmen wird.

Als Frau Trimm Frau Acht aus dem Wartezimmer holt, erschreckt sie. Frau Acht sieht schlecht aus, ganz grau und müde. Ob sie krank ist? Dann sorgt sie sich noch mehr, als Frau Acht einen Schwall düsterer Gedanken von sich gibt und dann verstummt. Frau Trimm versucht sich zu orientieren, versucht herauszufinden, was denn eigentlich los ist. Das Letzte, woran sie sich erinnert, waren Frau Achts Sorgen um ihre Freundin und die Vorwürfe, die sie sich gemacht hatte, weil sie die Krise zunächst nicht ernstgenommen hatte. Frau Acht versteht es so, dass sie selbst nun schlichtweg wieder »depressionskrank« ist, »genau wie damals«. Frau Trimm versucht zu relativieren; die erste depressive Episode sei doch viel plötzlicher gekommen, und Frau Acht habe gar keinen Namen dafür finden können. »Ja, stimmt, jetzt weiß ich, wie das heißt. Toll. Bemerke ich es früher, dann hab ich länger was davon.« Frau Trimm fühlt sich angegriffen und überfordert. Sie beschließt, erst einmal keine beschwichtigenden, sondern validierende und orientierende Interventionen zu versuchen. Gleichzeitig bringt sie ihre Sorge zum Ausdruck, indem sie Frau Acht spontan eine zusätzliche Sitzung anbietet, was diese dankend ablehnt.

Frau Trimm ist froh, dass sie noch Stunden in der Einzelselbsterfahrung übrig hat. Zugleich wird ihr schmerzlich bewusst, dass es ja auch dort um den Abschied geht. ›Schon komisch‹, denkt sie, ›wie sich die Themen doppeln‹. Sie ist voller Angst und Zweifel. Wenn Frau Acht nach einer so hohen Dosis an Therapie wieder so stark »abschmieren« kann – was bringt das denn alles? Ist es am Ende doch Schicksal oder Chemie? Ist das ganze Konzept von der »Redekur« am Ende doch Humbug, wie neulich wieder im »Spiegel« stand? Ist Depression ansteckend? Hat sich Frau Trimm nun bei Frau Acht angesteckt, wie diese bei der Freundin?

Es gelingt ihr, sich von diesen destruktiven Gedanken abzuwenden. Dennoch sieht sie sich hineingezogen in ihre eigenen Zweifel. An sich selbst, an dem, was sie tut. Sie beschließt, dass diese Themen in die Selbsterfahrung gehören, die Behandlungsplanung aber in die Supervision. Sie geht mit gemischten Gefühlen zur Supervision. Einerseits meldet sie sofort und dringend Bedarf an, andererseits will sie am liebsten gar nichts erzählen. Sie fühlt sich defensiv, angegriffen von der Gruppe (obwohl sie weiß, dass die Kolleg*innen es nicht böse mit ihr meinen). Die Gruppe spekuliert wie gewohnt in Richtung Abschied und Aggression: Wenn Frau Acht noch krank ist, kann Frau Trimm sie nicht entlassen. Und wenn Frau Acht noch krank ist, hat Frau Trimm versagt. Herr Daubt versucht zu beruhigen. Er nutzt eine seiner geliebten Bühnen-Metaphern (die Gruppe glaubt, dass er ein Theater-Abo hat): Es sei ganz normal, fast erwartbar, dass gegen Ende der Behandlung die Symptome noch einmal auftreten. So wie sich die Figuren im Theater nach dem Schlussvorhang noch einmal alle verbeugen. Er gibt auch zu bedenken, dass Depressionen zur Rezidivbildung neigen (und unbehandelt auch zur Chronifizierung). Statistisch gesehen, habe Frau Acht gute Chancen. Schließlich habe sie eine gute Therapie erhalten, und der späte Ersterkrankungszeitpunkt verweise auf Resilienz. Frau Trimm beruhigt sich etwas, ist aber weiterhin nervös, weil nur noch so kurze Zeit für die Behandlung ist. Sie kann nicht noch einmal von vorne anfangen – und will es auch nicht. Ein klein wenig ist sie auch verärgert: »Muss das denn jetzt sein?«. Die Therapie lief so gut, konnte sie ihr nicht einfach einen glatten Verlauf gönnen? Das wird wohl die berühmte Aggression in der Gegenübertragung sein, auf die die Gruppe immer hinauswollte, denkt sie bei sich.

In der nächsten Stunde entschuldigt sich Frau Acht dafür, dass sie in der letzten Woche »so negativ« gewesen sei. Der »Spuk« sei ebenso plötzlich wieder verschwunden, wie er aufgetreten sei. Frau Acht fand das schon gruselig, dass sie sich wieder so fühlen konnte. Aber auch beruhigend, dass es diesmal nur fünf Tage gewesen seien. Gemeinsam umkreisen Frau Acht und Frau Trimm diesen Einbruch. Sie suchen nach dem Anfangs- und dem Schlusspunkt; suchen nach Dingen, die herausgeholfen haben.

Die letzten Monate der Therapie bekommen für Frau Acht durch die erneute depressive Episode eine andere emotionale Färbung. Sie ist immer noch zufrieden mit sich und optimistisch, dass sie auch spätere Rückfälle wird bewältigen können. Sie ist sich aber nicht mehr so sicher, dass es keine mehr geben wird. Auch kommt sie nun sehr viel besser an die Gefühle zum Abschied heran. Ihr wird schmerzlich bewusst, wie viel Sicherheit sie aus der Beziehung zu dieser jungen Frau gezogen hat. Sie lächelt zwar, aber meint es durchaus ernst, als sie sagt: »Also, es ist wirklich eine Zumutung, dass Sie mich im Stich lassen! Das wollten Sie doch die ganze Zeit hören, oder? Und es stimmt auch, ein bisschen jedenfalls.« Es fällt Frau Acht nicht schwer, den Bezug herzustellen zu ihrer Geschichte. Dass sie schon viel zu früh selbst Verantwortung übernommen hatte, dass sie dadurch zu wenig Fürsorge erlebt hatte – das wusste sie ja schon. Nun spürt sie es erneut. Und sie kann den Bezug zum Auszug des Sohnes herstellen. Frau Acht weiß, dass ihr dadurch nicht nur der Sohn fehlt, sondern auch eine Möglichkeit, ihn zu »betüddeln«. Und sie weiß, dass das gut so ist.

Frau Trimm fühlt sich ihrer Patientin im Abschied sehr nahe. Beide haben in der letzten Stunde Tränen in den Augen, sind einander dankbar. Sie glaubt, in der Gegenübertragung Frau Achts emotionale Lage spüren zu können. Sie erinnert sich an ein Gefühl, das sie schon lange vergessen hatte. Als sie zum Schüleraustausch in einem fremden Land am Zielflughafen ankam, hatte sie sich so gefühlt: ängstlich und unsicher – aber auch voller Stolz, nun in die Welt hinauszugehen.

15 Die Therapie des Herrn Bertolt in einer Institutsambulanz

›Dann wollen wir doch mal sehen, was für einen Laden Dr. Erhardt empfohlen hat‹, denkt Herr Bertolt und betritt die Räume der Institutsambulanz. Er ist positiv überrascht von der warmen, ruhigen Atmosphäre. Da er sich beruflich häufig in Hotels aufhält, ist seine Assoziation die einer gehobenen Pension. Er vergleicht die Räumlichkeiten mit denen der verkehrspsychologischen Praxis. Dort hatte er zunächst große Probleme, sich mit dem hässlichen 80er-Jahre-Rauhfaser-Ambiente zu arrangieren. Sehr bald jedoch war das Äußere unwichtig, und er hatte mit viel Engagement die Verkehrstherapie bei der Mitarbeiterin der Verkehrspraxis, Frau Foucher, absolviert. Ohne es zu bemerken, ist er immer noch gekränkt, dass sie die Therapie nicht weitermachen wollte. Er wendet das in ein Lob und drückt es so auch gegenüber dem Ambulanzleiter Dr. Cornelius aus: »Es zeigt ja schon von einer gewissen Größe, die eigenen Grenzen anzuerkennen. Immerhin trage ich da ja jedesmal 130 Euro rein.«

Auf das Erstgespräch fühlt Herr Bertolt sich gut vorbereitet. Er nimmt fälschlicherweise an, dass Dr. Cornelius bereits Informationen hat. Dennoch fühlt er sich merkwürdig unsicher, als Dr. Cornelius das Gespräch mit der Frage eröffnet, was ihn herführe. Herr Bertolt umschifft das, indem er sich zunächst für die rasche Terminvergabe bedankt (»Ich habe ja gehört, dass es normalerweise gar nicht so leicht ist, einen Termin zu bekommen«) und dann direkt auf die Vornbehandlung rekurriert. Er macht deutlich, dass er sein Alkoholproblem fest im Griff habe und hierfür keine weitere Beratung benötige. Er umreißt in einem 20-minütigen Monolog die Ergebnisse der Verkehrstherapie, die im Wesentlichen aus einem Funktionsmodell für die Entstehung des Alkoholproblems (als dysfunktionales Muster der Stressbewältigung) sowie aus einem ausgeklügelten Lösungsprogramm (als funktionales Muster der Stressbewältigung) besteht. Als Dr. Cornelius ihn konkret fragt, woran er denn »weitermachen« möchte, gerät das Gespräch ins Stocken. Herr Bertolt war auf die Frage vorbereitet gewesen: Er habe in der Verkehrstherapie das »Wie« seines Problems gut verstanden und eine Lösung gefunden. Aber das »Warum« dahinter sei ihm noch nicht klar. Was ihn aus der Bahn wirft, ist die Formulierung von Dr. Cornelius, was ihm denn »verloren gegangen«[116] sei. Herrn Bertolt entgleiten für einen kurzen Moment die Gesichtszüge, und Dr. Cornelius erschreckt ein wenig. Seine harmlos gemeinte Frage scheint eine starke emotionale Reaktion hervorgerufen zu haben. Er beschließt zurückzurudern und verweist darauf, dass eine exakte Zielvereinbarung Teil der probatorischen Phase wäre; vor allem bei psychodynamischen Therapien müsse sich das auch erst entwickeln.

---

116 Ich danke Thomas Nölle für diese schöne Frage.

Dr. Cornelius hat ein Problem: Wem soll er diesen Patienten zuweisen? Ist das überhaupt eine Ambulanzbehandlung? Gibt es überhaupt eine Indikation für eine Psychotherapie? Dr. Cornelius hält Herrn Bertolt für einen gut kompensierten, erfolgreichen Narzissten ohne offensichtliche Symptome (die Stimmungseinbrüche scheinen ihm kaum krankheitswertig). Andererseits hat er den Eindruck, dass Herrn Bertolts Stabilität auf tönernen Füßen steht. Bei der Frage, was ihm »fehlt«, tat sich kurz ein Riss auf in seiner Fassade, und Dr. Cornelius bekam einen Eindruck von der Tiefe des Abgrunds, an dessen Rand Herr Bertolt balanciert. Sollte man da überhaupt an der Abwehr kratzen? Warum macht er nicht eine VT, das würde konzeptionell viel besser an die Verkehrstherapie anschließen? Aber diesbezüglich war Herr Bertolt sehr klar gewesen. Seine Logik ist, dass er aus einer VT nicht mehr würde »herausholen« können, als er bereits in der Verkehrstherapie erarbeitet habe. Für eine Psychoanalyse fehle ihm die Zeit, und überhaupt halte er das für veraltet (das sieht Dr. Cornelius anders; vermutlich würde niemand Herrn Bertolt sofort dreistündig auf die Couch legen, aber eine modifizierte AP wäre sicher eine gute Alternative). Ergo bleibe ja nur noch »so eine psychodynamische Sache«. Ebenfalls sehr klar war Herr Bertolt, dass eine Gruppentherapie für ihn nicht infrage komme. Er habe den ganzen Tag in Meetings mit Leuten zu tun, da wolle er auf keinen Fall auch noch in der Therapie den Raum mit anderen teilen. Auf die Idee einer systemischen Therapie sei Herr Bertolt gar nicht erst gekommen. Schließlich ist mit seiner Familie ja alles in Ordnung, und die Kinder sind ohnehin schon ausgezogen. Seine Frau war ihm in der schweren Phase Stütze genug, da würde er sie nicht auch noch in die Therapie mit hineinziehen wollen.

Sehr sicher ist sich Dr. Cornelius, dass er Herrn Bertolt einen Mann als Behandler zuweisen möchte. Er hat den Eindruck von einer verwickelten, nicht aufgelösten Übertragungsbeziehung zwischen Herrn Bertolt und der Verkehrstherapeutin: Seine Schilderungen zeugen von Bewunderung (»großartige Therapeutin«) und Entwertung (er nennt sie tatsächlich »Fräulein«, was Dr. Cornelius ziemlich empörend findet). Das ist ohnehin ein schweres Erbe, das möchte er »seinen« Kandidatinnen lieber nicht zumuten. Andererseits kann er sich kaum vorstellen, dass Herr Bertolt gegenüber einem jüngeren Mann leicht Vertrauen aufbauen kann. Mit gemischten Gefühlen beschließt Dr. Cornelius, Herrn Paulsen zu fragen, ob er die weitere Behandlung übernehmen möchte.

Herr Paulsen ist sauer: ›Ob ich mir das zutraue, fragt er – was soll ich denn darauf antworten?!‹, denkt er. Normalerweise kommt er mit Dr. Cornelius gut zurecht, er hält ihn für einen guten, umsichtigen Ambulanzleiter. Aber Herr Paulsen reagiert sehr allergisch darauf, wenn die Dozent*innen am Institut »Berufserfahrung« ins Spiel bringen. Das hält er für einen unfairen Wettkampf, weil die Kandidat*innen da ja gar nicht gewinnen können. Er tröstet sich dann mit einem Bonmot von Marcel Reich-Ranicki: »Wenn es ein Fehler ist, zu jung zu sein – dann ist das einer, der von selber besser wird.« Im Moment aber ist er gekränkt vom Ton der Anfrage des Dr. Cornelius. Dieser weiß doch, dass er in einer Suchtklinik gearbeitet hat; er wird schon nicht umfallen, nur weil einer ein Alkoholproblem hat. Außerdem hält er sich überhaupt nicht für »unerfahrenes, junges Gemüse«. Und schließlich braucht er ja auch noch mindestens eine weitere Behandlung, nachdem ihm eine Patientin durch Umzug »abhanden« gekommen ist. Also hat Herr Paulsen selbstverständlich zugesagt. Nach Gesprächen im Kolleg*innenkreis beruhigt sich Herr Paulsen wieder. Er kann das Verhalten von Dr. Cornelius auch als Sorge um die Kandidat*innen sehen. Dennoch geht er mit gemischten Gefühlen und ein wenig trotzig in das Erstgespräch.

Herr Bertolt spürt eine leise Verunsicherung vor dem ersten Gespräch mit dem ihm zugewiesenen Psychologen. Irgendwie hat die Irritation angehalten, die er im Gespräch mit dem Ambulanzleiter erlebt hatte. Was ihm verloren gegangen sei – eigentlich doch gar nichts, er hat doch in den vergangenen anderthalb Jahren einen immensen Zugewinn an Lebensqualität erlebt. Herr Bertolt lindert seine Verunsicherung, indem er sich auf das erste Gespräch noch besser vorbereitet.

Die erste Begegnung findet im Warteraum der Ambulanz statt. Herr Bertolt ist eine Viertelstunde früher da, schreibt im Warteraum Nachrichten auf dem Smartphone. Nebenbei beobachtet er das Kommen und Gehen, schaute sich die anderen Patient*innen und die jungen Therapeut*innen genau an. Die sympathischen Mitarbeiter*innen vom Empfang kennt er ja schon. Er schmunzelt über sich selbst: Vor der Verkehrstherapie hatte er nie darüber nachgedacht, was Psycholog*innen wohl für Leute sind. Er hatte das Klischeebild vom »Mackearzt« im Kopf; weißer Kittel, Kugelscheiber in der Brusttasche und immer eine Spritze parat, falls es eng wird. Seine Therapeutin war immer korrekt, aber wenig »fraulich« und weit entfernt vom Business-Outfit gekleidet. Er kann sich nicht erinnern, dass sie je etwas anderes als Turnschuhe getragen hätte. Er hat den Eindruck, dass »Psychos« wohl ein betont lässiges Völkchen sind. ›Der da z. B.‹, denkt er, als er aus dem Augenwinkel sieht, wie Herr Paulsen aus einem Behandlungszimmer in den Aufenthaltsraum der Therapeut*innen eilt. Warum nur tragen die jungen Männer heute alle Bärte, die schon längst aus der Mode waren, als bei Herrn Bertolt der Bartwuchs erst einsetzte? Und dass man das Hemd nicht in die Hose steckt, schön und gut, aber muss es denn auch zwangsläufig knitterig sein? Bei seinen Mitarbeiter*innen achtet er streng auf Einhaltung des Dresscodes. Herr Bertolt mahnt sich zur Toleranz und denkt daran, dass er seinem Sohn ja auch immer gestattet hatte, im Sweatshirt ins Restaurant zu gehen.

Auch Herr Paulsen nimmt Herrn Bertolt wahr, als er zwischen den Sitzungen am Warteraum vorbeigeht. Er ist sich sicher, dass der Typ im Anzug Herr Bertolt sein muss. Er fühlt sich merkwürdig nervös. Grundsätzlich findet er den ersten Kontakt unangenehm. Er ist froh darüber, dass es eine klare Anweisung für die Kontaktaufnahme unter Wahrung der Diskretion gibt (im Wartebereich werden keine Namen laut genannt), aber er findet, dass es dennoch immer ein schwieriger Moment ist. Hier kommen zwei weitere Dinge hinzu: die merkwürdige Vorwarnung von Dr. Cornelius und das Outfit von Herrn Bertolt. Herr Paulsen findet Anzüge grässlich. Er ist froh, einen »Beruf ohne Uniform« gewählt zu haben. Krawatten findet er nicht nur sinnlos und unpraktisch, sondern auch anachronistisch und politisch fragwürdig.

Das Gespräch selbst verläuft reibungslos. Herr Paulsen gibt Herrn Bertolt viel

Raum, sein Anliegen vorzutragen. Herr Bertolt hat den Abschlussbericht der Verkehrstherapie mitgebracht, aus dem er gelegentlich zitiert. Nach dem Gespräch ist Herr Bertolt zufrieden und beruhigt. Er hat (aus ihm selbst unerklärlichen Gründen) einen Funken Vertrauen in Herrn Paulsen gefasst. Herr Paulsen hingegen hat den Eindruck, dass er viele Informationen erhalten, aber gar nichts erfahren hat.

»Wenn wir viele Worte und wenige Bilder bekommen, dann müssen wir uns die Struktur sehr genau anschauen«, doziert Herr Daubt in der Gruppensupervision und prophezeit: »Herr B. wird uns sicher noch ganz schön beschäftigen.«

Die Gruppensupervisions-Sitzung wird für Herrn Paulsen zunehmend unangenehmer. Eine Kollegin hatte nach Herrn Bertolts Sexualität gefragt. Herr Paulsen musste zugeben, dass er dazu nicht viel weiß. Er hatte Herrn Bertolt nach dem ehelichen Liebesleben gefragt und auch eine Antwort bekommen – dass diesbezüglich nämlich »alles in Ordnung« sei, dass es natürlich nicht mehr so leidenschaftlich sei wie am Anfang, was nach so vielen Jahren ja wohl klar sei. Die Kollegin aber will es genauer wissen: Wie oft heißt »regelmäßig«? Wann hatte er die ersten sexuellen Regungen, wann den ersten Sex? Welche erotischen Phantasien hat er? Wie sah die Sexualität vor der Ehe aus? Gab es außereheliche sexuelle Kontakte? Wie verlief seine Aufklärung und die seiner Kinder? All das kann Herr Paulsen nicht gut beantworten.

Herr Daubt reitet auf einem seiner Lieblingsthemen herum, dem Auslöser. Die Darstellung des Herrn Bertolt ist sehr linear: Beruflicher Stress führte zu erhöhtem Alkoholkonsum, der sich als Problem verselbstständigte. Der Führerscheinverlust war ein »Wachrütteln«. Die Verkehrstherapie diente dazu, das Problem zu verstehen und zu lösen. Nun möchte er weitermachen. Das überzeugt den Supervisor nicht: »Ja, aber was will er denn? Genau jetzt und genau von Ihnen?«. Gemeinsam überlegt und phantasiert die Gruppe, was eigentlich »los« ist mit Herrn Bertolt, und kommt zu einem Zwischenergebnis, mit dem Herr Daubt sich zufrieden gibt: Der eigentliche Auslöser für den jetzigen Behandlungswunsch ist nicht der Alkoholkonsum, sondern dessen Wegfall. Dadurch dass er den Alkohol nicht mehr als Abwehr einsetzen kann, drängt unbewusstes Material nach oben, und die strukturelle Schwäche schlägt durch. Viel schlimmer allerdings ist für den Patienten, dass die neuen Lösungsstrategien, die er zur Stressbewältigung in der Verkehrstherapie erlernt hat, ebenfalls seine Abwehr schwächen. Denn sein selbstfürsorgliches Verhalten bedeutet zugleich, dass er auf die Selbstwertstabilisierung durch Leistung teilweise verzichten muss. Was genau das alles ist, was da hochkommt an Ängsten und vielleicht Sehnsüchten, das muss sich noch zeigen. Deutlich wird hingegen, dass es in struktureller Hinsicht vor allem die Funktionen rund um die Selbstwertstabilisierung sind, die nun versagen.

Gerade als Herr Paulsen einigermaßen ein Orientierungsgefühl zurückgewonnen hat, spricht eine Kollegin ein weiteres heikles Thema an: die Übertragungsbeziehungen. Bevor Herr Paulsen antworten kann (er hat ein klares Gefühl zur narzisstischen Konkurrenz und zur ödipalen Rivalität in dieser Begegnung und kann auch gut seinen eigenen Anteil daran erkennen), bezieht die Kollegin es auf die Übertragung auf die Verkehrspsychologin: »Ich weiß nicht, wie es Euch geht, aber ich habe den Eindruck, Herr Bertolt war oder ist in die Verkehrstherapeutin verliebt.« Herr Paulsen holt empört Luft – das ist ihm doch ein wenig zu klischeehaft –, kommt aber gar nicht zu Wort. Die Kollegin führt weiter aus, dass es »der Dame« wohl nicht so gut gelungen sei, das zu thematisieren und aufzulösen. Herr Daubt greift hier ein und verweist darauf, dass auch eine gewisse Arroganz gegenüber Vortherapien, besonders aus anderen Verfahren, einen Anteil an narzisstischer Gegenübertragung enthält. Die Kollegin lenkt ein, indem sie eine Szene aus der Fernsehserie »Game of Thrones« ins Spiel bringt und anmerkt, dass es der Verkehrstherapeutin ja vielleicht so gegangen sei wie Sensa mit Littlefinger. Herr Daubt kennt die Serie nicht, also lässt er sich die Geschichte erzählen:

> Die junge Prinzessin fragt sich, warum ihr Retter (ein alter Verehrer ihrer Mutter) ihr eigentlich hilft. Ihre Zofe weist sie wissend lächelnd auf sexuelle/erotische Motive hin. Die Prinzessin sagt: »But he's too old!«, was die Zofe mit »They never think so …« quittiert.

Alle in der Gruppe lachen. Herr Daubt lacht mit. Obwohl er die Szene für nicht ganz passend hält, ist er froh darüber, dass der Gruppenprozess wieder aufgelockert wird. Herr Paulsen sieht etwas erleichtert aus, sodass Herr Daubt ein zusammenfassendes Statement wagt, das er Herrn Paulsen für die Behandlungsplanung mit auf den Weg geben möchte. Er betont, dass er den Patienten für schwerer erkrankt hält, als es den Anschein hat. Er empfiehlt, eine mittelgradige Depression zu vergeben. Die Zweifel an der Indikation, die nicht nur Herr Bertolt selbst indirekt ausdrückte (indem er »gern die Diagnose Burn-out hätte«), sondern die auch Dr. Cornelius und Herr Paulsen äußerten, rahmt Herr Daubt als Folge der Abwehr. Es sei nicht schlimm, dass über die Ursachen der Entwicklung in der Frühgenese noch nichts bekannt ist. Schließlich könne man Herrn Bertolt seine Abwehr nicht mit Gewalt nehmen (hier zitiert er nicht korrekt, aber plakativ Freud; Herr Daubt sei im Unterschied zur Psychoanalyse nicht der Meinung, man müsse den Patient*innen die Abwehr »entreißen«).[117]

Herrn Bertolts Idealisierungen verhindern, etwas über die frühen Problematiken der Mutter-Sohn-Beziehung zu erfahren. Ganz sicher lassen sich die strukturellen Auffälligkeiten nicht daraus erklären, dass die Eltern sich trennten, denn mit zwölf Jahren sei die strukturelle Entwicklung schon längst abgeschlossen gewesen. Der Strukturquerschnitt jedoch macht klar, dass die Suchrichtung im Bereich der sehr frühen, vielleicht sogar vorgeburtlichen Situation liegen sollte. Herr Daubt kommt zum Schluss mit einer Statistik (auf genau die Art, bei der die Kandidat*innen ihm eigentlich nie abkaufen, dass die Zahlen wirklich auf Stu-

---

117 »Es ist unleugbar, daß die Bezwingung der Übertragungsphänomene dem Psychoanalytiker die größten Schwierigkeiten bereitet, aber man darf nicht vergessen, daß gerade sie uns den unschätzbaren Dienst erweisen, die verborgenen und vergessenen Liebesregungen der Kranken aktuell und manifest zu machen, denn schließlich kann niemand *in absentia* oder *in effigie* erschlagen werden.« (Freud, 1912a, S. 374; Hervorheb. i. O.)

dien beruhen): Jüngere Menschen würden häufiger Suizidversuche unternehmen als ältere, aber Ältere würden sich in Relation zur Anzahl der Versuche viel häufiger tatsächlich das Leben nehmen. Die Gruppe versteht das mehr symbolisch als Zeichen dafür, für wie belastet Herr Daubt den Patienten hält. Für ernsthaft suizidal hält die Gruppe ihn nicht.

Herr Paulsen geht mit einem guten Gefühl aus der Supervision. Er findet es immer wieder beeindruckend, was herauskommt, wenn mehrere Personen ihre Einfälle zusammenwerfen. Die Dynamik in der Gruppe ist für ihn nicht immer leicht. Herr Daubt ist sehr respektvoll gegenüber den Kandidat*innen und offen für deren Ideen und erfreulich unorthodox. Aber er betont auch fast jede Sitzung den Generationenunterschied zwischen ihnen (was er selbst da wohl abwehre, fragen sich die Gruppenteilnehmer*innen). Was für Herrn Paulsen insofern ein zusätzliches Problem darstellt, weil Herr Daubt und er die einzigen beiden Männer in der Gruppe sind. Dadurch werden sie zuweilen als »Stimme der Männer« befragt, was den (aus Herrn Paulsens Sicht eigentlich nur vom Supervisor selbst konstatierten) »Generationenkonflikt« eher verschärft. Trotzdem vergeht im Grunde keine Supervisionssitzung, ohne dass Herr Paulsen das Gefühl hat, etwas Neues entdeckt zu haben.

Als er zu Hause seine Notizen sortiert, überkommt ihn jedoch ein Gefühl von Überforderung. Die vielen Ideen, wie man was noch nachfragen könnte, die vielen »hard facts«, die er noch abfragen will, die Formalia, die er noch erläutern muss. Wie soll er das in den verbleibenden zwei probatorischen Sitzungen unterbringen?

Herr Bertolt findet, dass die Therapie ganz gut beginnt. Seine anfängliche Skepsis gegenüber »diesem jungen Mann« hat sich deutlich gelegt. Er hält Herrn Paulsen für aufmerksam, wach, intelligent und sorgfältig (ohne zu bemerken, dass er seinen Sohn genauso beschreiben würde). Er hadert damit, dass er eine Diagnose bekommen soll. Er findet weiterhin, dass alles, was er im Internet über Burn-out gelesen hat, auf ihn zutrifft. Aber alle »Profis«, mit denen er darüber spricht, scheinen diese Diagnose zu scheuen wie der Teufel das Weihwasser. Fräulein Foucher, Dr. Erhardt, Dr. Cornelius, Herr Paulsen – alle wollen ihm erzählen, dass es »so was eigentlich gar nicht gibt«. Herr Bertolt ist in Versuchung, eine Liste mit Websites zusammenzustellen, in der das Problem des Burn-out als größte Herausforderung des 21. Jahrhunderts dargestellt wird. Das lässt er aber bleiben, denn er hat bereits früh in der Verkehrstherapie gelernt, dass man die Regeln beachten muss; im Straßenverkehr, aber auch in der Therapie. Schließlich verlangt er das im Businessbereich ja auch. Also legt er sich folgende Erklärung zurecht: Vermutlich darf es Burn-out für Psycholog*innen nicht geben, weil die Krankenkassen diese Diagnose nicht akzeptieren. Also muss das Problem ein anderes Label bekommen, damit bezahlt wird. Damit kann Herr Bertolt sich arrangieren.

Herr Paulsen ist nicht sicher, ob er die Phantasie der Supervisionsgruppe zur erotischen Übertragung von Herrn Bertolt auf Frau Foucher teilen soll. Er ist aber durch diese Hypothese sehr wachsam gegenüber einem Vergleich. Wie kann er es verhindern, dass Herr Bertolt ihn mit der Verkehrspsychologin vergleicht (und vor allem, dass er selbst dann schlechter abschneidet)? Herr Paulsen kommt zu dem Schluss, dass das vielleicht funktionieren könnte, indem er die TP als »anders« darstellt. Die bisherige Probatorik verlief ausgesprochen organisch und stringent. Vielleicht sollte er das durchbrechen?

Also beginnt er die vorletzte probatorische Sitzung anders als sonst, indem er genau das sagt: »Heute will ich mal etwas anders ansetzen.« Er erläutert, dass Herr Bertolt ja schon sehr gut Bescheid weiß, wie er sein Leben gut gestalten kann. Dass Herr Paulsen es so verstanden hat, dass ihr gemeinsamer Auftrag »das Rätsel um das Warum« darstelle; dass bei solchen Fragen »unsere Seele oft Verstecken mit uns spielt, sodass wir in den psychodynamischen Verfahren daher gern Umwege gehen«. Herr Bertolt nickt interessiert. Als Herr Paulsen einbringt, dass in Träumen oft geheime Botschaften versteckt sind, antwortet Herr Bertolt jedoch, dass er eigentlich nie träume. Herr Paulsen versucht es anders, indem er sagt, auch Tagträume, Wunschvorstellungen seien willkommen. Ob Herr Bertolt so etwas kenne. Herr Bertolt will eigentlich sagen »Für Tagträumereien habe ich keine Zeit«, hält dann aber einen Moment inne und denkt nach. In diesem Moment bekommt Herr Paulsen erstmals das Gefühl, wirklich in Kontakt mit Herrn Bertolt zu kommen. Ganz egal, ob er nun etwas zutage fördert oder nicht, Herr Paulsen hat den Eindruck, dass Herr Bertolt sich genau in diesem Moment ein wenig auf die Therapie einlässt, indem er wirklich in sich hineinhorcht, statt fast automatisiert und wie aus der Pistole geschossen zu antworten. »Wissen Sie noch, in der ersten Stunde haben Sie mich gefragt, wann ich denn merke, dass es mir schlechtgeht«, sagt Herr Bertolt, und Herr Paulsen nickt schweigend. Herr Bertolt greift die Schilderung wieder auf. Das sei vor allem ganz früh am Morgen, bevor alle wach sind. Die Welt schläft noch. Nur er und die Laufstrecke existieren. In der kurzen Spanne zwischen Aufwachen und dem Schnüren der Laufschuhe fühle er sich leer und hoffnungslos. Und da gebe es auch ein Bild dazu: Herr Bertolt würde sich selbst sehen, wie er an einem Flughafen ist. Das ganze Bild sei so 60er-Jahre-mäßig, also irgendwie habe es noch was Besonderes zu fliegen. Herr Bertolt würde bei einer jungen attraktiven Stewardess ein Flugticket kaufen. Sie solle entscheiden, wohin, ganz egal. Aber irgendwie ist klar, dass es ein One-Way-Ticket ist. Beim letzten Satz wird Herrn Bertolts Stimme sehr leise, und seine Gesichtszüge scheinen schlagartig »abzusacken«. Es entsteht eine Schweigepause, die beide nicht gut aushalten. Herr Paulsen wird unsicher: Was soll er tun? Das wirken lassen? Es begrenzen (die Stunde ist fast am Ende)? Er beschließt, Herrn Bertolt, seinen Eindruck zu spiegeln: Dass Herr Bertolt ja eigentlich ein farbenfrohes, abenteuerlustiges Bild zeichnet, dass dies aber gar nicht zu dem gefühlsmäßigen Eindruck passen will. Dass er sich vorstellen kann, dass ihnen das in der Therapie häufiger begegnen wird, solche Diskrepanzen, und dass das dann gutes »Material« wäre. Herr Bertolt sagt leise (später wird Herr Paulsen bemerken, dass er ihm selten zustimmt): »Ja, stimmt. Wie es sich drinnen anfühlt, weiß eigentlich keiner.«

Herr Bertolt erlebt die Stunde im Nachhinein als anstrengend, aber gut. Er hat das Gefühl, dass endlich mal jemand verstanden hat, wie es ihm geht. Auch Herr Paulsen hat das Gefühl, Herrn Bertolt etwas besser verstanden zu haben. Und auch Herrn Daubt. Es wurde zwar nicht ausgesprochen (und Herr Paulsen hält Herrn Bertolt immer noch nicht für aktiv suizidal), aber Herr Paulsen hat das Gefühl, das Ausmaß der Verzweiflung von Herrn Bertolt emotional nachempfunden zu haben. Hinter der buntgemalten Fluchtphantasie steht eine »Reise ohne Wiederkehr«; also letztlich die Befürchtung zu sterben. Mit einem Lufthansa-Cocktail in der Hand zugrundezugehen.

In den nächsten Tagen ist Herr Bertolt zunächst etwas »nachdenklich« (genauer kann er es nicht fassen). Dann schüttelt er sich innerlich und steigt in sein Tagesgeschäft ein. Auf der Arbeit gibt es wieder einmal jede Menge Probleme, die seine volle Aufmerksamkeit verlangen, und so ist die Sitzung schnell vergessen. Herrn Paulsen beschäftigt das widersprüchliche Bild noch länger. Er überlegt, dass er da eigentlich gern anknüpfen würde in der letzten probatorischen Sitzung. Auf der anderen Seite kommt danach ja eine Pause. Er ist nicht sicher, ob die Weihnachtszeit für Herrn Bertolt wirklich so toll ist, wie dieser behauptet (oder ob er hier genauso stark idealisiert wie bei den Schilderungen seiner frühen Kindheit). Also lieber nicht so tief graben kurz vor der Antragspause? Er beschließt, die letzte Sitzung anders zu gestalten als sonst. Er will noch ein paar anamnestische Daten ergänzen und überprüfen und dann eine Alternative zur Traumarbeit ausprobieren. »Sie müssen sich was einfallen lassen, wenn die Patienten nicht von selbst symbolisieren«, hatte eine Dozentin einmal gesagt und dann davon berichtet, dass sie selbst eine ganze Schachtel von Motivpostkarten in ihrer Praxis bereitstehen habe, mit denen die Patient*innen »spielen« können. Diese Idee hatte die Kandidat*innen so begeistert, dass nun in beinahe allen Behandlungsräumen Ansichtskarten liegen. Teilweise in Karteikästchen, teilweise in Ständern, teilweise als Stapel dezent in einer Ecke. »Kartengestützte Tieridentifikation« nennt Herr Paulsen bei sich, was er vorhat, und hat keine Ahnung, ob es einen Namen für diese Intervention gibt, freut sich aber darauf.

Als er dann jedoch in der Sitzung die Übung einleiten will, kommt er sich komisch dabei vor. Wie soll er den Übergang zwischen »Sagen Sie bitte nochmal genau, aus welcher Stadt Ihr Vater kommt« und »Schauen Sie mal diese Karten durch, ob sie sich mit etwas identifizieren können« gestalten? Er versucht es über einen rational-technischen Zugang.

Herr Bertolt habe ja bereits erzählt, dass er sich nicht an Träume erinnere. Das sei auch gar nicht schlimm, man sei heutzutage nicht mehr so fixiert auf die Arbeit mit Träumen. Aber es sei dennoch oft besser möglich, die eigenen Gefühle bildhaft zum Ausdruck zu bringen als mit Worten. Herrn Bertolt kommt die Übung komisch vor. Die klaren Aufgaben und die vorab angekündigten Schritte in der Verkehrstherapie hatten seinem Wesen mehr entsprochen. Das hier ist so schwammig, ungreifbar und irritierend (wenn er genauer in sich hineinhorchen könnte: beunruhigend). Und waren Tintenkleckse nicht die Steinzeit der Psychologie? Aber er hatte sich ja vorgenommen, diesem jungen Mann eine Chance zu geben, also nimmt er sich den Stapel vor und schaut gewissenhaft die Karten durch; vornehmlich Landschaften und Tiere (›Aha, also auch hier Cat Content‹, denkt er, behält das aber für sich). Schließlich bleibt er bei einer Karte hängen, die einen springenden Buckelwal darstellt. »Schön«, sagt Herr Paulsen und befragt

Herrn Bertolt dazu, was ihm denn einfalle zu der Karte. Herr Bertolt hat nicht viel dazu zu sagen. Er beschreibt einige Eigenschaften, die er mit diesem Tier in Verbindung bringt (die Herr Paulsen eher Delfinen zuschreiben würde): intelligent, erhaben, friedliebend, frei … Vielleicht aber habe er die Karte ja auch wegen des Hintergrundes ausgewählt. Schließlich sei das Meer ja immer ein dankbares Motiv, und Herr Paulsen sei bestimmt auch gern am Meer. Herr Paulsen bestätigt, es sei, wie bei fast allen Menschen, auch sein Lieblings-Reiseziel. Er schwingt sich spontan auf Herrn Bertolts locker-unverbindliche Tonart ein. Herr Bertolt und Herr Paulsen sind beide erleichtert, diese Übung hinter sich gebracht zu haben.

Herr Paulsen schreibt den Bericht zum Erstantrag. Viele Kolleg*innen jammern und stöhnen dabei, was ihm immer wieder merkwürdig vorkommt. Als ob sie den Unmut der Dozent*innen einfach nachplappern. Fast ist es ihm unangenehm, dass ihm selbst das Schreiben eigentlich eher Spaß macht. Schon an der Uni hatte er schriftliche Hausarbeiten am liebsten gemacht, jedenfalls zehnmal lieber als Multiple-Choice-Klausuren. Er hat auch keine Bedenken, bei Herrn Bertolt einen mehr oder weniger ausschließlich strukturbezogenen Behandlungsplan zu verfassen. Natürlich kann man bei Herrn Bertolt ödipale und Versorgungskonflikte erkennen. Aber gerade durch die in der Supervision herausgearbeitete Erklärung des Auslösers scheint es ihm mehr als einleuchtend, dass Herr Bertolt vor allem deshalb Probleme hat (bzw. zu haben vermeidet), weil er mit sich (mit seinen Affekten und seinem Selbstwert) und anderen Menschen (also damit, dass sie anders und verschieden sind und das auch sein dürfen) nicht gut zurechtkommt. Die Strukturcheckliste der OPD-2 hat ihn anfänglich genervt, weil sie so zwanghaft symmetrisch strukturiert ist und so beobachtungsnahe. Er will doch Tiefen- und nicht Oberflächenpsychologe sein! Herr Daubt ist da aber sehr streng, wollte tatsächlich einen ausgefüllten Rating-Bogen sehen. Inzwischen kann Herr Paulsen einräumen, dass das akribische Durchgehen der Strukturbereiche es ihm tatsächlich leichter macht, die Argumentation seines Berichts schlüssig aufzubauen. ›Also, an mir liegt's nicht, wenn's länger dauert‹, denkt Herr Paulsen und ärgert sich darüber, dass der fertige Bericht noch einmal vom Supervisor unterzeichnet werden muss. Wie so oft fühlt er sich hier wenig ernstgenommen. In der Klinik schmeißen die »Psychotherapeut*innen in Ausbildung« mehr oder weniger im Alleingang den Laden, aber in der Ambulanz muss alles nochmal von den älteren Herrschaften abgesegnet werden. Er weiß, dass er hier ein ganz eigenes Autoritätsproblem überträgt, gönnt sich jedoch diesen gelegentlichen Ärger. Herr Daubt hatte kürzlich darauf hingewiesen, dass man den Patient*innen nicht eine Bewilligung versprechen solle, damit man nicht »dumm dasteht«, wenn der Gutachter nur eine Teilbefürwortung ausspricht. Ein Rat, den Herr Paulsen logisch findet, den er aber nicht beherzigt. Mag sein, dass das eine Gegen- oder Eigenübertragung ist, aber er möchte Herrn Bertolt gegenüber selbstbewusst auftreten.

Mit Herrn Bertolt ist ausgemacht, dass der Antrag kurz vor der Weihnachtspause abgeschickt wird und dass dann spätestens Ende Januar eine Antwort kommen wird. Herr Paulsen ist froh, die Formalia noch in diesem Jahr hinter sich gebracht zu haben. Und Herr Bertolt ist froh, sich in Ruhe dem Weihnachtsfest widmen zu können. Er findet, dass dies schönste Zeit des Jahres ist. Hinter die Aufgabe »Therapie finden« hat er einen Haken gemacht und möchte bis zum nächsten Jahr auch nichts mehr davon wissen.

Genau genommen, möchte Herr Bertolt gar nichts mehr von Therapie wissen, bemerkt das aber gar nicht. Er ist immer noch davon überzeugt, dass Frau Foucher genau die richtige Psychologin für ihn war. Dass sie die Therapie nicht fortführen wollte, hat er rational gut akzeptiert und in ein positives Modell von sich eingebaut (»Das habe ich geschafft!«), tief verborgen in ihm schlummern jedoch noch Enttäuschungs- und Verlassenheitsgefühle. An »den jungen Mann« hat er sich im Verlauf der Probatorik gewöhnt, und er ist auch entschlossen, ihm und seiner »Tiefensache« eine Chance zu geben. Am liebsten aber würde er gar nichts mehr nötig haben und bis an sein Lebensende glücklich und zufrieden einfach so weitermachen. Der Januar ist kein guter Monat. Die Tage sind kurz und grau, und ganz früh am Morgen kommt Herrn Bertolt auch das Leben kurz und grau vor. Er begegnet dem, indem er seine Laufschuhe anzieht und »sich in Schwung bringt«. Als die Kostenzusage der Krankenkasse eintrifft, löst dies zwiespältige Gefühle in Herrn Bertolt aus. Auf der einen Seite versteht er es als Beweis der Kompetenz »seines« jungen Psychologen, der wohl einen Eindruck bei der Kasse gemacht haben muss, dass die so schnell reagieren (dass zunächst nur 30 Sitzungen bewilligt wurden, nimmt er gar nicht wahr). Auf der anderen Seite möchte er sich nicht als »dringenden Fall« sehen. Dergestalt ambivalent sieht Herr Bertolt der ersten Sitzung entgegen.

Herr Paulsen ist verärgert, dass der Gutachter nur eine Teilbefürwortung empfohlen hat. ›Das machen die doch nur, um sich mehr Aufträge zu verschaffen‹, denkt er. Da es bis zur nächsten Gruppensupervisions-Sitzung noch eine Weile hin ist, bietet Herr Daubt ihm ein Telefonat an. Herr Paulsen empfindet das als einen großzügigen Service. Herr Daubt hingegen ist froh, wenn er seine Telefonsprechzeit mit solchen Gesprächen füllen kann – wenn er mit Kandidat*innen spricht, ist die Leitung besetzt, und er muss dann nicht Patient*innen-Anfragen bearbeiten. Herr Daubt versucht, Herrn Paulsen zu beschwichtigen. Es stimme, das sei etwas kleinkariert, man hätte den Antrag auch durchwinken können. Und vielleicht sei es tatsächlich so, dass die Gutachter*innen bei Ambulanzfällen besonders kritisch sind. Herr Paulsen tue aber dennoch gut daran, die Kritik ernstzunehmen. Der Gutachter hatte u.a. bemängelt, dass die Therapieziele zu allgemein seien. Herr Daubt wisse zwar, dass Herr Paulsen es genau so gemacht habe, wie das OPD es vorsieht. Das sei eben auch eine im Prinzip unlösbare Aufgabe, zwischen Abstraktion und Anschaulichkeit zu pendeln. Was er aber mitnehmen könne aus der Kritik, ist, mit Herrn Bertolt noch genauer und konkreter abzustecken, was Gegenstand der Therapie sein soll (und was nicht).

Herr Paulsen geht etwas unsicher in die erste Sitzung nach der Pause. Er hat die Hinweise aus der Supervision so verstanden, dass bei »solchen« Fällen ein mehr fokussierendes, leitendes Gesprächsverhalten von ihm verlangt wird. Dass er also nicht ganz offen-psychodynamisch abwarten soll, was sich so ergibt. Das ist ihm einerseits ganz recht, denn er weiß noch nicht so recht, was er von den

Begriffen »freie Assoziation« und »gleichschwebende Aufmerksamkeit« halten soll. Ob das ohne Couch überhaupt richtig ist. Andererseits fragt sich Herr Paulsen, was denn eigentlich der Fokus ist, auf den er die Aufmerksamkeit lenken soll.

Herr Bertolt ist ja eigentlich mit sich im Reinen. Er hat ein Stressmodell für den Alkoholkonsum und eine funktionierende Lösung. »Der Rest«, wie er sich ausdrückt, ist aus seiner Sicht ja vor allem durch Ärger von außen bedingt. Soll er ihm mit dem Holzhammer beibringen, dass sein Problem nicht die anderen sind, sondern dass bei ihm selbst etwas »nicht stimmt«? Das käme ihm sehr brutal vor. Außerdem befürchtet er, dass Herr Bertolt ihn als Versager entwerten wird, weil sein Antrag nicht vollständig durchgegangen ist. Er beschließt, dem mit Transparenz zu begegnen, und eröffnet die Sitzung damit, dass man ja nun anfangen könne, er allerdings nach einem halben Jahr noch einmal einen Statusbericht abliefern müsse. Herr Bertolt geht nicht darauf ein: »Na, ist doch gut, Hauptsache wir können loslegen.« Herr Paulsen bleibt dran. Es sei ihm schon wichtig zu erläutern (während er es ausspricht, ärgert er sich über die Wortwahl), was der Gutachter da zu kritisieren hatte. Herr Bertolt will davon nichts wissen. Er glaubt viel eher, dass der Kassenmitarbeiter da eine Möglichkeit zum Sparen gefunden hat. Herr Paulsen kann das so nicht stehenlassen (›Jetzt muss ich auch noch den Gutachter verteidigen!‹), er stellt klar, dass der Gutachter von der Kasse unabhängig sei. Der Versuch, seine Sicht auf die Problematik von Herrn Bertolt zu beschreiben, misslingt. Herr Bertolt versteht es so, dass man »mehr mit Fahrplan« arbeiten solle, was ihm entgegenkommt. Er stellt einen Bezug zur Vorbehandlung her: Man könne ja auch einfach so große Blöcke an die Wand kleben, wenn das Institut sich kein Flipchart leisten könne. Die Sequenz endet in einer Art Waffenstillstand. Man einigt sich darauf, im Verlauf immer wieder einmal zu überprüfen, wo man stehe, worüber geredet werden solle und warum. Den Rest der Sitzung möchte Herr Paulsen dafür nutzen, Herrn Bertolt nach der Antragspause zu fragen. Herr Bertolt berichtet ausführlich von den Weihnachtsfeiertagen und eigentlich gar nichts vom trüben Januar.

Herr Paulsen ist von der Gruppensupervision frustriert. Die Gruppe reagierte sehr aversiv auf seine Schilderungen zu Herrn Bertolt. Auf den ersten Blick wohlmeinende Kommentare (»Wie hältst du den bloß aus?«) erlebt er als Angriff. Statt Herrn Bertolt besser zu verstehen, muss er ihn verteidigen. Besonders eine Kollegin hatte es auf Herrn Bertolt abgesehen. Sie nennt ihn »Gernegroß«, fragt, ob er ihm denn sein Jahresgehalt mitgeteilt habe. Ob er sicher sei, dass Herr Bertolt nicht vielleicht nur einfacher Teamleiter sei. Herr Daubt interveniert. Er vermutet, dass sich hier Spannungen aus anderen Kontexten hineinmischen. »Spannungen sind spannend«, findet er eigentlich, aber angesichts der Zeit und der etwas unklaren Gruppenkohärenz beschließt er, strikt beim Fall zu bleiben. Er deutet das Gruppengeschehen als Gegenübertragungsphänomen auf die Spaltungsabwehr. In Herrn Bertolts Innenwelt sieht es vielleicht genau so aus: Hinter der selbstüberhöhten Fassade könnte eine tiefe Verunsicherung stecken. Vielleicht wisse Herr Bertolt selbst nicht so genau, ob er sich für einen Top-Manager oder für einen Hochstapler halten solle. Die Gruppe ist damit zufrieden, Herr Paulsen nicht. Zu allem Überfluss durfte er sich noch einen von Herrn Daubts

Standard-Vorträgen über die Vernachlässigung der Sexualanamnese anhören. Auch das hatte der Gutachter kritisiert, und es ist Herrn Paulsen schon klar, dass er das für den Verlängerungsbericht nachliefern muss. Aber sonderlich unterstützt fühlt er sich nicht.

Herr Bertolt weiß noch nicht so recht, was er von diesen ersten Sitzungen halten soll. Herr Paulsen scheint viel mehr abstrakt über die Therapie reden zu wollen, statt endlich damit anzufangen. Außerdem kommt er mit Themen um die Ecke, die mit seinen Problemen überhaupt nichts zu tun haben. So eröffnet er doch tatsächlich eine der ersten Sitzungen damit, dass er nicht wisse, wie er es ansprechen solle, und es daher ganz direkt tue: »Wir müssen über Sex reden.« (Herr Paulsen hatte einen Trick angewendet, den er sich bei Referaten an der Uni zugelegt hatte: Wenn du unsicher bist, wie du anfangen sollst, dann fang damit an, dass du unsicher bist, wie du anfangen sollst.) Herr Bertolt kontert trocken: »Soso, müssen wir das … und warum?«, was Herrn Paulsen sichtlich ins Schleudern bringt. Das tut Herrn Bertolt leid, aber nur ein bisschen. Herr Paulsen erklärt umständlich, dass es wie das Auskleiden bei der ärztlichen Untersuchung sei. Herr Bertolt denkt an viel unangenehmere Vorsorgeuntersuchungen, die sich Herr Paulsen altersbedingt noch nicht vorstellen kann. Er kann aber einsehen, dass Herr Paulsen (oder vermutlich sein Chef) das offenbar für wichtig hält. Also versucht er, es zu umschreiben. Sein Liebesleben, da gehe es ihm ein wenig wie Leslie Nielsen in dem Film »Die nackte Kanone«; ob Herr Paulsen die Szene kenne? Als Herr Paulsen dies verneint, versucht Herr Bertolt es anders. Er habe mal eine Ansichtskarte gesehen, da werde der Kopf von Sigmund Freud als nackte Frau dargestellt. Er hoffe sehr, dass Herr Paulsen das nicht so sehe, dass alles sich immer um das eine drehe. Herr Paulsen bestätigt, dass man es heute nicht mehr so sehe, dass alle seelischen Probleme aus verdrängten sexuellen Lüsten erklärbar seien (dass das vermutlich nie so platt gemeint war, behält er für sich), dass aber dieser Lebensbereich doch ein wichtiger sei. Und dass es merkwürdig sei, von Herrn Bertolt über alles Mögliche in seinem Leben ganz viel zu wissen und aus diesem Bereich gar nichts.

Das kann Herr Bertolt akzeptieren, und so gibt er Herrn Paulsen einen sachlichen, knappen und präzisen Überblick über seine sexuelle Entwicklung. Er berichtet, dass er zwar kein Frauenheld, aber vielleicht ein bisschen ein »Hallodri« gewesen sei als junger Mann. Dass es zwischen der »sexuellen Revolution« und dem Aufkommen von HIV eine Zeit gegeben habe, in der mit Sexualität recht ungezwungen umgegangen worden sei. In dieser Zeit sei er jung gewesen. Dass er seiner Ehefrau treu sei und sie ihm, das sei beiden sehr wichtig. Herr Paulsen könne sich das vielleicht noch nicht vorstellen, aber Sexualität hat nicht immer die oberste Priorität. Kinder zeugen, Haus bauen, Karriere pflegen – all das binde ganz schön Energien. Aber man könne auch mit dem Liebesleben zufrieden sein, wenn man nicht mehr dauernd übereinander herfalle. Man habe noch regelmäßig Verkehr, und nach so langer Zeit sei es eben auch leichter, das zur allseitigen Befriedigung zu gestalten. Herr Paulsen findet, dass er sich damit zufriedengeben kann. Und Herr Bertolt findet, dass es doch nicht so peinlich war, wie er befürchtet hatte.

Am Abend beschäftigt sich Herr Paulsen noch mit der Stunde. Die Ansichtskarte kannte er; eine Kopie davon hing im Studierendencafé seiner Universität. Er fand sie damals lustig. Heute denkt er, dass durch die Darstellung zum einen Freuds Primat der Sexualtheorie unterstrichen, zum anderen durch die Verballhornung simplifiziert (und damit entschärft) wird. Herr Paulsen hat nicht viel Freud gelesen und ist auch ganz froh, dass er das im Rahmen seiner Ausbildung nicht machen muss. Er ist kein großer Fan der Psychoanalyse, soweit er sie versteht. Er ärgert sich aber doch, wenn immer mal wieder im Feuilleton über Freud hergezogen wird.

Die andere Sache ist kryptischer. Er googelt (ohne schlechtes Gewissen, denn er googelt ja nicht Herrn Bertolt) eine Weile herum und stößt schließlich auf die Filmszene, die Herr Bertolt meinte. Die Hauptfigur beschreibt, dass er den Kollegen beneidet, der seit 30 Jahren mit derselben Frau zusammen ist, während er selbst dauernd Sex mit gierigen jungen Mädchen haben müsse. Dem Beneideten läuft angesichts dieser Schilderung allerdings Sabber aus dem Mund. Herr Paulsen findet die Szene nicht besonders lustig, aber erhellend. Er meint, dass Herr Bertolt ihm damit unbewusst eine Botschaft habe schicken wollen: Dass er an der Oberfläche zwar tatsächlich so »rundum zufrieden« mit seiner Ehe sei, wie er es ihm erzählt habe. Dass es aber »eine Etage tiefer« auch noch Sehnsüchte nach ungezügelter Triebhaftigkeit gibt. Herr Paulsen ist sicher, dass Herr Bertolt sich bewusst mit der Hauptfigur (und dessen Sehnsucht nach einer Langzeitpartnerschaft) identifiziert, unbewusst aber mit dem gierig sabbernden Kollegen. Die altersbezogene Spitze aus dem heutigen Gespräch nimmt er Herrn Bertolt nicht übel. Denn er hat ja recht. Ein (wie er sich ungern eingesteht) wesentlicher Punkt bei der Auseinandersetzung um seine eigene partnerschaftliche Situation ist es ja, sich »für immer« auf eine Partnerin festzulegen, auch sexuell. Im Grunde steht Herr Paulsen vor genau der Entscheidung, die Herr Bertolt vor 30 Jahren getroffen hat. Und er hat ja wirklich keine Ahnung, wie er sich selbst in 30 Jahren sehen wird. Als sabbernder Kollege? Sicher nicht als grauhaariger Frauenheld. Herr Paulsen beschließt, dieses Thema mit Herrn Bertolt nicht forciert zu vertiefen. Er beschließt ferner, es aus der Gruppensupervision herauszuhalten. Er hat keine Lust darauf, dass er und Herr Daubt dann in der Gruppe »die Männerposition« vertreten müssen. Stattdessen wird er das lieber mit einem befreundeten Kollegen besprechen. Er findet, es ist im Bereich zwischen Intervision und freundschaftlichem Austausch gut aufgehoben.

Herr Paulsen schaut noch den Rest des Films und findet auch das nicht lustig. Gern würde er Herrn Daubt fragen, ob das so ein generationenbedingtes Zeitphänomen sei, dass man sich damals über so kruden, sexistischen Humor amüsiert habe. Das lässt er lieber sein – er hätte zwar gerne eine Antwort, ist aber nicht scharf auf die kulturpolitischen Vorträge, die er sich dann ebenfalls anhören dürfte.

In den folgenden Wochen wird Herr Bertolt immer unzufriedener mit der Therapie, und schließlich überschreitet sein Unmut die Wahrnehmungsschwelle. Er hatte die Ausführungen von Herrn Paulsen zum psychodynamischen Ansatz sehr wohl verstanden und sich auch eingelesen. Es ist ihm klar, dass sein Wunsch nach Aufklärung des »Warum« nicht mit einem einfachen »Darum« zu beantworten ist. »Das Gemeine am Unbewussten ist, dass es eben unbewusst ist«, hatte Herr Paulsen hübsch ausgeführt. Schön und gut, aber rechtfertigt das die vollkommene Planlosigkeit? Die Verkehrstherapie war da ganz anders. Frau Foucher hatte ihm im Vorhinein die Phasen des Prozesses erläutert. Auch wenn man jeweils nicht genau wusste, wie lang die Schritte sind, wie lange es bis zum nächsten dauern wird, so war es doch absehbar, was worauf folgte. Erst muss das Problem analysiert und verstanden werden. Dann müssen verschiedene dazu passende Lösungsansätze entwickelt werden. Dann müssen diese ausprobiert und in mehreren Zwischenschleifen angepasst werden. Und am Ende steht die Evaluation: Problem gelöst oder zurück zu einem vorherigen Schritt.

Damit konnte Herr Bertolt viel anfangen. Er ist es gewohnt, dass ihm auf der Arbeit komplexe Prozessabläufe in farbigen Grafiken mit mehrspurigen Timelines und deutlichen Milestones präsentiert werden. Wie das technisch umgesetzt wird, weiß er nicht, das machen seine Mitarbeiter*innen. Aber er hatte für die Verkehrstherapie eine Art analoges Äquivalent dazu hergestellt. Im Keller (er wirft ungern Dinge weg) hatte er einen Karton mit altem Endlospapier aus der Zeit der Nadeldrucker gefunden. Darauf hatte er eine Timeline gemalt, die alle Sitzungen der Verkehrstherapie, aber auch sonstige Ereignisse aus dem privaten wie beruflichen Leben erfasst. Wenn man das Papier nun zu einer langen Bahn ausrollt, kann man schön den Prozess erkennen. Mit dem für ihn bewusst schmeichelhaften, unbewusst schmerzlichen Ergebnis: »Problem gelöst, Sie können gehen«. Wenn er das für die jetzige Therapie machen würde, dann könnte man keinerlei roten Faden erkennen. Da ist erst ein Monat »Rumgefrage« im Zickzack und im Kreis, dann ein Monat Pause und jetzt seit mehr als einem Monat … ja, was? Was wird denn eigentlich besprochen? Herr Bertolt hat das Gefühl, dass er bei Herrn Paulsen seine Erlebnisse der vergangenen Woche abspult, ihm von den Verrücktheiten seiner Kollegen berichtet und dem Kopfzerbrechen, das sie ihm machen, und dann unverrichteter Dinge wieder nach Hause fährt. Wie soll sich denn auf diese Weise etwas ändern?

Auch Herr Paulsen ist unzufrieden. Er erlebt die Sitzungen als ein zähes Ringen um Inhalte und Rahmen. Herrn Bertolt ist es offenbar wichtig, die Oberhand zu behalten, also bestimmt er selbst die Themen, die er aus seinem »Wochenrapport« vertiefen möchte. Herr Paulsen bekommt kaum eine Chance, etwas dazu zu sagen, sondern Herr Bertolt entledigt sich seines Ärgers und geht dann wieder. Vor diesem Hintergrund ist Herr Paulsen zwar erschrocken, aber auch erleichtert, als Herr Bertolt die Stunde mit einem (durch ein Augenzwinkern abgemilderten) »Wir müssen reden …« beginnt.

Herr Paulsen nimmt die Kritik von Herrn Bertolt auf und an. Es sei gut, dass er das anspreche, auch ihn habe es umgetrieben, ob man hier genug vorankomme. Herr Paulsen schildert seinen Eindruck vom »Ringen« um die Themen, dass es ihm auch wie ein Machtkampf vorkomme. Er bringt als Beispiel eine Sitzung vor drei Wochen (dass er die Situation konkret und korrekt datieren kann, beruhigt Herrn Bertolt ein wenig, also passt »der junge Mann« ja doch auf). Es sei doch merkwürdig: Herr Bertolt berichtet, dass er auf der Arbeit stets korrekt und höflich sei, auch in Konflikten »die Coolness in Person«. Und dann sei er hier im Gespräch regelrecht ausgerastet, habe übel über den jungen Mitarbeiter geschimpft, in einer für ihn sehr untypischen Wortwahl. Herr Bertolt möchte davon ablenken, indem er bekräftigt, der Kollege habe ja auch Mist gebaut, aber Herr Paulsen bleibt dran. Das sei ja schon klar, und auch dass Herr Bertolt sauer war, sei verständlich. Aber in der Therapie gehe es eben nicht um den anderen, sondern um ihn. Es gebe einen Namen für das Verhalten von Herrn Bertolt auf der Arbeit (»Übersteuerung«), und es gebe einen Namen für das, was hier in der Sitzung passiert sei (»Impulsdurchbruch«). Man könne mit Therapie nicht die Fehltritte von anderen Leuten reparieren. Aber man könne das innere Erleben von Herrn Bertolt genauer untersuchen. Herr Bertolt ist ein wenig beeindruckt. So deutlich spricht Herr Paulsen eigentlich nie, auch nicht so viel. Er wundert sich über sich selbst, dass er den aggressiven Ton von Herrn Paulsen gar nicht anmaßend und inadäquat findet. Den Zusammenhang von Unterdrücken und Ausbruch kann er gut annehmen. Er versteht es als eine Art »Dampfkesseltheorie«. So hat Herr Paulsen es zwar nicht gemeint, aber es führt dennoch zu einer Annäherung.

Es entsteht eine kurze Pause, und dann setzt Herr Paulsen noch einmal an. Es sei ja aus der geschilderten Konfliktsituation vollkommen verständlich, dass Herr Bertolt sauer gewesen sei. Rätselhaft aber bleibe, warum er so sehr wütend war. Was das eigentlich für Gefühle sind, die da getriggert würden, und wie Herr Bertolt damit anders als durch Herunterschlucken (hier denkt er an den Alkohol) oder endloses Rennen oder eben Explosion umgehen könnte, das gelte es in der Therapie herauszufinden.

»Da ist sie wieder, die Frage nach dem Warum … Sagen Sie es mir!«, antwortet Herr Bertolt. »Ich kann Ihnen auch nur bis zur Stirn gucken, das müssen wir hier zusammen herausfinden«, erwidert Herr Paulsen. Wie das gehen solle, nimmt er Herrn Bertolts Gegenfrage vorweg, das wisse er auch nicht. Gemeinsam überlegen die beiden. Wie es wäre, wenn Herr Bertolt bei seinen monologischen Schilderungen von selbst Pausen einbauen und Herrn Paulsen um einen Kommentar bitten würde. Ob Herr Paulsen ein Handzeichen geben solle, wenn er etwas fragen oder sagen will? Ob sie die Stunde in Blöcke von zehn Minuten zerlegen sollten, mit vorab definierten Inhalten?

Diese Überlegungen führen zu keinem festgelegten Ergebnis. Aber die Struktur der Gespräche verändert sich im Laufe der nächsten Wochen. Zunehmend »darf« Herr Paulsen kritische Fragen stellen, andere Perspektiven einbringen. Und Herr Bertolt kann zunehmend besser artikulieren, was das in ihm auslöst. Dass er sich angegriffen und unverstanden fühlt, wenn Herr Paulsen versucht, die Perspektive des jungen Kollegen einzunehmen. Dass es ihn beschämt und ratlos macht, wenn er Herrn Bertolts Fragen nicht beantworten kann.

Die Ebene der genetischen Deutung einzubringen kommt beiden schließlich fast trivial vor. Herr Bertolt weiß ja, dass er auf seinen Vater aus gutem Grund nie gut zu sprechen war. Jedenfalls nicht, nachdem er die Mutter verlassen hatte. Es scheint ihm schnell einleuchtend, dass da noch ein riesiges »Reservoir« an alten Hassgefühlen in ihm schlummert, welches dann die Gefühle in gegenwärtigen

Konflikten befeuert. Nur halb ironisch erkennt er, dass »der arme Heinzi« (erstmals nennt er seinen Lieblings-Konfliktpartner bei seinem richtigen Namen) das alles dann abbekomme. Vorsichtig versucht Herr Paulsen darauf hinzuarbeiten, dass die inzwischen gut umrissene Problematik entwicklungsgeschichtlich schon früher angelegt sein muss. Hier kann Herr Bertolt nur ein Stück mitgehen. Er kann erkennen, dass er Frauen gegenüber eine gewisse Schonhaltung einnimmt, die sicher etwas mit der Mutter zu tun habe. Und dass er im Gegenzug Männern gegenüber zur Schonungslosigkeit neige. Intellektuell ist es für ihn einsichtig, dass die Aggressionen auch noch andere Affekte und Gefühle überlagern, aber er kommt da nur sehr schwer heran.

So verläuft die Therapie über die nächsten Monate: Herr Bertolt berichtet aus seinem Alltag, achtet darauf, Pausen in seine Schilderungen einzubauen. Er befragt Herrn Paulsen und damit sich selbst nach alternativen Ideen dazu, beleuchtet seine eigenen Worte und Handlungen und die der anderen aus verschiedenen Perspektiven. Manchmal machen Herr Paulsen und Herr Bertolt eine Art Rollenspiel; dabei erlebt Herr Bertolt besonders die körperlichen und körpersprachlichen Aspekte als eindrücklich. Zu sehen, wie er in den Augen der anderen wirken könnte, und zu spüren, wie er selbst und möglicherweise die anderen sich fühlen, erzeugt ein für Herrn Bertolt sehr unmittelbares Verstehen.

Dann besucht Herr Paulsen ein Wochenendseminar zur Katathym-Imaginativen Psychotherapie (KIP) bei Herrn Daubt. Herr Paulsen bemerkt, wie sehr Herr Daubt in seinem Element ist, dass dieses Seminar (das insgesamt drei Wochenenden umfasst) wohl sein inhaltlicher Schwerpunt am Institut ist. Als Herr Daubt davon berichtet, dass diese Methode besonders schön anzuwenden sei, wenn die Patient*innen nicht gut von selbst symbolisieren können, horcht er auf. Die Nachfrage einer Kandidatin, ob die KIP bei strukturellen Störungen nicht kontraindiziert sei, verneint er in seiner gewohnt lässigen Art: »Da kann eigentlich nichts passieren« (Herr Daubt möchte dadurch locker wirken und die Kandidat*innen beruhigen, diese erleben es aber oft ein wenig von oben herab). Also fragt er Herrn Daubt am Rande des Seminars, ob er das vielleicht bei Herrn Bertolt ausprobieren solle. »Unbedingt«, ermutigt dieser ihn.

Nun muss Herr Paulsen seine Idee nur noch Herrn Bertolt »verkaufen«. Es kommt ihm komisch vor, so mitten im Prozess etwas völlig Neues einzuführen, daher entschließt er sich zur Transparenz. Auch wenn das bei anderer Gelegenheit nicht so gut geklappt hat, hat er das Gefühl, dass die Beziehung es nun tragen würde. So berichtet er, dass er am Wochenende eine faszinierende Methode kennengelernt habe, die er gern ausprobieren würde. Es sei so etwas wie Arbeit mit Träumen für Menschen, die nicht träumen. Herr Paulsen schildert in groben Zügen die Methode, so gut er sie verstanden hat. Herr Bertolt ist skeptisch. In einem Krimi hat er gelesen, dass selbst heute noch Hypnotiseure im Zirkus (oder waren es Zaubershows?) auftreten. Und hypnotisieren lassen möchte er sich bestimmt nicht. »Bei aller Liebe, so viel Kontrolle gebe ich bestimmt nicht ab.«

Herr Paulsen erläutert den wichtigen Unterschied zur Hypnose. Herr Bertolt sei ja jederzeit wach und könne selbst bestimmen, wie es weitergeht. Das Bild vom Taucher (Patient*in) und dem Begleitboot (Therapeut*in) gefällt ihm gut. »Da fällt mir etwas ein … Ich habe vor 100 Jahren schon einmal Autogenes Training gemacht!« Als Jugendlicher hatte er eine aus seiner heutigen Sicht ziemlich verrückte Kunstlehrerin gehabt, die habe mit der Klasse solche Übungen gemacht, um sie auf das Malen einzustimmen. Er könne sich eigentlich nicht mehr daran erinnern, wie das genau ging, glaube aber, dass die Lehrerin es verstanden hatte, die Klasse in einen kontemplativen Zustand zu versetzen. »Also schön, dann legen wir nächste Woche gleich los«, schlägt er vor. Herr Paulsen versucht, ein wenig zurückzurudern. Es sei wirklich nur ein Versuch, er sei ja auch Anfänger, wenn es nicht klappt, dann sei es auch nicht schlimm.

Herr Bertolt ist in Versuchung, über diese Methode (»Kata… – wie hieß das noch?«) Informationen zu sammeln, entscheidet sich aber dagegen. Halb bewusst entschließt er sich dazu, dem »jungen Mann« hier das Ruder zu überlassen. Herr Paulsen hatte ja bereits erwähnt, dass es eine feste Abfolge von Standardmotiven gebe (das gefällt Herrn Bertolt gut), er wird sich also schon an irgendwelchen Leitlinien orientieren. »Manchmal muss man auch einfach mal Leine geben«, denkt er bei sich – und bemerkt dabei nicht, dass er diese Maxime bei seinem Sohn angewendet und seinen Mitarbeitenden verweigert hatte.

Herrn Paulsen ist etwas mulmig zumute. Herr Daubt hat leicht reden, der macht das ja schon seit ewigen Zeiten. Er ist froh, dass Herr Bertolt so offen für dieses Experiment ist, und legt los. Zuerst soll eine Blume als Motiv eingeführt werden. Herr Paulsen vermeidet es, diese Übung »Test« zu nennen, obwohl es ja irgendwie so gemeint zu sein scheint. Herr Bertolt spricht gut auf die Entspannungseinleitung an. Zu Herrn Paulsens Überraschung schließt er sofort die Augen und folgt der Instruktion körperlich sichtbar. Fast verspricht sich Herr Paulsen und fragt, ob er eine Blume »sehen« könne, korrigiert sich aber noch rechtzeitig und sagt stattdessen »vorstellen«. Herr Bertolt sagt lange nichts. Er sieht auch lange nichts außer einer endlosen Weite, die irgendwie gleichzeitig schwarz und hell ist. Herr Paulsen exploriert diesen Raum, aber Herr Bertolt findet kaum Worte. Auch Gerüche, Geräusche, sonstige Empfindungen sind nicht auszumachen. Es ist weder warm noch kalt, weder feucht noch trocken. Herrn Bertolts Erleben ist »einfach merkwürdig«. Dann tauche schon etwas auf, aber eine Blume sei das irgendwie nicht. »Alles, was kommt, ist recht«, sagt Herr Paulsen, und in seinem Kopf klingt seine Stimme ein wenig wie die von Herrn Daubt. Herr Bertolt beginnt, geometrische, sich bewegende Lichtblitze zu beschreiben »oder nicht Blitze, mehr so wie Leuchtstoffröhren«. Dann wieder sehe er etwas wie Fraktalgrafiken. Er bewegt sich nicht im Raum, schildert sein Erleben als »unbeschreiblich«. Nach einer Weile glaubt Herr Paulsen, die Übung beenden zu sollen, und holt Herrn Bertolt zurück, wobei er darauf achtet, das »Zurücknehmen« deutlich zu formulieren und die dazugehörigen Bewegungen selbst mitzumachen.[118] In ruhiger Atmosphäre besprechen die beiden das Erlebte. Beide sind nicht sicher, ob sie erleichtert oder enttäuscht sein sollen. Hinsichtlich des Auf-

---

118 Zum Abschluss einer Tagtraumsitzung wird eine dem Autogenen Training entlehnte »Weckübung« durchgeführt, bei der die Fäuste geballt und die Arme ruckartig angewinkelt und gestreckt werden.

malens möchte Herr Bertolt verhandeln. Er hatte zwar zuvor zugesagt, dass er die Tagtraumbilder nachträglich zeichnen werde, aber nun wisse er nicht, wie das darzustellen sei. Herr Paulsen antwortet, dass er sich dazu angehalten fühle, ihn zu bitten, »es zu versuchen«, dass er aber auch nicht genau wisse, wie streng das zu sehen sei. Dass er es ihm überlassen wolle.

In der nächsten Woche berichtet Herr Bertolt, dass er die Bearbeitung des Bildes lange aufgeschoben habe. »Das, obwohl ich nie prokrastiniere – da haben wir wieder das Leistungsmotiv!« Er spielt damit darauf an, dass sie einige Wochen zuvor Herrn Bertolts Schulkarriere durchgegangen waren. Damit hatten sie seinem »Stressmodell« aus der Verkehrstherapie eine biografische Grundierung verliehen. Herr Bertolt schildert, dass er im Studium das technische Zeichnen sehr gemocht habe, weil es so schön klar und regelhaft war (später hat er es nie angewendet; das machen heute »seine« CAD-Expert*innen). Bei der Blume aber sei es ihm nicht möglich gewesen, das mit Papier und Bleistift zu machen. Also habe er den Computer verwendet. Er legt einen Ausdruck in die Mitte. Auf einem anthrazitfarbenen Hintergrund sind geometrische Figuren abgebildet, zusammengesetzt aus schmalen Quadern mit abgerundeten Ecken. Es sieht tatsächlich so aus, als wäre der Mittelteil ein Blütenkopf, der auf einem Stiel sitzt, welcher durch Farbverlauf in der dunklen Fläche verschwindet. »Auf dem Monitor sind das Neonfarben«, sagt Herr Bertolt. Und räumt ein, dass er nicht mehr wisse, ob das vor einer Woche wirklich so ausgesehen habe oder ob er das am Rechner so erfunden habe. Herr Paulsen fragt, ob er das Bild aufbewahren solle oder ob Herr Bertolt es wieder mitnehmen möchte. Herr Bertolt neigt zu Letzterem, erlaubt Herrn Paulsen aber, es abzufotografieren.

In der Gruppensupervision wird das Blume-Bild besprochen. Die Gruppe ist etwas indifferent, hat wenige Einfälle über das Offensichtliche hinaus. Herr Paulsen ist nicht mehr so sicher, ob diese Methode bei Herrn Bertolt zielführend ist. Nur Herr Daubt scheint begeistert, das sei doch ein guter Anfang, er solle ruhig weitermachen damit.

Herr Paulsen weiß nicht so recht, was er damit anfangen soll. Er beschließt, erst eine gewisse Zeit lang wieder »normal« Therapie zu machen, was auch gut gelingt. Das »Experiment« steht ein wenig singulär im Prozess, aber Herr Paulsen hat den Eindruck, dass die Therapie insgesamt gut läuft. In dieser Zeit muss auch ein Verlängerungsantrag gestellt werden. Herr Bertolt möchte nicht weiter darüber sprechen, und Herr Paulsen mag nicht insistieren. Innerlich hat er ein Streitgespräch mit dem Gutachter geführt, um sich auf den Bericht vorzubereiten. Zu seiner Überraschung aber winkt die Krankenkasse den Antrag ohne Gutachten durch, was ihm nur recht ist.

Herr Bertolt verändert sich, ohne es wirklich zu bemerken. Er hat es aufgegeben, den Prozess grafisch darstellen zu wollen. Er hat verstanden, dass er es nicht richtig in Worte fassen und auch nicht visualisieren kann, wie diese subtile Entwicklung verläuft. Gelegentlich beobachtet er sich dabei, wie er an das Tagtraum-Experiment denkt. Er hat den Ausdruck weggelegt (er hat in seinem Arbeitszimmer einen Ablagekorb voll mit Material aus der Verkehrstherapie und einen fast leeren für die Psychotherapie), ruft aber gelegentlich die Grafik auf seinem PC auf. Er kann es nicht gut greifen, aber irgendetwas macht ihn neugierig auf weitere »Experimente«. Vielleicht war es einfach nur die Entspannungsübung am Anfang, die angenehme Erschöpfung danach (ein wenig wie nach dem Laufen). Also fragt Herr Bertolt, wann es denn weitergehen solle mit der Träumerei. Herr Paulsen ist überrascht, willigt aber sofort ein: »Wann immer Sie wollen.«

Also »bildern« die beiden das Motiv der Wiese. Wie beim ersten Mal gelangt Herr Bertolt gut in einen Zustand der Entspannung. Und wie beim ersten Mal taucht zunächst eine schwarze Fläche vor seinem inneren Auge auf. Anders als beim ersten Versuch allerdings nimmt Herr Bertolt teil an dem Bild. Er erlebt sich von innen heraus. Er riecht Asphalt und Gras, und es ist heiß. Die schwarze Fläche verändert sich, als er näher hinschaut. Es wirkt plötzlich wie ein asphaltierter, irgendwie alter Platz. Aus den Rissen in der Oberfläche sprießen Gras und Löwenzahn. Herr Paulsen fragt, ob Herr Bertolt etwas tun möchte, und dieser weiß spontan, was er machen möchte. Er würde gern den Boden unter der Oberfläche freilegen. Herr Paulsen fragt, ob er irgendwelche Werkzeuge finden könne, was Herr Bertolt verneint. Ohne Nachfrage berichtet Herr Bertolt, dass er da ja nun ganz schön aufgeschmissen sei. Herr Paulsen ermuntert ihn, herumzugehen oder den Blick schweifen zu lassen. Herr Bertolt lächelt und sagt: »Wie in einem Computerspiel.«

Dann verändert sich das Bild. Wie im Zeitraffer – so schnell, dass Herr Bertolt den Übergang gar nicht beschreiben kann – befindet er sich plötzlich auf einer anderen Wiese, einer wilden Wiese mit hohem Gras und noch anderen Pflanzen. Herr Paulsen fragt, ob Herr Bertolt etwas tun möchte. Herr Bertolt möchte sich hinlegen und in den Himmel schauen, aber es drücken und pieken vertrocknete Pflanzen (»Vielleicht Disteln?«), also steht er wieder auf. Herr Paulsen ermuntert ihn, das Bild noch ein wenig auf sich wirken zu lassen und sich dann zu verabschieden. – »Das war schön«, sagt Herr Bertolt im Anschluss, und Herr Paulsen bestätigt, dass er das auch finde.

In der nächsten Woche hat Herr Bertolt die Wiese gezeichnet. Mit einem dicken, weichen Bleistift hat er ein DIN-A4-Blatt unterteilt und in beiden Hälften jeweils das eine Bild vor und nach dem »Wechsel« skizziert. Die Besprechung der Inhalte fällt ihm nicht schwer: Das sei ganz eindeutig die Arbeit, mit der er sich »zugepflastert« hatte, und die neue Selbstfürsorge sei das »Ausbuddeln«. Herr Paulsen fragt sich, was denn da noch so sprieße und was die Disteln sein sollen.

Herr Daubt ergänzt später in der Supervision die formalen Aspekte. Der schnelle Wechsel in den Bildern, dass Herr Bertolt da kaum Zugriff hatte, sei ein Zeichen dafür, wie schwer es ihm falle, sich selbst zu regulieren. Aber insgesamt sei es doch gut, diese Symbolsprache gefunden zu haben. Und die Disteln sieht er unproblematisch: »In unserem Alter darf auch mal was pieken, das ist normal!«

Im Herbst bekommt Herr Paulsen mächtige Probleme mit seinem Institut, was ihn sehr verärgert. Er hatte sich langsam daran gemacht, den Abschluss der Ausbildung zu planen. So zählte er Theorie-, Supervisions- und Behandlungsstunden zusammen. Seine Sorge, ob er die verpflichtenden 600 Behandlungsstunden zusammenbekommen werde bis zum nächsten Frühjahr, verwandelte sich ins Gegenteil: Wenn er mit allen Behandlungen so weitermachen würde, dann käme er deutlich über die 800 Maximalstunden. Ganz unbedarft schrieb er eine Mail an den Ambulanzleiter, wie mit diesem Problem umzugehen wäre. Und ist überrumpelt von dem »Shitstorm« (so nennt er es), der sich daraufhin über ihn ergießt. Dr. Cornelius zitiert ihn zum Gespräch, und er muss sich eine Standpauke darüber anhören, wie unverantwortlich es sei, erst jetzt die Stunden zusammenzurechnen. Herr Paulsen ist perplex, geht aber zum Gegenangriff über: Ob denn Dr. Cornelius vergessen habe, dass er ihm Herrn Bertolt geradezu aufgedrängt habe, weil er nicht wusste, wohin mit ihm? Ob es nicht viel eher die Verantwortung des Instituts sei, darauf zu achten, welchen Kandidat*innen sie wie viel Fälle zuteilten? Und wie er denn im Vorfeld bitteschön hätte wissen können, ob Patient*innen abbrechen oder umziehen oder eben (wie bei ihm) einen geplanten Umzug doch nicht machen und daher verlängern wollen? Dr. Cornelius lenkt ein, aber nur ein bisschen. Selbstverständlich sei letztlich er als Ambulanzleiter für alles verantwortlich (was Herr Paulsen reichlich arrogant findet). Und natürlich zweifle niemand daran, dass Herr Paulsen gute »Behandlungen abliefere« (eine Formulierung, die Herrn Paulsen schon wieder auf die Palme bringt). Dennoch sei es misslich, denn die Patient*innen hätten nun einmal ein Anrecht auf eine vollständige Behandlung. Und ein Wechsel zu jemand anderem so mitten im Prozess sei äußerst ungünstig. Nun müsse man eben gemeinsam nach Lösungen suchen. Die Supervisor*innen, bei denen er Fälle habe, würden sich beraten, und er solle mit allen einzeln besprechen, wie es weitergehen kann.

Herr Daubt bietet Herrn Paulsen eine Einzelsupervisionsstunde an, um über die Angelegenheit zu sprechen. Zu Herrn Paulsens Überraschung schlägt Herr Daubt vor, die Behandlung von Herrn Bertolt nicht auf 100 Stunden hin anzulegen. Herr Paulsen will protestieren: Der Verlauf sei doch so gut, da könne man doch nicht vorzeitig abbrechen. Herr Daubt ironisiert sich selbst (»Achtung, es folgt ein Früher-war-alles-besser-Vortrag«), spult dann aber tatsächlich seine feste Meinung ab, dass die vorherige Taktung von »50, dann 80 und nur vielleicht 100 Stunden« viel flexibler gewesen sei.

Er wird allgemein: Dass die Statistik zeige, dass ambulante Therapien eben nicht entlang der Kontingentschritte geplant werden. Dass es eigentlich ein Jammer sei, dass man den Kandidat*innen am Institut Kurzzeittherapien eigentlich gar nicht beibringe und alle immer auf das Ausschöpfen der Kontingente aus seien. In der wirklichen Welt sei es nicht selten so, dass am Ende des Kontingents noch Behandlungsbedarf bestünde. Das sei dann schon ein Problem, und die Niedergelassenen fingen dann an zu tricksen. Nicht selten sei es aber auch umgekehrt so, dass der Behandlungsbedarf ende, bevor die Stunden aufgebraucht sind. Die müsse man nicht in Anspruch nehmen, nur weil sie bewilligt sind.

Konkret auf Herrn Bertolt bezogen, sehe er es so: Herr Bertolt musste eine enorme Anstrengung auf sich nehmen, um sich auf die Therapie einzulassen. Auch wenn er sich vorstellen könne, dass Herr Paulsen vom Generationenthema genervt sei (Herr Paulsen lächelt, er fühlt sich ertappt), dann dürfe er dennoch diesen Aspekt nicht vernachlässigen. Bei der Verkehrspsychologin sei das etwas anders gewesen (»Was glauben Sie, warum er Sie ›Fräulein‹ genannt hat?«). Aber er sei eben ein Mann, und Herr Bertolt habe mit jüngeren Männern die meisten

Konflikte. Es sei ihm daher hoch anzurechnen, dass er sich der Therapie bei einem Jüngeren sozusagen unterworfen habe. Und daher sei es gut, ihm so schnell wie möglich wieder zu gestatten, selbstständig das Ruder in die Hand zu nehmen.

Herr Paulsen ist konsterniert: Es war doch gerade Herr Daubt gewesen, der Herrn Bertolt als so schwer erkrankt eingestuft hatte! Auch den Einwand, dass Herr Paulsen doch noch die KIP-Motive durchlaufen wolle, lässt Herr Daubt nicht gelten. Das »gehe locker« in den verbleibenden Stunden; man könne im Prinzip eine komplette KIP-Therapie auf der Grundstufe in 20 Stunden durchführen. Was die konkrete Behandlungsplanung anbelange, so würde er Herrn Paulsen nahelegen, eine »natürliche« Zäsur im Prozess abzuwarten, z. B. den nächsten Urlaub. Und dann mit Herrn Bertolt vereinbaren, dass sie die letzte Strecke der Therapie in Intervallen planen, also so alle 2–3 Monate darüber sprechen, wie lange die Therapie noch dauern solle. Und er könne ruhig transparent machen, dass das auch mit seinem Ausbildungsende zusammenhänge; Herr Bertolt wisse schließlich, dass er in einer Institutsambulanz sei. Beantragen solle er dann, wenn nötig, Blöcke à 20 Sitzungen.

Auf Herrn Paulsen wirkt diese Abschlussgestaltung komisch, sie steht im Widerspruch dazu, wie alle anderen Supervisor*innen es zu handhaben scheinen. Aber er ist auch froh, dass Herr Daubt nicht eine weitere Standpauke abgesondert hat, das hätte er nicht gebrauchen können. In der Klinik hatte er dauernd Abschiede zu vollziehen, das ist nicht sein Problem. Aber er hat erst eine Langzeitbehandlung in der Ambulanz regulär abgeschlossen, da war ihm das mit dem Abschied viel schwerer vorgekommen. Er kann sich nicht vorstellen, wie Herr Bertolt das alles sieht, und beschließt daher, die Frage des Behandlungsendes so bald wie möglich anzusprechen.

Tatsächlich hat Herr Bertolt ambivalente Gefühle zum Ende der Therapie. Er möchte die Frage erst ironisieren (»Aha, Sie wollen mich loswerden«), dann schnell übergehen (»Im Ernst, ich habe volles Verständnis, dass Sie Ihre Ausbildung schnell zum Ende bringen wollen«). Im weiteren Gespräch wird es möglich, verschiedene emotionale Facetten herauszuarbeiten. Herr Bertolt fühlt sich einerseits wirklich im Stich gelassen. Erstmals reflektiert er, dass er es Frau Foucher auch übelgenommen hatte, dass sie die Verkehrstherapie nicht hatte fortführen wollen. Dann aber ist er ihr (und damit auch Herrn Paulsen, was er aber nicht äußert) dankbar, denn die jetzige Therapie sei schon noch einmal »eine andere Hausnummer« gewesen, die Empfehlung von Frau Foucher also richtig. Ein anderer Teil von ihm ist aber auch noch da – derjenige Teil, der das alles ohnehin für Humbug hält, der auf gar keinen Fall »krank und schwach« sein möchte. Ganz leise und fast wortlos steht der bedürftige Anteil im Raum. Eigentlich würde Herr Bertolt gern »für immer« Therapie machen. Er kann dies nur ironisch äußern, aber Herr Paulsen versteht ihn auch so.

Herr Bertolt bittet sich Bedenkzeit aus bis zur nächsten Sitzung. In der folgenden Woche denkt Herr Bertolt intensiv über die Therapie nach. Er kann sich nicht helfen: Er macht nun doch wieder eine Timeline. Nicht auf Endlospapier, sondern auf ein DIN-A3-Blatt. Er malt eine Zeitlinie auf das Blatt. Stellt sich selbst eine Frage, die er gern in Mitarbeitergesprächen verwendet: »Wo war ich, wo bin ich, wo will ich hin?« Und klebt dann gelbe Post-it-Zettel auf das Blatt. Das Papier lässt er zu Hause, er hat schon verstanden, dass Herr Paulsen nicht so arbeitet. Aber er berichtet, dass er es angefertigt hat, und stellt sein Ergebnis dar: Dass er sich überlegt habe, die Therapie zum Beginn des Sommers im nächsten Jahr zu beenden. Dass es davor ein paar Unterbrechungen geben würde wegen der Urlaubszeiten, ob Herr Paulsen schon wisse, wann er nicht da sei. Wenn er sich nicht verrechnet habe, dann würde dafür das jetzige Kontingent genau ausreichen. Herr Paulsen hat noch Herrn D.s mahnende Worte im Ohr, Herrn Bertolt an dieser Stelle das Ruder zu überlassen. Er hat für das letzte Halbjahr seiner Ausbildung überhaupt keinen Urlaub geplant, sodass er Herrn Bertolts Planung vollständig folgen kann.

Herr Paulsen erlebt dieses letzte Behandlungshalbjahr ganz anders als die Zeit vorher. So als wäre das Tempo plötzlich verdoppelt, seit das Ende so klar (wenn auch noch in mittlerer Ferne) benannt wurde. Herr Bertolt hingegen registriert, dass sich seine innere »Prio-Liste« (so nennt er das) vollständig auf den Kopf gestellt hat. Am Anfang war es ihm sehr wichtig gewesen, den Druck von der Arbeit loszuwerden, seinen Ärger auszubreiten und irgendwie Stressmanagement zu betreiben. Die Arbeitsthemen sind ihm inzwischen zu trivial für die Therapie. Es gibt Wichtigeres, das er mit Herrn Paulsen besprechen möchte. Er will Herrn Paulsen unbedingt fragen, ob er Michael Ende kennt (»den jungen Leuten bekannt ist«, hätte er vor einiger Zeit formuliert). Er hatte doch von seinem Vater und der Märklin-Eisenbahn berichtet. Nun weiß er ja von seinem Sohn, dass dieses Hobby ausgestorben zu sein scheint. Aber er möchte so gern erzählen, wie er als Junge die »Augsburger Puppenkiste« geschaut hatte. Wie sie das als Familie zusammen geschaut hatten, dass ihm Vater mit seiner Pfeife vorkam wie Lukas der Lokomotivführer. Er möchte noch weitererzählen. Seine Erinnerungen mit jemandem teilen. Und auch – das allerdings nur ungern – den Schmerz über alles, was verloren und vorbei ist und nicht mehr wiederkommt. Sein ganzes Leben hatte er darauf aufgebaut, dass er aktiv etwas anders machen könnte, als er es in seiner Herkunftsfamilie erlebt hat. Dass er es besser machen könnte als sein Vater. Und nun ist hier jemand, der an ihm interessiert ist, der genau das alles wissen will, was er eigentlich vergessen wollte. Der sich ehrlich für »jeden Blödsinn« zu interessieren scheint, den er von sich gibt. Bei dem er sich auch zeigen kann mit dem, was wehtut.

Gleich das nächste Tagtraum-Motiv wird für Herrn Bertolt und Herrn Paulsen zu einer Belastungsprobe. Herr Paulsen regt an, dass Herr Bertolt sich einen Bach vorstellen möge. Herr Bertolt sieht sofort Wasser, es ist aber ein reißender Fluss, kein Bach, und er ist mittendrin und wird fortgerissen. Herrn Paulsens Versuche, eine rettende Imagination einzuführen (ein Boot, ein Baumstamm, irgendetwas zum Festhalten) greifen nicht, Herr Bertolt bekommt Panik, sodass Herr Paulsen ihn schließlich sehr direktiv anleitet, aus dem Bild herauszutreten, in die Vogelperspektive zu gehen. Das funktioniert, Herrn Bertolts Atem beruhigt sich. Er sieht immer noch keinen Bachlauf, sondern eine endlose Wasserfläche, die sich auf einen Wasserfall zubewegt, den er nicht sieht, von dem er aber weiß, dass er da ist. Nach der Imagination sind beide reichlich erschrocken, müssen die Erfahrung erst einmal sacken lassen. In der Besprechung – eine Woche später – reflektiert Herr Bertolt anhand seiner Zeichnung: Das Eindrücklichste sei der Sog gewesen, dem er sich hilflos ausgesetzt gefühlt habe, im Bild als kräftiger Pfeil dargestellt (► Abb. 13-2). Dass er trotz dieser unangenehmen Erfahrung weitermachen wolle, steht für Herrn Bertolt außer Frage. Das sei wie mit dem Reiten, da müsse man auch sofort wieder in den Sattel steigen, wenn man vom Pferd gefallen sei.

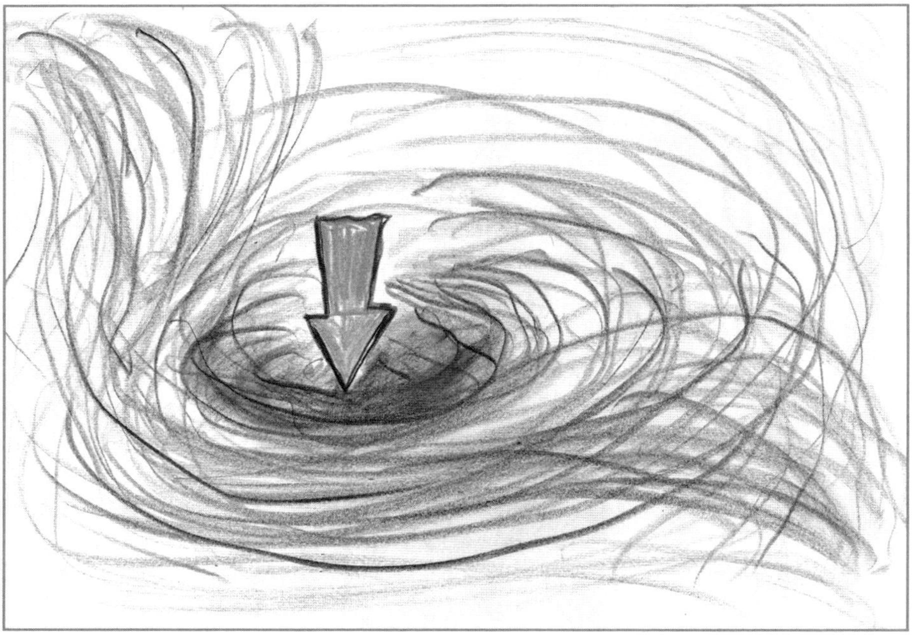

Abb. 13-2 KIP-Motiv »Bach«.

Die Supervisionsgruppe bringt die »Entgleisung« der Imagination mit dem bevorstehenden Therapieende in Zusammenhang. Herr Bertolt mache damit deutlich, dass Herr Paulsen ihn jetzt nicht alleine lassen könne, wo er doch kurz vorm Abgrund stehe. Vielleicht sei aber auch der Strudel die Angst vor der therapiefreien Zeit. Herr Daubt führt aus, dass auch Tagträume überdeterminiert seien. Er findet, dass hier weniger das symbolische Motiv erhellend sei, sondern der Hinweis auf beeinträchtigte Steuerungsfähigkeit. Dass er überhaupt die Angst spüren könne in der ansonsten namenlosen Affektflut, sei ein Riesenfortschritt. Man könnte das Motiv ruhig noch öfter einstellen (›Lieber nicht!‹, denkt Herr Paulsen).

Die restlichen Standardmotive verlaufen weniger spektakulär. Herr Bertolt hat mal reichhaltige, facettenreiche Imaginationen, mal etwas blassere. Meist zeichnet er die Bilder im Nachgang mit einem Bleistift. Bei der letzten Übung, einige Wochen vor dem eigentlichen Therapieende, zeigt sich abschließend noch einmal ein Widerstand. Herr Paulsen möchte, dass sich Herr Bertolt auf einen Waldrand zubewegt. Dieser hingegen kann nur in sehr weiter Ferne eine Art Silhouette sehen. Es könnte ein Wald sein, aber auch die Skyline einer Stadt. Es will partout nicht gelingen, sich zu nähern. Mitten in der Übung bemerkt Herr Bertolt, dass er gar keine Lust darauf habe. »Was würden Sie denn gern tun?«, fragt Herr Paulsen. Und Herr Bertolt äußert spontan, dass er auf der Wiese, auf der er sich befinde, gern herumgärtnern würde. Er hat die Wiese aus der zweiten Imagination verändert. Der Asphalt ist fort, die Wiese ist nicht mehr wild. Er legt Beete an, ordnet die Pflanzen bestimmten Bereichen zu und erfreut sich am Sonnenschein. Herr Paulsen findet, dass sei ihm auch gegönnt, und so ermuntert er sein Gegenüber, bei diesem schönen Bild zu bleiben.

Obwohl das Ende der Therapie schon so lange im Voraus benannt worden war, fühlt sich Herr Paulsen etwas überrollt, als nur noch fünf Sitzungen übrig sind. In einem Seminar hatte er die »Vier-Fragen-Technik«[119] kennengelernt – eine Methode, um das gemeinsame Resümieren zu strukturieren. Also stellt er Herrn Bertolt diese Fragen vor und regt an, in den letzten Wochen darüber zu sprechen. Wie es ihm ging, als er herkam, und wie es ihm jetzt gehe, was sich also verändert habe. Was auf der anderen Seite noch übrig sei, was sich also nicht verändert habe. Und schließlich, ob und was sich verändert habe, obwohl es anfangs gar nicht auf dem Schirm war, die Nebenwirkungen sozusagen.

Herrn Bertolt ist das sehr recht so, kommt es doch seiner eigenen Abschlussplanung anlässlich der Besprechung des Therapieendes vor einem halben Jahr entgegen. Er verkneift sich einen ironischen Hinweis (»Schön, dass Sie auch daraufkommen«), macht sich stattdessen zwischen den Sitzungen mit Ernst daran, über die Fragen nachzudenken.

Die letzte Stunde ist für beide einfach und schwierig zugleich. Es fällt schwer, Themen zu finden. Herr Bertolt berichtet über seine restliche Jahresplanung und erkundigt sich nach dem Abschluss der Ausbildung von Herrn Paulsen. Emotional sind sich die beiden jedoch einig und auch sehr nahe. Beide sind bewegt, fühlen eine eigentümliche Feierlichkeit. Und beide sind stolz auf das Erreichte.

Ganz am Ende bringt Herr Bertolt Herrn Paulsen ein letztes Mal ins Schleudern. Sie haben sich schon die Hand gegeben und »Alles Gute« gewünscht, da zieht Herr Bertolt eine kleine Schachtel hervor: »Das ist noch für Sie.« Herr Paulsen tappt in die Falle, indem er etwas irritiert antwortet: »Wir dürfen eigentlich nichts annehmen.« Darüber geht Herr Bertolt mit einem »Genau: eigentlich« hinweg.

So bleibt Herr Paulsen mit einem seltsamen Gefühl von Beschämung und Freude zurück, während Herr Bertolt die Praxis mit einem Gewinnerlächeln auf den Lippen verlässt. Er ist sicher, dass das Geschenk Herrn Paulsen gefallen wird, schließlich weiß er ja, dass Herr Paulsen seine Liebe zum Meer teilt. Es handelt sich um ein kleines, detailreich gefertigtes Modell eines dreimastigen Segelschiffs. Herr Bertolt würde sich wundern, wenn das Herrn Paulsen nicht gefallen würde. Das Motiv der begleitenden Ansichtskarte hat er ebenfalls mit Bedacht

---

119 Wie ging es mir/ wie geht es mir? Was hat sich verändert? Was hat sich nicht verändert? Was hat sich ungeplant verändert?

gewählt. Es zeigt eine Familie von Delfinen, womit er gern die ursprüngliche Identifikation als Buckelwal korrigieren möchte. Auf die Textseite der Karte hat Herr Bertolt geschrieben:

»Mein lieber Herr Paulsen,
ich bin Ihnen in den letzten anderthalb Jahren weit gefolgt. Und wir sind weit gekommen. Aber in den Wald gehe ich nicht. Für mich ist es an der Zeit, wieder ins Licht zu treten.
Vielen Dank für alles – gute Reise!
Bertolt«

16 Die Therapie des Herrn Bertolt in einer niedergelassenen Praxis

Frau Precht ruft widerwillig ihre Mails ab. Neidvoll denkt sie an die wenigen Kolleg*innen, deren Konzessionen an den technischen Fortschritt immer noch in Anrufbeantworter und Faxgerät bestehen. Was sie so mitbekommt und bei ihrer Tochter beobachtet, scheint E-Mail inzwischen ohnehin ziemlich »out« zu sein bei der jüngeren Generation. ›Na prima‹, denkt sie schmunzelnd, ›ich fühle mich also zu alt für ein veraltetes Medium.‹ Zwischen der Werbung befindet sich auch eine Therapieanfrage. Frau Precht liest die Mail mehrfach und versucht, ihr komisches Gefühl zu ergründen. Ein Herr Bertolt fragt nach einem Therapieplatz. In der Mail ist alles richtig gemacht. Sie ist präzise und knapp. Informationsreich und informiert. Dem Schreiber gelingt es, in wenigen Sätzen sein Behandlungsanliegen (eine Anschlussbehandlung nach einer Verkehrstherapie) darzustellen, er sucht gezielt eine TP und ist auf längere Wartezeiten eingestellt. Das Ganze in höflichem Ton und mit (aus Sicht von Frau Precht) angemessenen Grußformeln (ihre Tochter könnte das anders sehen). Was also stört sie? Ist es vielleicht die Empfehlung durch Dr. Erhardt? Die beiden kennen sich aus dem Studium. Beide hatten damals als studentische Hilfskräfte beim TÜV gearbeitet, hatten testpsychologische Zuarbeiten für den »Idiotentest« geleistet. Noch während des Studiums war Frau Precht klargeworden, dass sie in den klinischen Bereich gehen möchte, während ihrem Kommilitonen klar wurde, dass ihm das zu langwierig wäre und zu wenig Geld einbringen würde (ob man als Psychologin und Psychologe überhaupt Therapien durchführen dürfte, war immer wieder auf der Kippe und hing im Wesentlichen von der Toleranz einer der größeren Krankenkassen ab). Also promovierte er und baute eine verkehrspsychologische Beratungsstelle sowie eine Consulting-Agentur auf. ›Der Erfolg gibt ihm recht‹, denkt Frau Precht, hat aber weiterhin zwiespältige Gefühle, wenn sie sich begegnen, was selten vorkommt. Sie ist nicht ganz sicher, ob es Neid ist, was sie empfindet. Oder vielmehr: ob es *nur* Neid ist. Sie empfindet ihre Arbeit als erfüllend, manchmal glückbringend, immer sinnvoll – aber eben auch sehr anstrengend. Natürlich würde sie auch gern mehr Geld verdienen. Aber was war aus Herrn Erhardts Idealen als Student geworden? ›Was soll's‹, denkt sie und beantwortet die Mail. »First come, first serve«, so schick neumodisch hatte ein jüngerer Kollege das Vergabeprinzip genannt, nach dem sie arbeitet. Sie bittet um Anruf während ihrer Telefonzeiten, stellt eine baldige Sprechstunde in Aussicht, verweist auf längere Wartezeiten für eine Therapie. Gleich zu Beginn der nächsten Telefonzeit ruft Herr Bertolt in ihrer Praxis an. Das Gespräch ist kurz und geschäftsmäßig, es lässt sich rasch ein Termin vereinbaren. Frau Precht lässt im Nachgang das Gespräch auf sich wirken. Erneut war alles »richtig«, Herr Bertolt war höflich, er hat eine angenehme Stimme, verwendete kaum Füllwörter und zeigte sich zeitlich sehr flexibel. Und erneut blieb Frau Precht mit einem seltsamen Gefühl zurück. Sie versucht, sich den Menschen zu der Stimme vorzustellen, bekommt aber kein »Bild« dazu.

Herr Bertolt ist zufrieden mit Frau Precht. Er hatte nicht gedacht, dass »Psychos« so ein zurückgezogenes Völkchen sind. ›Wir leben im 21. Jahrhundert, warum habt ihr denn keine Websites?‹, dachte er, als er versuchte, die Empfehlungen von Dr. Erhardt zu recherchieren. Zu Frau Precht hat er gar nichts gefunden (außer Profile von gleichnamigen Frauen bei Xing und Facebook, die aber sicher nicht Frau Precht waren). Nur einen einsamen, verstaubten Eintrag bei Jameda, der zwar voll des Lobes, aber auch nichtssagend war. Also hat er zunächst einmal außerhalb ihrer Sprechzeiten (die freundlicherweise im Netz zu finden waren) angerufen, um sich ihre Mailbox-Stimme anzuhören. ›Sie klingt sympathisch‹, denkt Herr Bertolt, ›keine Kummerkastentante-Säuselstimme, eher frisch und forsch. Vermutlich so mein Alter. Schon mal gut.‹ Die Empfehlung, es bei Ausbildungsinstituten zu versuchen, hatte Herr Bertolt ignoriert. Das würde er nicht nochmal machen, zu einem »Anfänger« gehen. Er hatte ursprünglich die Verkehrstherapie bei Dr. Erhardt machen wollen, der aber hatte ihm seine junge Assistentin Frau Foucher zugewiesen. Das war im Rückblick ein Glücksgriff. Herr Bertolt meint aber, dass Frau Foucher schlicht eine Ausnahmepsychologin ist. Er kann sich gar nicht vorstellen, von jemandem im Alter seiner Kinder etwas Sinnvolles über sich erfahren zu können.

›One, two, three – go!‹, denkt Herr Bertolt, als er auf die Sekunde genau den Klingelknopf von Frau Precht drückt. Er zieht sich die Aufschläge seines Jacketts zurecht (dass die Krawatte sitzt, muss er nicht prüfen), atmet einmal stark aus und betritt den Flur. Wohlwollend nimmt er den gediegenen, etwas altmodischen Stil des Wohnhauses wahr, in dem sich ihre Praxis befindet. Ein angenehmer Kontrast zur Büroatmosphäre der verkehrspsychologischen Praxis. Frau Precht steht an der Tür, um ihn zu begrüßen. Er kann sie nicht gut erkennen, weil sie irgendwie im Gegenlicht steht. Auch im weiteren Gesprächsverlauf sieht er sie etwas verschwommen. Er könnte Frau Precht nach diesem ersten Gespräch nicht gut beschreiben, aber da niemand ihn danach fragt (auch er selbst nicht), fällt ihm das gar nicht auf. Dafür nimmt er seine Umgebung sehr deutlich wahr. ›Das könnte man aber besser machen‹, denkt er, als sie durch die Diele gehen. Ganz offensichtlich ist hier eine Wohnung zu einer Gemeinschaftspraxis umgebaut worden, und Herrn Bertolt fallen viele Details auf, die seine Ehefrau mit ihrem innenarchitektonischen Geschick optimieren könnte. Der Behandlungsraum hingegen gefällt ihm gut. Er registriert die Herkunft der Möbel (eine Mischung aus Fritz Haller und vermutlich Erbstücken) und ist angenehm angetan von dem Gesamt-Arrangement. Der Raum ist warm, in hellen Tönen gestrichen, aber nicht kitschig. Einige Pflanzen und wenige Bilder stellen eine privat anmutende Gemütlichkeit her. Ein Schreibtisch mit Computer (›Na, immerhin Flachbildschirm‹, denkt Herr Bertolt) sowie ein hohes, in Benutzung scheinendes Bücherregal bieten ein geschäftiges, professionelles Gegengewicht dazu.

Frau Precht hat den Eindruck, dass Herr Bertolt durch sie »hindurchguckt«.

Sie hat das Gefühl, dass er es vermeidet, in Kontakt zu gehen. ›Das sei ihm gegönnt‹, denkt sie, schließlich ist es nur eine Sprechstunde. Da ist Widerstand mehr als erlaubt. Sie versucht, ihren ersten Eindruck zu fassen. Es gelingt Herrn Bertolt gut, seine (aus ihrer Sicht) überkorrekte Kleidung lässig zu tragen. Sie kann sich nicht entscheiden, ob er auf sie wie ein FBI-Agent oder wie ein Versicherungsvertreter wirkt. Oder eben wie ein Manager. Oder wie sie sich so jemanden vorstellt.

Das Gespräch verläuft sehr glatt und in gutem Takt. Herr Bertolt umreißt seine Problematik seit dem Beginn des erhöhten Alkoholkonsums, stellt die in der Verkehrstherapie erarbeiteten Problemanalyse- und Lösungsmodelle vor. Seine subjektive Theorie ist vor allem auf den Umgang mit beruflichen Belastungen abgestellt, dies bietet er auch als aktuelle Themen an (er schildert eine schwierige Situation mit einem »aufsässigen« Untergebenen). Den aktuellen Behandlungsanlass spielt er etwas herunter, findet Frau Precht: »Ich habe noch manchmal Stimmungseinbrüche, die ich aber beende, bevor sie richtig anfangen.« Familiär sei »alles in bester Ordnung«, er habe es besser nicht treffen können. Frau Precht ist sicher, dass da etwas nicht stimmt. Sie würde die idealisierende Darstellung seiner familiären Situation gern kritisch hinterfragen, zügelt sich aber mit einer »Probedeutung«. Im Nachhinein fragt sie sich, ob dieser Impuls eine aggressive Gegenübertragung auf Herrn Bertolts subtile Entwertungen war. Sie stellt sich vor, sie wäre im Café mit ihrer Freundin, und Herr Bertolt käme herein. Sie ist sicher, dass die Freundin ihn für »ziemlich attraktiv« halten würde, sie aber »Ach, das ist bestimmt ein Blender« sagen würde. Sie nimmt sich vor, bei nächster Gelegenheit in der Intervision diesen Erstkontakt auf Gegenübertragungswiderstand hin zu untersuchen. Mit gemischten Gefühlen (Ist das nicht schon ein Therapieversprechen?) bietet Frau Precht eine zweite Sprechstunde an. Bis dahin sollten beide den Eindruck des Erstgesprächs sacken lassen.

Die zweite Sprechstunde verläuft sehr sachlich und knapp. Frau Precht stellt in Aussicht, dass zum Jahresbeginn ein Therapieplatz frei wird. Sie verdeutlicht, dass dann dennoch eine »probatorische Phase« beginnen würde. Herr Bertolt ironisiert das zunächst, indem er es in »Probezeit« umbenennt, lässt Frau Precht dazu aber nichts sagen. Er betont, dass ihm das alles klar sei und er gerne drei Monate auf den Beginn warten würde. Frau Precht händigt ihm verschiedene Formulare aus und bittet ihn, zum Jahresende schon einmal einen Konsiliarbericht von seinem Hausarzt einzuholen.

Im Herbst und Winter denkt Frau Precht selten an Herrn Bertolt. Tut sie es doch, erlebt sie wieder dieses merkwürdige, leicht aversive Gefühl, das sie nicht gut ergründen kann. Gleichzeitig verspürt sie auch eine Form von Neugier, die sie ebenfalls nicht gut begreifen kann. Irgendetwas muss doch auch an Herrn Bertolt liebenswert sein, warum hätte sie ihm sonst einen Platz anbieten sollen? Sie nimmt sich erneut vor, Herrn Bertolt in der Intervision zu besprechen, kommt aber nicht dazu. Innerlich schilt sie sich dafür, denn schließlich haben alle Patient*innen das gleiche Anrecht auf ihre unvoreingenommene Zuwendung. ›Nun ja, aber manche Behandlungen sind aber auch anstrengender als andere‹, beruhigt sie sich. Sie beobachtet an sich, dass es ihr schwerer fällt, einen Zugang zu

Männern in etwa ihrem Alter zu finden. Beinahe alle *sagen* zwar, dass sie bei einer Frau offener reden könnten. Wirklich Gefühle zeigen, gar weinen tun sie dann aber doch sehr selten. Frau Precht erklärt sich das generationen- und sozialisationsbedingt. ›Ein Indianer kennt keinen Schmerz – wenn man so aufgewachsen ist, ist es ja auch kein Wunder, wenn man nicht gut über Gefühle sprechen kann‹, denkt sie.

Auch Herr Bertolt denkt während der kommenden drei Monate wenig an die Therapie. Es war durchaus so gemeint, als er von sich behauptete, er sei stabil. Es geht ihm gut, bis auf diese merkwürdigen Momente der Leere, ganz früh am Morgen, wenn noch alles schläft. Aber das kann er begrenzen, indem er einfach losläuft. Außerdem sind die Wochen vor Weihnachten ohnehin die schönsten im Jahr, findet er. ›Vorfreude ist die schönste Freude‹, denkt er sich, und so sorgt er für genügend Anlässe, sich zu freuen. Eine Urlaubswoche im Herbst, im Winter eine Woche Skifahren und dazwischen Weihnachten. Was kann da schon schiefgehen? Seine Frau und er haben sich darauf verständigt, keinen Weihnachtsbaum mehr anzuschaffen. Dies hindert sie aber nicht daran, gemeinsam die Wohnung zu schmücken, einen ausgefallenen Menüplan für die Feiertage zu entwickeln und teure, durchdachte Geschenke für die Kinder einzukaufen.

So kommt Herr Bertolt guten Mutes zur vereinbarten probatorischen Sitzung zum Jahresbeginn. Er hat den Konsiliarbericht mitgebracht, ebenfalls den Abschlussbericht der Verkehrstherapie. Den er seine »Get out of jail, but not free«-Karte nennt: Schließlich hat ihm dieser Zettel den Führerschein zurückgebracht, er war aber auch sehr teuer. Frau Precht beschließt spontan, bei diesem Scherz probehalber die Abwehr zu konfrontieren, indem sie nicht mitlacht, sondern mit ernstem Gesicht nachfragt, ob es ihm wirklich nur um den Führerschein gegangen sei. Herr Bertolt hält inne. Für einen kurzen Moment kommt er mit der Verzweiflung in Kontakt, die er damals erlebt hatte und die noch immer in ihm schlummert. Er kann das Gefühl nicht gut greifen und schon gar nicht benennen. Ganz kurz taucht ein Bild auf, wie aus einem Charlie-Chaplin-Film. In Schwarzweiß sieht er sich auf dem Rand eines Wolkenkratzers balancieren. Dann rettet er sich davor, indem er Frau Precht zustimmt, dass es um viel wichtigere Dinge gegangen sei, und dann eine Lobeshymne auf die Verkehrspsychologin Frau Foucher anstimmt, die er recht pathetisch als seine Lebensretterin darstellt. Frau Precht seufzt innerlich: ›Na, der schwärmt ja ganz schön.‹

Sie versteht es oft als eine typisch männliche Form von Widerstand, wenn ihre Patienten ihr Komplimente machen. Ob Freud es eigentlich so gemeint hat, dass die Männer sich dann in die Therapeutin als Platzhalter für ihre Mütter verlieben, weiß sie nicht genau. Sie hat eher das Gefühl, dass Männer sie weniger ernstnehmen müssen, weniger bedrohlich finden, wenn sie sie sexualisieren. Das leuchtet ihr viel mehr ein, und es passt auch zu ihrer politischen Haltung. Während ihres Studiums gab es immer mal wieder Uni-Besetzungen, und Frauen hatten sich Räume geschaffen, um über ihre unterdrückte Stellung in der Gesellschaft zu sprechen und sich Freiräume zu erkämpfen. Von ihrer Tochter hat sie später erfahren, dass man inzwischen Vergewaltigung als eine Form von »sexualisierter Gewalt« auffasst, was ihr sehr einleuchtend vorkam. Sexualität als Machtmittel – in sehr abgeschwächter Form könnte das auch bei solchen erotischen Übertragungen eine Rolle spielen.

Sie empfindet aber auch eine leise Eifersucht (oder ist es eher Neid?) angesichts der von ihr vermuteten erotischen Übertragung von Herrn Bertolt auf Frau Foucher: ›Ich war auch mal eine junge, hübsche ehrgeizige Therapeutin‹ (ihr Partner, mit dem sie schlechten Gewissens darüber spricht, sagt dazu: »Stimmt, jetzt bist du nicht mehr jung«). Frau Precht sucht auch immer nach erotischen Anteilen in ihrer Gegenübertragung, unabhängig von Aussehen, Alter oder Geschlecht ihrer Patient*innen. Sie erklärt sich ihr eigenes Erleben erotischer Anziehung damit, dass fast immer die Probleme der Menschen damit zu tun haben, dass sie sich selbst nicht genug wertschätzen, sich nicht genug liebhaben. Frau Precht sucht nach dem, was bei ihren Patient*innen einzigartig, begehrenswert, liebenswert ist. Sie findet, sie geht damit einfach nur einen Schritt voran: ›Erst habe ich sie lieb, dann sie sich selbst.‹ In der Intervision wurde dafür das Bonmot gefunden, das es ja auch irgendwie verdächtig wäre, wenn wir unsere Patient*innen *nicht* sexy fänden. ›Also wird es wohl Gegenübertragungswiderstand sein, dass ich Herrn Bertolt als Schnösel abwerte‹, denkt sich Frau Precht. Irgendwie stehen da verschiedene Bilder ganz schön unverbunden nebeneinander, findet sie.

Würde man beide, Herrn Bertolt und Frau Precht, fragen, so könnten sie sich vermutlich auf ein Bild für die Probatorik einigen: Sie umkreisen einander wie zwei Boxer, die zu höflich sind, zuzuschlagen. Frau Precht interpretiert seine Gestik und Mimik oft so, als würde Herr Bertolt sie gleich anschreien wollen. »Woher kommt nur diese ganze Aggression?«, würde sich Frau Precht fragen. Herr Bertolt würde vielleicht formulieren: »Wann fangen Sie denn mal an zu arbeiten?« Inhaltlich erhebt Frau Precht anamnestische Daten, die Herr Bertolt liefert. Darüber hinaus versucht er, Frau Precht davon zu überzeugen, sich die Flipcharts aus der Verkehrstherapie anzuschauen, womit Frau Precht ihn immer wieder vertröstet – dieses Problem habe er doch im Griff, dafür sei später noch Zeit. Ohne es zu bemerken, kränkt sie Herrn Bertolt damit, der gern stolz seine Erfolge präsentieren würde. Unausgesprochen verhandeln die beiden miteinander, ob und wie sie zueinander finden.

Frau Precht gelingt es zunehmend, Mitgefühl für Herrn Bertolt in sich zu entdecken. Sie vergegenwärtigt sich den kleinen Jungen, der mit zwölf Jahren plötzlich »der Mann im Haus« sein sollte, nachdem die Ehe der Eltern gescheitert war. Damit kann sie sich seine spaltende Abwehr (böser Papa/liebe Mama) gut erklären. Sie weiß aber noch nicht so genau, auf welchen Boden das gefallen ist. Zur Frühgenese hat sie kaum Informationen. Herr Bertolt erinnert sich erst ab der Schulzeit, und woran er sich erinnert, ist verzerrt und überdeckt von Idealisierungen.

Herr Bertolt beginnt, Frau Precht wahrzunehmen. ›Nicht mein Typ, aber sie war sicher mal eine sehr schöne junge Frau‹, denkt er. Er gesteht ihr zu, dass sie ›schlaue‹ Fragen stellt, ist aber – ohne es zu merken – immer noch enttäuscht, dass sie offenbar nicht wie versprochen (so erlebt er es) so weitermachen will wie in der Verkehrstherapie. Frau Precht versucht, Haken zu schlagen, andere Fragen zu stellen als die Vorbehandlerin, um Herrn Bertolt zu emotionalen Reaktionen zu provozieren. Herr Bertolt schlägt seinerseits Haken, um dies zu vermeiden. Etwas bewegt sich in ihm, das er nicht benennen kann. Meistens hat er die Gespräche »gut im Griff« (er ist ein erfahrener Verhandler), aber manchmal blitzt etwas beunruhigend in ihm auf. So, als würde er aus dem Augenwinkel einen riesenhaften Schatten sehen (»Was war das nochmal für ein Gleichnis?«). So, wie wenn man aus einem Albtraum aufwacht (was Herrn Bertolt nie passiert, denn er erinnert sich nicht an Träume) und schnell weiterschlafen möchte, um etwas anderes träumen zu können. Dabei hinterfragt er nicht, dass er bei Frau Precht »richtig« ist. Er hat sich gut belesen und auch die »allgemeinen Patienteninformationen« aufmerksam studiert. Er findet, dass »dieser tiefenpsychologische Ansatz« für ihn genau richtig ist – wenn doch nur die Therapeutin etwas planvoller vorgehen würde.

»Wenn Sie ein Tier wären, was wären Sie dann wohl?«, fragt Frau Precht, was Herr Bertolt lachend quittiert mit »Interessant, das fragen unsere Recruiter auch immer«. Frau Precht lacht nicht mit, sondern beharrt: »Tatsächlich interessant, das wusste ich nicht. Wollen Sie die Frage dennoch beantworten?« Herr Bertolt denkt einen Moment nach und antwortet dann, dass er wohl am ehesten ein Wolf sei. Was ihm zu Wölfen einfalle, fragt Frau Precht. Herr Bertolt antwortet: »Silbernacken. Leitwolf … Es gibt ja auch das Bild vom einsamen Wolf … Aber eigentlich ist der Wolf ja nicht einsam, sondern Chef vom Rudel. Und stark. Manchmal vielleicht brutal, aber nur zum Besten von allen …« Herr Bertolt lacht, und Frau Precht lässt sich auf ein Lächeln ein.

Frau Precht behält ihre Assoziation vom Wolf im Schafspelz für sich. Stattdessen nutzt sie diese Sequenz, um den psychodynamischen Zugang zum Menschen zu erläutern. Nun habe man etwas darüber erfahren, wie Herr Bertolt sich sehe. Zugleich könne er das als Beispiel dafür sehen, dass sie in der Therapie den »Umweg« gehen wolle. Er habe ja in der Vortherapie ganz hervorragend gelernt, Probleme zu identifizieren und zu lösen. Was aber »übrig« geblieben sei, wie er es formuliert hatte, sei viel weniger klar ersichtlich. Daher müsse man sozusagen »außen herum« arbeiten, aus alltäglich scheinenden Dingen verborgene Inhalte erraten. Herr Bertolt kann dem gut folgen und zustimmen, hofft aber weiterhin auf klarere Schrittfolgen in der Therapie.

Frau Precht hadert mit sich. ›Ich bin doch nicht korrupt‹, denkt sie, als sie davon hört, dass man nun bei den Kurzzeittherapien eine Zusatznummer in die Abrechnung eintragen soll, um einen Bonus zu bekommen. Sie hält das für einen sehr durchsichtigen Trick der Krankenkassen, die Therapeut*innen zu mehr Kurzzeittherapien zu verführen. Obwohl sie, wie die meisten ihrer Kolleg*innen, ohnehin fast immer mit KZT-Anträgen beginnt, beschließt sie, die nächste LZT gleich von 0 auf 60 Stunden zu beantragen. Ihr Partner schüttelt den Kopf und nennt sie töricht. Ihre Selbstkasteiung würde doch niemandem nutzen, warum sie denn unbedingt den Kassen Geld schenken wolle. Frau Precht reagiert trotzig. Innerlich verbindet sie diese aggressive Energie mit der abgewehrten Aggression, die Herr Bertolt in die Therapie einbringt. ›Dann bin ich eben töricht, dafür aber integer‹, denkt sie und fühlt sich kämpferisch und mit sich zufrieden. Mit diesem Elan gelingt es ihr auch, den Bericht schnell zu schreiben. Gern würde sie den

Prozess so timen, dass die Antragspause in den Ferien liegt, aber das kommt nicht hin. Je nachdem, wie schnell die Krankenkasse den Antrag bearbeitet, wären dann vor den Osterferien noch ein paar Sitzungen und dann gleich wieder eine Pause. Frau Precht bereut, nicht doch mit einer KZT angefangen zu haben, so hätte sie die Taktung viel besser bestimmen können. Und heimlich rechnet sie sich aus, wie viel Geld sie dadurch verschenkt hat. Der Gedanke ist ihr peinlich, aber sie kann ihn sich gewähren.

Während der Antragspause baut sich in Frau Precht immer mehr Lust auf diese Behandlung auf. Sie hat im Zuge der Berichterstellung noch einmal eines ihrer Lieblingsbücher zum Thema aufgeschlagen. In einer Fachzeitschrift hat sie wahrgenommen, dass das Buch eine neue Auflage erhalten hat, aber sie hält sich lieber an ihre Ausgabe. Schließlich hat sie dort ganz viel unterstrichen, und sie hat bestimmt nicht vor, das alles noch einmal zu lesen. Allein das Blättern darin und das Aufschnappen der damals markierten Stellen genügen ihr, um sich innerlich »aufzufrischen«.

Herrn Bertolt hingegen geht es während der Antragspause schlechter (auch wenn er dies weder wahrnehmen noch zugeben kann). Bis zum nächsten »Highlight«, den Osterferien, ist es noch so lange hin, und das bedeutet viel Alltag. Wenn er an die Therapie und Frau Precht denkt, wird er leicht genervt. Schnell verbindet er dieses Gefühl mit Vorgängen auf der Arbeit, schiebt diese Gedanken vor das Bild von Frau Precht. Er hat wieder Ärger mit seinem »Lieblingsfeind«, dem jüngeren Kollegen, dessen Vorgesetzter er ist. Überhaupt findet er viele Anlässe, an seinen Kolleg*innen und Mitarbeiter*innen herumzunörgeln. Wie gut, denkt er, dass seine Frau und er das schöne Ritual haben, sich jeweils vom Tag zu erzählen. So erfährt er davon, wie es ihr in der Schule ergangen ist, welche Sorgen ihr manche Kinder machen, wie sehr manche ihre Nerven strapazieren und welche Kolleg*innen sich wie verrückt verhalten. Und sie hört sich im Gegenzug an, was »die Idioten« in der Firma mal wieder verzapft haben. »Ein fairer Deal«, findet er. Ob seine Frau das auch findet, diese Frage stellt er sich nicht. Seiner Frau hingegen fällt schon auf, dass er deutlich mehr »meckert« als sonst. Diese Gereiztheit kennt sie aus der Alkoholzeit, und sie macht sich Sorgen. Spricht es aber nicht an, sondern hofft, dass »diese Therapie« bald losgeht.

Als Frau Precht die gutachterliche Stellungnahme im Briefkasten vorfindet, freut sie sich. ›Da hat ja mal einer den Antrag wirklich gelesen‹, denkt sie bei sich. Durch den wohlwollenden einleitenden Satz und die Ansprache mit ihrem Namen kann sie auch die darauffolgende Kritik gut annehmen. Der Gutachter bemängelt, nichts Greifbares über die Ehe erfahren zu haben, und bittet zügig um ein Nachholen der Sexualanamnese. Frau Precht muss eingestehen, dass er da recht hat. Wie oft hatte sie sich schon über nichtssagende Textbausteine von Gutachtern geärgert! Sie möchte sich darüber freuen, dass dieser Spuk bald ein Ende hat (wenn das Gutachterverfahren abgeschafft ist), dass sie dann nie wieder bei irgendeiner anonymen Autorität um Erlaubnis fragen muss, ob sie ihren Job machen darf. Wie allerdings die Alternative aussehen wird, weiß keiner. Im Kolleg*innenkreis gibt es – wie bei allen Neuerungen – sehr gegensätzliche Reaktionsmuster. Die einen befürchten gleich den Weltuntergang, die anderen betonen, dass bislang in den vergangenen Jahren alles besser geworden sei in der Psychotherapie.

Herr Bertolt fragt sich, ob seine Krankenkasse ihm wohl wieder Werbung für eine Zusatzversicherung schickt, als er am Abend den Brief mit der Bewilligung vorfindet. Fast möchte er den Brief ungeöffnet durchreißen und ins Altpapier geben, dann aber fällt ihm ein, dass es ja um die Therapie gehen wird. Er überfliegt die wenigen Zeilen, nimmt die Kostenzusage zur Kenntnis und fühlt dazu erst einmal gar nichts. »Freust du dich gar nicht?«, fragt seine Ehefrau. »Doch, doch«, antwortet er und trägt im privaten Google-Kalender ein, dass er Frau Precht bei ihrer nächsten telefonischen Sprechzeit anrufen will. ›Bei aller Liebe, Kundenorientierung geht anders‹, denkt er, als er feststellt, dass die Erreichbarkeitszeiten von Frau Precht mit seinen beruflichen Terminen überhaupt nicht zu koordinieren sind. Also schreibt er eine Mail und bittet um einen Terminvorschlag.

So treten die beiden mit sehr unterschiedlichen Gefühlen in die erste Sitzung ein. Frau Precht ist heiter und neugierig, Herr Bertolt wäre lieber woanders. Frau Precht ist fast erschrocken, wie wortkarg und abweisend Herr Bertolt ist. »Nichts zu berichten, der übliche Wahnsinn halt« ist seine Entgegnung auf die Frage, wie es ihm in den letzten Wochen ergangen sei. Mühsam lässt er sich Begebenheiten auf der Arbeit »aus der Nase ziehen«. Er beginnt die Schilderungen abgeklärt und kaltherzig, um dann kurze Wutausbrüche zu zeigen, für die er sich sofort entschuldigt. Die erste Stunde zieht sich hin, Herr Bertolt beginnt auf dem Sessel herumzurutschen, Frau Precht wird ärgerlich. Nach der Stunde haben beide auf unterschiedliche Weise dasselbe Gefühl der Ratlosigkeit:

›Was soll ich hier?‹, fragt sich Herr Bertolt. ›Was soll ich mit dem bloß machen?‹, fragt sich Frau Precht.

Nach ein paar Tagen beschleicht Herrn Bertolt ein Gefühl der Peinlichkeit. Es ist ihm unangenehm, dass er die Beherrschung verloren hat, und er empfindet sein Verhalten gegenüber Frau Precht als patzig. ›Das hat sie nicht verdient‹, denkt er und beschließt, sich gleich zu Beginn der nächsten Stunde zu entschuldigen und Besserung zu geloben. Frau Precht denkt sich, nachdem ihr Ärger verflogen ist, dass es ja auch kein Wunder sei, dass Herr Bertolt so reagiert hat, wie er reagiert hat. Ihr Vorgehen war viel zu »offen«. Was für viele Patient*innen die Einladung darstellt, sich erst einmal ganz assoziativ auszubreiten mit ihren Innenvorgängen, ist für andere eine heillose Überforderung. Diese Stelle hatte sie sich dick angestrichen im Buch. Also nimmt sie sich vor, mehr zu erklären und fokussierter vorzugehen. Allerdings hat sie die berechtigte Befürchtung, dass Herr Bertolt allzu gern auf rationalisierende Abwehr einschwenken würde. Trotz aller Erfolge in der Verkehrstherapie kommt es ihr so vor, als hätte Herr Bertolt es geschafft, gleichzeitig sein Problem zu lösen und zu verstecken. Es geht in den Flipcharts (die sie inzwischen angeschaut hat) zwar überwiegend um Emotionsregulation, sie hat aber das Gefühl, dass da noch viel mehr schlummert, was Herr Bertolt nun weiterhin vor sich selbst verborgen hält. Wahrscheinlich aus gutem Grund, um nicht weggespült zu werden von diesen unklaren, verschwommenen Affektlagen. ›Aber da müssen wir ran – nur wie?‹

Herr Bertolt hält seinen Eingangsvortrag wie geplant und endet mit: »Mit anderen Worten: Schießen Sie los, ich bin zu allen Schandtaten bereit!«, was Frau Precht mit einem erleichterten und aufmunternden Lachen quittiert. Gleichzeitig merkt sie sich den Begriff »Schandtat«, falls später ein erotischer Übertragungsanteil relevant werden sollte. »Also schön«, sagt sie und beginnt ihre Intervention. Sie kommt noch einmal auf die Tieridentifikation zurück. Damit will sie zum einen Prozesspunkte verknüpfen, sodass Herr Bertolt erleben kann, dass die Themen nicht einfach sukzessive »abgehakt« werden (wie er es aufgrund seiner therapeutischen Vorerfahrung erwartet), sondern dass viele Schleifen gedreht werden müssen. Zum anderen hofft sie, auf diese Weise an ein Thema heranzukommen, das Herr Bertolt bislang erfolgreich umschifft hat. Zugleich glaubt sie, dass sie hier ein Stück vorangehen muss und ihre eigenen Einfälle einbringen sollte. »Silbernacken, haben Sie gesagt, und sich dabei an die Haare gefasst – und Wolf. Wir haben also Wolf und grau. Können Sie sich noch an den Schlager erinnern?« Herr Bertolt lacht. Das sei nun aber wirklich lange im letzten Jahrtausend gewesen, aber ja. Er erinnere sich, den Song zu Hause gehört zu haben. Wann das wohl war? »Der alte Wolf wird langsam grau«, summt er, weiß aber nicht weiter. Frau Precht kann sich auch nicht an den Text erinnern, bringt aber ein, dass es ihrer Erinnerung nach um Männlichkeit und Untreue ging. »Also an Sex habe ich jetzt nicht gedacht, das muss Ihre Phantasie sein«, versucht Herr Bertolt den Ball zurückzuspielen. Frau Precht wird ernst und sagt, das sei schon möglich, ihr sei nämlich im Nachgang erst aufgefallen, dass sie hier Lücken in der Anamnese habe (den gutachterlichen Hinweis erwähnt sie nicht).

Sie lobt sein Verhandlungsgeschick, wie er den Fragen ausgewichen sei, macht aber deutlich, dass es wichtig sei, auch diesen Bereich zu erheben. Vielen Menschen sei dieses Thema unangenehm. So wie es viele unangenehme Vorsorgeuntersuchungen gebe, die man aber trotzdem machen müsse. Das leuchtet Herrn Bertolt ein, und so wird die zweite Sitzung der Therapie genutzt, um die Sexualanamnese nachzuholen. Da die Zeit schon vorangeschritten ist, wird es ein »Schnelldurchlauf«, was Herrn Bertolt nur recht ist und Frau Precht ihm zugestehen kann.

Sie erfährt, dass sein sexuelles Erwachen mit Phantasien über Tina Turner begann, dass es zaghafte und schambesetzte erste Erfahrungen als Jugendlicher und mehrere Partnerinnen im jungen Erwachsenenalter gab. Das eheliche Sexualleben beschreibt Herr Bertolt in groben Zügen und in wenigen Phasen. Schwierigkeiten habe es vor allem durch die Geburten der Kinder und durch die Wechseljahre seiner Frau gegeben, aber inzwischen sei man »auf einem guten Level«. Bei beiden »funktioniere« noch alles. Zwar falle man nicht mehr dauernd übereinander her, wie in der Zeit, als man frisch verliebt war, aber das sei ja vielleicht auch altersentsprechend. Man habe recht regelmäßig Sex, und das sei alles okay so. Frau Precht denkt, dass sie sich mit diesen Informationen zufriedengeben kann. Sie hat weiterhin die Vermutung (oder Befürchtung?), dass Herr Bertolt seine Ehe maßlos idealisiert darstellt. Sie glaubt aber auch, dass Herr Bertolt sich durch die Erzählung so weit aus dem Fenster gelehnt hat, wie er eben kann.

Herr Bertolt fragt sich, was Frau Precht eigentlich von ihm will. Er denkt an die Termine beim Urologen, gesteht Frau Precht die gleiche beschämende Zumutung zu – mehr aber auch nicht. Selbstverständlich gibt es aber Gedanken, die er niemandem erzählen würde, schon gar nicht einer Frau. Er findet es ungerecht, dass Männer und Frauen so unterschiedlich altern. Er selbst hält sich für fitter und attraktiver als noch vor einigen Jahren. Und natürlich sprechen ihn knackige Schenkel aus der Werbung mehr an als welkende Haut. Er hat aber, so meint er für sich, gar kein Problem mit der Cellulite seiner Ehefrau, sondern damit, dass *sie* damit ein Problem hat. Schleichend und klammheimlich hat sie dafür gesorgt, dass die sexuellen Begegnungen nur noch im Dunkeln stattfinden. Was er unnötig findet, aber mitmacht. Im Grunde aber hat das alles nichts mit der Therapie zu tun, findet er und ist daher froh, dass die Stunde zu Ende ist.

Das Thema der Tieridentifikation beschäftigt Herrn Bertolt im Nachgang noch. ›Habe ich wirklich Silbernacken gesagt?‹, fragt er sich. Er googelt die Begriffe, findet »Ledernacken« und »Silberrücken« und landet bei Steve Jobs und den »Best-Agern«. Mit der Sexualität war Frau Precht auf dem Holzweg, befindet er. Wenn er nach dem Training aus der Dusche steigt und sich im Spiegel betrachtet, ist er stolz auf sich und seinen Körper. Andere schleppen auch in viel jüngeren Jahren ein Wohlstandsbäuchlein mit sich herum, er nicht. Und »untenrum« ist auch alles in Ordnung. ›Also, Burn-out: ja; Midlife-Crisis: nein.‹

»Ich habe das gegoogelt, ich hatte mich geirrt, es muss ›Silberrücken‹ heißen, nicht ›Silbernacken‹«, eröffnet Herr Bertolt die nächste Sitzung. Frau Precht weist ihn darauf hin, dass es bei Assoziationen keine Irrtümer gebe, hört sich dann aber interessiert seine Erkenntnisse an. Herr Bertolt ist (ohne es wahrzunehmen) froh, dass er das Gespräch auf etwas sichereres Terrain lenken kann. Frau Precht akzeptiert, dass an die Themenfelder »Mutter« und »Familie« derzeit kein Herankommen ist, und schwenkt auf die Arbeit als Fokusfeld ein. Bei der Tieridentifikation bleiben sie nur kurz. Frau Precht markiert, dass man das gut nutzen könnte, um verschiedene Perspektiven durchzuspielen, z. B. wie andere ihn wohl identifizieren würden, dass das aber auch später geschehen könnte.

Also redet sich Herr Bertolt mit Herzenslust den Frust der Arbeit von der Seele. Es sind teilweise wiederkehrende, teilweise überraschende Szenen, die er berichtet. Immer aber fällt Frau Precht auf, dass sie weiterhin kaum Bilder bekommt von den Menschen, von denen er berichtet. Sie fühlt sich in Bedrängnis. Einerseits scheint Herr Bertolt es zu benötigen, sich bei ihr »auszukotzen«, auch um ihr vertrauen zu können. Andererseits muss sie schnellstmöglich »einen Fuß in die Tür bekommen«, wenn sich bei Herrn Bertolt etwas nachhaltig ändern soll. Sie will ja nicht für die nächsten 1–2 Jahre sein »Seelenmülleimer« und seine »Trösterin« sein, und dann ist die Therapie vorbei und alles ist wie immer. Sie muss ihn auf seine eigenen Defizite hinweisen und ihn ermutigen, für sich Verantwortung zu übernehmen, statt alles Übel im Außen zu identifizieren. Nur wie?

Die erste Konfrontation gelingt gut. Frau Precht weist Herrn Bertolt darauf hin, dass er ganz schön viel »Ärger« hat. Da kann Herr Bertolt nur zustimmen, die anderen machen ihm ganz schön viel Ärger. Frau Precht lächelt und sagt, dass sie mehr sein inneres Gefühl meinte als die Handlungen der anderen. Dass sie sich gut vorstellen könne, dass solche Gefühle im realen Leben kaum Platz hätten (wozu Herr Bertolt nickt). Dass es daher sehr gut sei, wenn er das hier in der Therapie einbringen kann. Herr Bertolt fühlt sich bestätigt. Dann aber weist Frau Precht ihn auf den Widerspruch hin, dass er sich in seiner Selbstbeschreibung während der Probatorik als friedliebend und harmoniebedacht dargestellt habe. Herr Bertolt will das korrigieren: Privat und beruflich seien eben zwei Welten. Frau Precht bleibt aber dabei, dass er ja in beiden Welten ein und dieselbe Person sei.

Langsam und über mehrere Sitzungen hinweg einigen sich die beiden darauf, dass sich hinter dem Begriff »Stress« vor allem die Anstrengung verbirgt, negative Gefühle wahrnehmen, aushalten und beherrschen zu können.

Herr Bertolt ist zufrieden: Endlich wird über das gesprochen, was ihn wirklich belastet. Frau Precht ist auch zufrieden. Sie findet, dass diese Fokusfelder gut abgesteckt sind. Sie denkt darüber nach, wie sie Herrn Bertolt mit seinen Defiziten in Kontakt bringen kann, ohne ihn zu kränken. Schließlich kommt sie darauf, einfach bei seinen positiven Vorerfahrungen anzuknüpfen. Sie fragt Herrn Bertolt, ob es in der Vortherapie auch mal um die Modi »fight-flight-freeze« gegangen sein, was er bejaht. Man habe darüber gesprochen, dass es ganz tief verwurzelte Reaktionsmuster in Gefahrensituation gibt, dass es den Impuls des »Kämpfens, Abhauens oder Totstellens« gebe. Sie führt weiter aus (und fühlt sich, als wildere sie in fremden Gefilden), dass es in Extremsituationen sicher nützlich sei, eine klare Einteilung in Freund oder Feind zu haben. Herr Bertolt nickt.

> »Aber wissen Sie, grundsätzlich ist die Welt nicht schwarz oder weiß«, sagt sie. »Manchmal schon«, widerspricht Herr Bertolt, aber nur halbherzig.

Frau Precht holt tief Luft, sie hat ein wenig Angst davor, Herrn Bertolt vor den Kopf zu stoßen. Dann spiegelt sie ihm, dass sie bei vielen seiner Schilderungen gar keine differenzierten Bilder von seinen Konfliktpartnern habe. Dass sie zwar die Namen höre, sich aber die Menschen dazu gar nicht vorstellen könne. Herr Bertolt fühlt sich angegriffen. So als hätte er etwas falsch gemacht. Er möchte sich verteidigen, möchte zum Gegenangriff übergehen, aber es fällt ihm nichts ein. Also schweigt er. Frau Precht wird unruhig: Das Schweigen breitet sich aus, und es ist kein gutes, kontemplatives Schweigen. Sondern Herr Bertolt geht aus dem Kontakt. Vermutlich fühlt er sich unverstanden, und im schlimmsten Fall sortiert er sie auf die »Feind«-Seite.

Sie setzt noch einmal an, indem sie erläutert, dass wir alle viele Facetten haben und es für das Miteinander wichtig ist, die Zwischentöne zu erkennen. »Schon möglich«, antwortet Herr Bertolt einsilbig – und schweigt weiter. Frau Precht versucht es mit Offenheit: »Ich fürchte, sie erleben meine Worte als Vorwurf. Darum ging es mir nicht, es täte mir leid, wenn das so wäre. Worum es mir geht ist, herauszufinden, was in Ihrem Leben für Sie so anstrengend ist und warum das so gekommen ist.« (Herr Bertolt blickt auf.) Sie knüpft dort an, wo zuvor Einigung herstellbar war; dass man ja gerade eben festgestellt habe, dass diese Freund/Feind-Reaktion sehr sinnvoll sei, wenn man angegriffen wird. Ob es sein könnte, dass er sich permanent im Angriffs-/Verteidigungsmodus befinde? Hier kann Herr Bertolt zustimmen: Ja, die Arbeit sei ein Haifischbecken und ein stetiger Kampf. Als Frau Precht dann noch sagt, dass sie sich vorstellen könne, dass das dann ja sehr anstrengend sei, fühlt er sich wieder verstanden. Dennoch hat er keine Lust weiterzusprechen, und beide sind froh, als die Stunde endet.

Im Nachgang fühlt Herr Bertolt sich verwirrt. ›Was war das denn?‹, denkt er bei sich. Aber da ist noch mehr: unsortierte Gedanken und nicht greifbare Gefühle – unangenehm. »Hätte ich jetzt früher getrunken?«, fragt er sich. Dann vergisst er die Szene schnell wieder. Frau Precht ist mit sich unzufrieden. Es war ihr wichtig gewesen, auch diese problematischen Stellen (seine Defizite in der Objektwahrnehmung) anzusprechen, aber das ist überhaupt nicht gut gelungen, findet sie. Wie soll sie bloß je mit ihm differenziert über sein Innenleben und ihm nahestehende Menschen sprechen, wenn er nicht einmal bei seinem selbst gewählten Lieblingsthema, der Arbeit, nach dem eigenen Anteil zu suchen bereit ist?

Auf diese Weise ringen Herr Bertolt und Frau Precht darum, wie diese Therapie funktionieren könnte. Sehr kleinteilig untersuchen sie konflikthafte, aber auch alltägliche zwischenmenschliche Szenen. Kognitiv ist es für Herrn Bertolt schnell einleuchtend, dass das genaue Explorieren seiner Konfliktpartner eine sinnvolle Sache ist. Schließlich kennt er die Technik des Perspektivwechsels aus Kommunikationstrainings. Emotional jedoch fühlt er sich schnell angegriffen, in die Ecke gedrängt und im Stich gelassen. Seit er dies zum ersten Mal vorsichtig aussprechen konnte (begleitet von einem Kloß im Hals und einem leichten nervösen Zittern der Hände), geht es besser.

Frau Precht markiert diese Szene als großen Fortschritt. Unermüdlich versucht sie, die Einsicht bei Herrn Bertolt fest zu verankern, dass es in der Therapie nicht um die Fehltritte der anderen, sondern um seine eigenen Anteile gehe (Defizite traut sie sich nicht zu sagen). Für Frau Precht sind die Stunden oft zäh und anstrengend – ›deshalb verlangen wir höhere Honorare‹, denkt sie. Aber sie stellt auch bei sich fest, dass sie eigentlich nie müde wird in den Sitzungen. Am Klischee des einschlafenden Psychoanalytikers ist schon etwas dran, findet sie. Auch im Sitzen ist man nicht davor gefeit, dass einem fast die Augen zufallen. Irgendwoher hat sie die Faustformel »Wenn der Therapeut müde ist, dann verdrängt der Patient Aggression«. Vielleicht wird sie ja deshalb nicht müde, weil Herr Bertolt seine Aggression gar nicht verdrängt? Oder liegt es daran, dass sie sich immer noch »auf der Hut« fühlt, dass sie jederzeit einen entwertenden Angriff von ihm erwartet? Sie kann sich gut vorstellen, wie es dem jüngeren Kollegen geht mit Herrn Bertolt, und fragt sich, wie Frau und Kinder ihn wohl erleben. Ob er privat wirklich »ein ganz anderer Mensch« ist, wie er behauptet? Oder begeht sie hier einen schweren Fehler, indem sie mit dem Widerstand mitgeht?

Herr Bertolt hat widerstreitende Gefühle zur Therapie. Gegenüber seiner Ehefrau lobt er Frau Precht als kompetente und »patente« Frau (und ist – ohne es wahrzunehmen – ein wenig enttäuscht, dass die Gattin gar nicht eifersüchtig zu sein scheint). In den Gesprächen selbst fühlt er sich lebendig, auch wenn er vor allem die eigenen Aggressionen oft als anstrengend empfindet. Manchmal macht es ihm geradezu Spaß, mit Frau Precht »die Klingen zu kreuzen«, wie er ihre Gespräche manchmal nennt. In den Tagen nach den Sitzungen jedoch kippt dieses Bild von der Therapie zuweilen. Er spielt dann wie einen Film manche Gesprächssequenzen noch einmal durch und beginnt sich zu ärgern. Warum muss sie ihn immer infrage stellen? Warum kann nicht einfach das Gültigkeit haben, was er sagt? Er fühlt sich dann unverstanden, und manchmal steigert er sich da so herein, dass er überlegt, die nächste Sitzung abzusagen oder besser gleich die Therapie zu beenden. ›Es geht mir doch gut, warum soll ich mich da dauernd hinterfragen lassen?‹, denkt er dann. Meistens klingen solche Gedanken von allein wieder ab. Manchmal bekämpft Herr Bertolt sie gezielt, indem er sich daran erinnert, dass er ein Mann ist, der zu seinem Wort steht. Und dass er daher die Therapie auch dann »durchziehen« wird, wenn er seine Therapeutin blöd findet. Er erzählt es Frau Precht nicht, wenn solche Dinge in ihm vorgingen.

Frau Precht zweifelt oft an sich. ›Mache ich hier Verhaltenstherapie oder Coaching?‹, fragt sie sich, wenn sie immer und immer wieder über seine Arbeit sprechen. Sie macht sich bewusst, dass bei Herrn Bertolt ein so kleinteiliges Vorgehen sicher richtig ist, aber es fühlt sich für sie eben sehr oberflächlich an. Daher erlebt sie es auch als »Durchbruch«, als es nach gut einem halben Jahr Therapie endlich gelingt, eine biografische Verknüpfung herzustellen. Inzwischen hat der jüngere Kollege auch in der Therapie einen Namen bekommen, und mitten in einer Hasstirade auf »Heinzi« spricht Herr Bertolt plötzlich über seinen Vater. Frau Precht hätte es beinahe gar nicht mitbekommen: Herr Bertolt spricht schnell und erregt, schiebt leise ein »wie früher beim Alten« ein. Frau Precht ist etwas verwirrt: Hat sie richtig gehört? Sie lässt Herrn Bertolt erst einmal weitersprechen. Als Herr Bertolt sich entladen hat, teilt sie ihm ihre Irritation mit: »Ich bin mir nicht sicher, ob ich mich verhört habe – haben Sie mittendrin in diesem Sturm den Gegenstand ihres Ärgers gewechselt?« Herr Bertolt bestätigt das. Er wisse auch nicht, wie das gekommen sei, aber mitten in seinem Ärger auf den Kollegen sei der Ärger auf den Vater aufgetaucht. Das habe sich alles so vermischt, obwohl es ja gar keine Ähnlichkeit zwischen den beiden Männern gebe (außer natürlich, dass beide Idioten seien, wenn auch auf verschiedene Weise). Es entsteht eine Pause, die für beide nicht unangenehm ist. »Da haben wir einen wichtigen Zusammenhang entdeckt«, sagt Frau Precht dann und kündigt an, dass sie sich mit dem Thema »Vater« wohl intensiver beschäftigen müssten. Herr Bertolt möchte ausweichen, indem er zu scherzen versucht: »Echt, muss das sein? Die Sache ist doch in drei Sätzen erzählt…« Frau Precht geht darauf nicht ein, sondern beharrt ernst, dass das wohl sein müsse. Wenn sich unbewältigtes Vergangenes so sehr in die Gegenwart schiebe, dann komme Herr Bertolt nicht darum herum, das aus dem Weg zu räumen. Die Sitzung endet in einer nachdenklichen Ruhe.

Nach der Stunde ist Frau Precht sehr zufrieden. Es fühlt sich viel »psychodynamischer« an so, und sie ist gespannt, ob Herr Bertolt jetzt eine Widerstandsmauer aufbauen wird. Sie nimmt sich vor, das diesmal nicht durchgehen zu lassen und die Biografie zu fokussieren.

Herr Bertolt hadert mit sich und mit der Therapie. Erneut muss er Frau Precht recht geben; was er im Internet über TP gelesen hat, klang genau so, wie sie es beschrieben hat. Das Vergangene im Gegenwärtigen bewältigen und so fort. Auf der anderen Seite ist er froh, das alles hinter sich zu haben. Vater war ein Arschloch, und gut ist. Vielleicht konnte er nicht besser, aber das entschuldigt gar nichts. Ihre Beziehung war nach der Trennung nie mehr richtig gut geworden. Herr Bertolt ist zwar zur Beerdigung gegangen, aber richtig traurig war er seiner Erinnerung nach nicht. ›Da war nicht viel, also habe ich auch nicht viel verloren‹, denkt er. Er beschließt, sich darauf einzulassen.

So ist Frau Precht überrascht, als Herr Bertolt die nächste Sitzung mit den Worten eröffnet: »Also schön – heute keine Alltagssachen, die Woche war wie immer. Sie wollten was über meinen Vater wissen, dann stellen Sie mal Ihre Fragen!« Frau Precht nimmt zur Kenntnis, dass es für Herrn Bertolt offenbar wichtig ist, selbst zu bestimmen, dass er über ein Thema redet, über das er lieber schweigen würde. Sie nimmt die Aufforderung, durch Fragen das Rudern zu übernehmen, an. »Sie haben mir ja ganz am Anfang schon erzählt, dass es zur Trennung kam, als Sie zwölf Jahre alt waren. Mögen Sie mir etwas mehr darüber erzählen? Wie war das für Sie? Wie hat man Ihnen das denn eigentlich mitgeteilt?« Herr Bertolt atmet tief durch und beginnt zu erzählen. Zuerst kühl und distanziert, im Verlauf der Stunde mit mehr emotionaler Beteiligung.

Es fühlt sich merkwürdig an für Herrn Bertolt: Er berichtet von genau dem Ärger, den er hier schon oft eingebracht hat. Ohne ihn jedoch zu spüren. Stattdessen befindet er sich in einem ihm irgendwie fremden Gefühlszustand, ruhig und schwer zugleich. Er berichtet, wie er aus der Schule kam und beide Eltern am Küchentisch auf ihn warteten. »Wir müssen dir etwas sagen …« Wie er es nicht hören wollte. Wie er es nicht verstehen konnte – gestern war alles wie immer, und heute zieht Vati aus? Wie schlecht es seiner Mutter ging, wie sehr er den Vater gehasst hatte. Sie musste ihn fast dazu zwingen, den Vater zu besuchen. Er wurde schlecht in der Schule. Eine Lehrerin fragte ihn, was mit ihm los sei, aber um keinen Preis der Welt wollte er es jemandem erzählen. Am Ende seiner Erzählung und am Ende der Stunde sagt Frau Precht: »Das ist eine sehr traurige Geschichte.« Herr Bertolt nickt nur. Er ist froh, dass die Stunde vorbei ist, denn bei diesem Kommentar steigen ihm Tränen in die Augen. Und weinen möchte er nicht.

So vergehen die nächsten Wochen. Frau Precht regt an, dass Herr Bertolt gern Fotos aus seiner Kindheit mitbringen könne. Herr Bertolt sucht nach den wenigen Alben, die er noch im Keller hat, aber nie anschaut. Gemeinsam machen sie Ausflüge in Herrn Bertolts Kindheit. Vorsichtig hält Frau Precht auch nach schönen Erinnerungen mit dem Vater Ausschau. Beiden wird deutlich, wie abrupt der Wechsel in der Beziehung durch die Trennung war. Wie Herr Bertolt seine vorherige Idealisierung des Vaters rückwirkend auslöschen musste. Sie geben dem kleinen Jungen Raum, der denkt, dass Vater einfach alles kann, weil er eine Bohrmaschine halten und eine Spielzeug-Eisenbahn aufbauen kann. Sie geben dem verärgerten Jugendlichen Raum, der sich im Besitz der höchsten Moral wähnt und einfach weiß, dass der Vater die größte Sünde von allen begangen hat. Sie geben dem Erwachsenen Raum, der bewusst beschließt, sich vom Vater abzuwenden und lieber in der eigenen Familie alles richtig zu machen.

Herr Bertolt hat in dieser Zeit das Gefühl, sich in einer Parallelwelt zu befinden. Der Alltag geht normal weiter, aber irgendwie an ihm vorbei. Er ist erstaunt, wie wenig ihm die Gespräche unangenehm sind. Auch fällt ihm auf, dass er lange schon nicht mehr über die Scham gesprochen hat, die er als »Scheidungskind« damals erlebte. Er schüttelt über sich selbst den Kopf, als er bemerkt, wie peinlich ihm das Ganze auch gegenüber Frau Precht war, bevor er angefangen hatte zu sprechen. Obwohl er doch ganz anders denkt! Einige der Schulfreund*innen seiner Kinder hatten getrennte Eltern. Er hat über diese Kinder nie ein böses Wort gesagt oder gedacht, eher Mitleid empfunden.

Frau Precht erlebt die Stunden als angenehme Abwechslung zum vorherigen Takt. Ihr Mitgefühl mit Herrn Bertolt wächst weiter, sie wertschätzt die Mühe, die er sich gibt, um an unbekannte und bedrohliche Gefühle heranzukommen. ›Oft ist es ja so, dass hinter der Trauer die Wut steckt‹, denkt sie, ›hier scheint es genau umgekehrt zu sein.‹ Sie ist hoffnungsvoll, dass es Herrn Bertolt über die Erarbeitung des nun viel differenzierteren Bildes vom Vater auch sonst in seinem Leben besser gelingen könnte, ein facettenreicheres Bild von sich und anderen zu entwickeln. Ein wenig enttäuscht ist sie schon, dass im Zuge des Besprechens der Biografie ein Punkt allerdings unangetastet bleibt. Das Bild der Mutter kann und will Herr Bertolt offenbar nicht verändern. Sie ist die Schuldlose, die er allzu früh (so viel kann er sehen) »retten« musste. Vielleicht kommen wir da noch einmal heran, denkt Frau Precht, vielleicht brauchte er dafür doch eine Psychoanalyse, vielleicht bleibt das so bis zum Lebensende.

Fast schüchtern fragt Herr Bertolt, ob er die Fotoalben wieder in den Keller bringen dürfe. Ein Herbsturlaub stünde an, und er habe bei sich den Wunsch bemerkt, da »wieder einen Deckel draufzumachen«. Vor dem Urlaub müsse er noch sehr viele Dinge auf der Arbeit erledigen, und er wolle nicht in so einer (»nicht falsch verstehen«) melancholischen Stimmung in den Urlaub fahren. Frau Precht findet das stimmig, holt sich aber die Erlaubnis ab, gelegentlich den Deckel zu lüften.

So verschiebt sich der Fokus wieder mehr in Richtung gegenwärtiger Geschehnisse. Herr Bertolt gibt an, sich schneller von Wutanfällen distanzieren zu können. Er hat einen »Trick« entwickelt, wenn er wieder einmal vor Wut auf Heinzi platzen möchte: Er geht dann in einen anderen Raum und stellt sich vor, dort wäre ein Diaprojektor. In seinem Kopf wirft er dann abwechselnd das Bild von Heinzi und von seinem Vater an die Wand. Das helfe ihm beim Sortieren, »wie Sie gesagt haben, Vergangenheit und Gegenwart auseinanderhalten«. Danach gehe es ihm meist besser, er fühle sich dann ruhiger. Frau Precht ist überrascht und beeindruckt. Sie ist nicht ganz sicher, warum diese Übung funktioniert und wie sie sie findet. Sie ist sicher, das mit dem Auseinanderhalten nicht so gesagt zu haben. Aber ein wenig ist sie auch stolz auf Herrn Bertolt, dass er eine für sich funktionierende Lösung gefunden hat.

Die erste Sitzung nach dem Herbsturlaub beginnt schleppend, obwohl Herr Bertolt durchgehend redet. Er war noch nicht wieder auf der Arbeit, von dort gibt es also nichts zu berichten. Also erzählt er schwärmerisch und kleinteilig von seinem Urlaub. Frau Precht bemerkt, wie sie »abdriftet«, ihm kaum zuhört. Sie vermutet zunächst, das liege an seiner gewohnten, leicht angeberischen Selbstüberhöhung (was für ein »perfekter Urlaub« das mal wieder war). Dann schaut sie ihn genauer an und bemerkt, dass er ganz anders aussieht, als er sich darstellt. Sie beschließt, diesen Widerspruch direkt anzusprechen: »Herr Bertolt, wie geht es Ihnen denn eigentlich? Sie berichten von den schönen Dingen, die Sie gemacht haben, aber Sie sehen so … irgendwie müde aus.« Herr Bertolt atmet einmal tief ein und aus, vielleicht als eine Art Seufzer. »Gut beobachtet«, sagt er und berichtet, dass er heute Morgen das Lauftraining habe ausfallen lassen müssen, weil er so schlecht geschlafen habe. Schlafstörungen kenne er eigentlich nicht, aber heute sei er mitten in der Nacht aufgewacht und habe nicht mehr schlafen können. Frau Precht fragt, wie er sich gefühlt habe, ob er noch wisse, was für Gedanken ihn umgetrieben hätten. Herr Bertolt antwortet, dass er nur noch vage wisse, dass es ihm »schlecht« gegangen sei. An die Gedanken könne er sich nicht mehr erinnern, die habe er in der Stunde, die er vor dem Weckerklingeln nochmal geschlafen habe, wieder vergessen. Es sei aber alles total banal gewesen. Nach dem Aufwachen habe er sich wie gerädert gefühlt. Vielleicht bekomme er eine Erkältung. Frau Precht fragt, ob er vielleicht aus einem Traum aufgewacht sein könnte. »Naja, das könnte natürlich sein. Wie ich ja bereits erwähnte, kann ich mich nicht an Träume erinnern. Aber ich weiß natürlich, dass man immer träumt. Also werde ich logischerweise aus einem Traum aufgewacht sein.« Frau Precht fühlt sich durch diese Spitze nicht getroffen. Sie bittet Herrn Bertolt, einen Moment innezuhalten, tief zu atmen und sich zu erinnern. Er möge vor seinem inneren Auge den Moment auftauchen lassen, in dem er auf den Wecker geschaut und festgestellt habe, dass es mitten in der Nacht ist. Fast ist sie erstaunt, dass Herr Bertolt sich darauf einlässt.

»Okay, geben Sie mir einen Moment«, sagt er und schließt die Augen. »Es tut mir leid, aber da ist nicht viel«, sagt er nach einer Minute, die sich wie zehn anfühlt. Frau Precht ist noch einmal überrascht: »Das heißt aber, da ist etwas, wenn auch nicht viel?« Herr Bertolt bestätigt das. Er habe keine Ahnung, ob das Erinnerungen an einen Traum seien oder ob er sich das jetzt und hier einbilde. Es seien auch keine greifbaren Sachen dabei, nur »Fetzen«. Irgendwelche Leute, vielleicht Menschen, vielleicht Tiere. Frau Precht versucht, weiter zu explorieren. Ob er sich selbst in dem Geschehen verorten könne, ob er von innen heraus teilnehme oder sich zuschaue, ob es Geräusche, Gerüche, Stimmen oder Stimmungen gebe. Herr Bertolt antwortet zu allem mit »Nein«, berichtet dann aber, dass er das Ganze von oben sehe, dass es wie in einer weiten Steppe sei und die Figuren unten ganz klein; dass er quasi schwebe, nein, fliege. »Oh«, sagt Frau Precht, »und wie fühlt sich das an?« Es sei merkwürdig, sagt Herr Bertolt in einem Ton, der Frau Precht anzeigt, dass er nun genug habe von diesem Thema.

Frau Precht beschließt, ihm halb zu folgen. Sie spiegelt ihm, dass sie das Signal gehört habe, dass er hier nicht tiefer gehen wolle, und dass das in Ordnung sei. Sie geht auf eine intellektuelle Ebene, indem sie ihm eine Kurzversion ihrer »Standarderklärung« für Traumarbeit in der TP erzählt. Sie schlägt einen Bogen zur Tieridentifikation am Anfang der Therapie und erbittet sich, noch fünf Minuten beim Thema zu bleiben (sie schaut auf die Uhr und beziffert konkret, bis zu welcher Uhrzeit). Darauf kann Herr Bertolt sich einlassen. Er hat aber wenige Assoziationen zu den kaum greifbaren Inhalten. Zum Fliegen fällt ihm ein, dass er einmal zum Geburtstag einen Rundflug in einem Segelflugzeug geschenkt bekommen hatte. Was für ein erhabenes Gefühl es gewesen sei, wie ein Adler mit der Thermik über allem zu kreisen. Frau Precht hält ihre eigenen Einfälle zurück. »Überflieger« fällt ihr ein, und dass doch das Buch zum szenischen Verstehen irgendwas mit Fliegen hieß.[120] Sie denkt beim Segelflugzeug an das Windgeräusch und assoziiert »freier Fall« (sie hat ein wenig Höhenangst). Sie wundert sich über ihre eigenen küchenpsychologischen Einfälle (›Vom Fliegen träumen heißt von Sex träumen, oder?‹). Nach nur drei der vereinbarten fünf Minuten beenden die beiden das Thema. Herr Bertolt ist darüber ganz froh.

Nach der Sitzung fühlt er sich jedoch viel wacher und gar nicht mehr krank. Was er ratlos, aber zufrieden zur Kenntnis nimmt. Zu Beginn der Therapie hatte er sich noch unter Druck gefühlt, träumen zu müssen. So, als könnte er eine Leistung nicht erbringen. Er war dem begegnet, indem er für sich beschlossen hatte, dass Traumdeutung doch ein ziemlich veraltetes Konzept sei. »Die Sache mit dem Wolf« hatte er als guten Kompromiss verstanden. Im Wachzustand ist er ja zu allem bereit, auch zu so komischen Übungen, nur über seinen Nachtschlaf habe er eben keine Kontrolle, könne nicht auf Knopfdruck »Material« produzieren.

Frau Precht hat ambivalente Gefühle und Gedanken zu dieser Sitzung. Auf der einen Seite denkt sie, es könnte ein gutes Zeichen sein, dass Herr Bertolt erstmals diese Art von Symbolmaterial einbringt. Auf der anderen Seite hat sie überhaupt keine Lust, im weiteren Verlauf so an ihm zerren zu müssen, nur um die »Via Regia zum Unbewussten« zu gehen. Sie selbst träumt viel und gern und erlebt alle Traumerinnerungen als Geschenk. Schon als Jugendliche hatte sie angefangen, Träume in ihr Tagebuch zu schreiben. Als Abiturientin hatte sie Freuds »Traumdeutung« gelesen, aber nicht wirklich verstanden (heute hält sie Freuds Konzepte zum Ödipuskomplex für überholt). Während des Studiums war es eine Zeit lang Mode gewesen, Castaneda zu lesen, der auch etwas zu Träumen zu sagen hatte. Sie war aber über die ersten paar Seiten seines berühmtesten Buches nicht hinausgekommen, das war ihr schon damals zu esoterisch gewesen.[121] Heute freut sie sich, wenn Patient*innen Träume einbringen. Sie liebt es, mit den Bildern und Geschichten zu hantieren, gemeinsam eine Sprache zu erfinden und das Unbewusste sozusagen auszumalen. Das passiert aber nur in einigen wenigen Therapien, in vielen anderen Behandlungen spielen Träume fast gar keine Rolle. Was auch okay ist. Sie hat wenig Lust, in jedem ersten Traum nach sich selbst zu suchen. Im Fall von Herrn Bertolt wäre das wohl ihre eigene Gegenübertragung

120 Argelander, Herrmann (1972): Der Flieger. Eine charakteranalytische Fallstudie.

121 Castaneda, Carlos (1972): Die Lehren des Don Juan. Ein Yaqui-Weg des Wissens.

(Fliegen = Sex) gewesen. Einen Hinweis auf undifferenziert erotisches Übertragungsgeschehen mag sie darin aber nicht sehen.

Diese Episode wird die einzige bleiben in der Behandlung des Herrn Bertolt, in der über Träume gesprochen wird. Zwar werden Herrn Bertolts Schilderungen zunehmend »bunter« und facettenreicher. Und immer öfter werden Symbole verwendet (insbesondere der Wolf taucht häufiger auf). Seine Nachtträume hingegen behält Herr Bertolt in Zukunft bei sich.

Während der Weihnachtszeit nimmt Frau Precht wieder eine milde negative Gegenübertragung bei sich wahr. Sie findet das ›Brimborium‹, das Herr Bertolt und seine Frau um Weihnachten machen, kitschig und albern: ›Die tun ja so, als hätten sie noch kleine Kinder.‹ Sie selbst mag diese besinnliche Zeit auch, ist aber froh, den Stress nicht mehr zu haben. Meistens kommt sie an Weihnachten mit ihrer Tochter und den Kindern ihres Partners zusammen, manchmal aber auch nicht.

Den Jahreswechsel nimmt Frau Precht zum Anlass, mit Herrn Bertolt gemeinsam eine Zwischenbilanz zu ziehen. Man habe nun gut die Hälfte des bewilligten Kontingents aufgebraucht, da sei es an der Zeit, sich zu orientieren, wo man stehe. Das kommt Herrn Bertolt sehr entgegen. Nachdem er zunächst Frau Precht in idealisierender Weise lobt, beschreibt er seine Wahrnehmung des Prozesses. »Dass Sie aber auch kein Flipchart haben!« Er bietet an, den Prozess zum nächsten Mal als Flussdiagramm darzustellen (er hat dafür ein schönes Projektmanagement-Programm), was Frau Precht aber zurückweist (»Ich denke, wir kommen mit Worten aus«).

Frau Precht ist doppelt überrascht. Zum einen hätte sie nicht gedacht, dass Herr Bertolt so eine klare Vorstellung vom Verlauf der Therapie hat (eigentlich sogar klarer als ihre eigene, gesteht sie sich ein). Zum anderen aber sieht er sich offenbar genau auf der Hälfte des Prozesses. Auf ihren Hinweis hin, dass es die Möglichkeit einer Verlängerung gibt, erwidert Herr Bertolt, dass ihm das durchaus bewusst ist, dass er aber »Stand heute« davon ausgehe, dass dies nicht nötig sei.

Darüber muss Frau Precht nachdenken. Sie vergleicht diese Haltung mit der abgewehrten Bedürftigkeit zu Behandlungsbeginn, als er mit der Zurückweisung einer weiteren Verlängerung der Verkehrstherapie zu kämpfen hatte. Ist es ein Anzeichen von Widerstand oder von Entwicklung, dass Herr Bertolt nun bereits das Ende der Therapie ins Auge fasst? Kann »Nachreife« wirklich so schnell gehen, oder ist er nur so stabil, weil er sie als Ersatzobjekt und Hilfs-Ich zur Verfügung hat?

Ganz allgemein beschäftigt Frau Precht die Frage nach den Kontingenten und den Therapiedauern. Sie ist hochverärgert über den subtilen Druck, mehr Kurzzeittherapien machen zu sollen. Auf der anderen Seite aber findet sie es gut, dass die KVen Patient*innen mit Terminservicestellen bei der Therapiesuche helfen wollen. Also hat sie versucht, der Anforderung gerecht zu werden, über die Terminservicestellen Akutbehandlungen anzubieten. Sie hatte sich ausgerechnet, dass sie, wenn sie einen Behandlungsplatz freihalte, im Quartal ja genau zwölf Krisensitzungen anbieten könnte. Gleich bei der ersten Akutbehandlung jedoch erwies sich dieser Plan als nicht durchführbar. Die Patientin, die sie vermittelt bekam, hatte keine Indikation für zwölf Stunden, sondern für eine komplette Langzeittherapie. Da hatte wohl jemand in der Sprechstunde »akut« mit »ganz dringend« verwechselt. Jedenfalls war der für die Akutbehandlungen reservierte Platz nun auf absehbare Zeit wieder belegt. Frau Precht beschloss daher, die Aufforderungsmails der KV zur Meldung von probatorischen Sitzungen und Akutbehandlungen vorerst zu ignorieren.

In den Wochen nach der Zwischenbilanz freundet sich Frau Precht mit dem Gedanken an, die Behandlung von Herrn Bertolt auf 60 Stunden zu begrenzen. Er zeigt sich stabil und optimistisch, bald auf diese »Unterstützung« verzichten zu können. Würde sie ihn nicht unnötig kleinmachen, wenn sie ihm das nicht zutraut? Sie nimmt sich vor, in der Intervision zu besprechen, wie sie gezielt mit ihm »die Internalisierung üben« könnte. Vielleicht wären künstlich geschaffene Pausen eine gute Idee?

Sie beschließt, diese Idee ganz transparent mit Herrn Bertolt zu besprechen, hat dabei ein wenig Sorge vor seiner Reaktion. Zurecht, wie sich herausstellt. Herr Bertolt ist tatsächlich gekränkt und reagiert zunächst aggressiv: »Ich bin doch kein kleines Kind, das von der Mutterbrust entwöhnt werden muss. Und Sie sind auch nicht meine Mutter!« Er verweist darauf, dass er ja schon so lange trocken sei und dass er, wenn er *das* schaffe, ja wohl auch »die Heinzis dieser Welt« überleben werde. Er erinnert Frau Precht daran, dass er auch mit zwölf Jahren von einem Tag auf den anderen habe erwachsen werden müssen. Dies gibt Frau Precht einen Ansatzpunkt: »Ja, das weiß ich, und ich habe auch keinen Zweifel, dass Sie ihr Leben weiter werden meistern können. Aber wir haben hier zusammen ja auch herausgefunden, dass das schnelle Erwachsenwerden gar nicht so gut war für Sie.« Es gelingt Frau Precht, Herrn Bertolt bei der Erinnerung an das gemeinsam Erarbeitete abzuholen. Herr Bertolt kann hier mitgehen, in dem Mitgefühl für die Überforderungen des Kindes in sich. Er kann verbalisieren, dass es für ihn schwer erträglich sei, wenn er das Gefühl habe, dass man ihm etwas nicht zutraue. Frau Precht validiert dies, bleibt aber dabei, dass das eben Teil seines Problems sei. Und dass die Therapie eine Art Testlabor dafür sei, etwas anderes auszuprobieren.

In den folgenden Wochen und Monaten finden Herr Bertolt und Frau Precht wieder zu einem regelmäßigen Takt in der Behandlung zurück. Fast unbemerkt von beiden ändert sich die Struktur der Gespräche. Weiterhin beginnt Herr Bertolt regelhaft die Sitzungen mit Berichten aus dem Alltag, meist konflikthaftes Material aus dem Arbeitskontext. Häufig ergänzt Herr Bertolt nun selbst, was er meint, dass Frau Precht dazu sagen würde. Manchmal werden biografische Bezüge hergestellt, manchmal nicht.

Beide sind mittlerweile zufrieden mit sich und der Therapie. So ziehen die Monate ins Land. In der Intervision fragt eine Kollegin, was denn eigentlich aus ihrem »Schnösel« geworden sei. Überrascht bemerkt Frau Precht, dass sie Herrn Bertolt innerlich schon lange nicht mehr so nennt. Und dass die Stunden immer weniger anstrengend sind, je länger die Therapie fortschreitet. Sie überschlägt, dass es bis zum Therapieende nur noch einige Monate sind, und nimmt sich vor, bei nächster Gelegenheit das Therapieende anzusprechen.

Dann erscheint Herr Bertolt nicht zur vereinbarten Sitzung. Frau Precht ist überrascht, denn Herr Bertolt war bislang immer zuverlässig und pünktlich erschienen. Sie überlegt kurz, ob es überhaupt unvorhersehbare Absagen von ihm oder von ihr in dieser Therapie gegeben hat, es fällt ihr aber nichts dazu ein. Soll sie sich Sorgen machen? Soll sie ihn anrufen?

In der Intervision wurde diese Frage schon verschiedentlich diskutiert. Die streng psychodynamische Haltung scheint zu sein, keinerlei aktiven Kontakt zu suchen, sondern die Patient*innen sich melden zu lassen. Tatsächlich aber wird das unterschiedlich gehandhabt, von Fall zu Fall verschieden. Eine Kollegin berichtet gar davon, dass sie einen noch fast jugendlichen Patienten am Morgen jeder Sitzung angerufen habe, damit er seinen Termin am Vormittag nicht verpasse. Das wäre Frau Precht dann doch ein wenig viel »Bemutterung«.

Soll sie Herrn Bertolt nun anrufen oder nicht? Würde er im Stau stecken, dann hätte er sicher angerufen. Sie erinnert sich gut daran, wie er anfangs seine Wichtigkeit in der Firma betont hatte und als Beispiel dafür berichtete, dass er früher ständig Telefonkonferenzen beim Autofahren geführt habe. Und wie er das im Zuge seiner »Neukalibrierung der Work-Life-Balance« in der Verkehrstherapie »radikal abgestellt« habe. Dann fällt ihr ein, dass der erste Kontakt ja per E-Mail war, und sie startet ihren PC. Tatsächlich findet sie eine höfliche, aber knappe Nachricht von Herrn Bertolt vor. Er teilt mit, dass er heute nicht kommen werde, und bittet um ihre Kontodaten für das Ausfallhonorar. Frau Precht ist irritiert. Die Mail ist zwar höflich formuliert, aber der Gesamtkontext macht die Absage in ihrem Erleben zu einem aggressiven Akt. Wenn ihm etwas dazwischengekommen ist, hätte er doch einen Grund angeben können. Und überhaupt – bei genauerem Lesen bittet er auch nicht um Entschuldigung, sondern teilt lediglich mit, dass er »leider« den Termin nicht wahrnehmen kann. Sollte sie sich ärgern? Eigentlich schon. Oder ist ihr Reservoir an negativer Gegenübertragung schon »aufgebraucht«, und sie sollte sich Sorgen machen?

Frau Precht schaut in ihre Notizen, versucht sich an die letzte Stunde zu erinnern. Was war da losgewesen? Gab es etwas, das diese merkwürdige Reaktion erklären könnte? Sie findet nichts. Sie erinnert sich, dass Herr Bertolt sogar mit ausgesprochen guter Laune gegangen war. Und wie soll sie nun antworten? Es kommt ihr komisch vor, ihre Kontodaten in eine Mail zu schreiben. Nicht weil sie Angst hat, dass dadurch irgendjemand auf ihr Konto Zugriff haben könnte (diese Befürchtung hatte ihr ihre Tochter schon vor langer Zeit genommen), sondern weil das den monetären Aspekt der therapeutischen Beziehung so betonen würde. So ganz kann sie es sich nicht erklären, aber sie hat das Gefühl, dass sie nicht auf diese Weise antworten möchte. So als würde sie in die Richtung einer Aussage wie »Schon okay, wenn Sie wegbleiben, solange Sie dafür zahlen« gezwungen. Also entschließt sie sich dazu, auf die altmodische Art zu antworten: mit einem Brief. Sie hält den Text kurz und sachlich. Sie bestätigt, dass sie seine Absage erhalten habe, und fügt hinzu, dass sie ihn in der nächsten Woche zur vereinbarten Zeit erwarte. Die Briefkopf-Vorlage, die ihre Tochter ihr eingerichtet hat, enthält in der Fußzeile auch ihre Bankverbindung. Wenn Herr Bertolt das Ausfallhonorar unbedingt bezahlen möchte, bevor sie darüber gesprochen haben, dann kann er das ja tun. Sie beschließt, bis zum nächsten Termin möglichst wenig an den Ausfall zu denken, was ihr leidlich gelingt.

Zur nächsten Sitzung erscheint Herr Bertolt pünktlich. Schon bei der Begrüßung ist Frau Precht auf der Hut. Herr Bertolt wirkt kühl, abweisend und entschlossen. Frau Precht gibt ihm den Raum zur Eröffnung. Herr Bertolt beginnt: »Also, wir können das hier kurz machen. Heute ist die letzte Sitzung, ich bin nur noch gekommen, um mich zu verabschieden.« Frau Precht möchte eigentlich gar nicht intervenieren, sondern weiter Raum bieten. Daher beginnt sie nur mit einem »Aha«. Dann aber kann sie sich nicht zurückhalten und ergänzt in gereiztem Ton: »Darf man fragen, warum?« Herr Bertolt antwortet sehr sachlich, als würde er eine Mathematikaufgabe erklären. Er habe in der vergangenen Woche wieder angefangen zu trinken und dies seitdem jeden Abend getan. Er sei sich darüber im Klaren, dass Alkohol und Psychotherapie nicht zusammenpassen. Da er sich für das Trinken entschieden habe, habe er sich automatisch gegen die Therapie entschieden. Er sei Frau Precht dankbar für ihre bisherige hervorragende Leistung. Man habe ja auch wirklich viel erreicht, aber an dieser Stelle gehe es nun nicht weiter, das sei ihm bewusst. Frau Precht kann ihren Ärger kaum zügeln. Was bildet der sich eigentlich ein, hier so zu sitzen und hochnäsig und unverbindlich zu tun, so als wäre er beim Mitarbeitergespräch und würde eine Kündigung aussprechen? Im Nachhinein würde sie sich gern zugestehen, hier nach einem Entschluss gehandelt zu haben, tatsächlich aber reagiert sie spontan und emotional: »Herr Bertolt, das geht so nicht. Wir arbeiten hier jetzt schon ein Jahr lang zusammen, da können Sie sich nicht sang- und klanglos davonstehlen. Ich finde, ich habe ein Anrecht zu erfahren, was eigentlich los ist.«

Das provoziert einen heftigen Ausbruch bei Herrn Bertolt: »Ein Anrecht, ja? Schön, dass immer alle glauben, sie haben ein Anrecht auf irgendwas von mir, so als wäre ich Dukatenscheißer oder Serviceroboter!« Frau Precht kennt bereits eruptive Affektflutungen bei Herrn Bertolt, meist in Bezug auf Ärger in der Firma. Aber dies hier ist anders, viel unmittelbarer und auch für Frau Precht vollkommen unverbunden und unverständlich. Herr Bertolt redet erregt, laut und inkohärent; Frau Precht kann nicht folgen, ob er das »sie« als Anrede meint oder als Pronomen für andere, ob eine oder mehrere oder alle Menschen gemeint sind. Während Herrn Bertolts Ausbruch verfliegt ihr eigener Ärger, und sie gerät wirklich in Sorge. Sie versteht, dass es in Herrn Bertolt genauso unsortiert aussieht, wie sie es hier präsentiert bekommt. Es gelingt ihr, seinen Blick aufzufangen, und körpersprachlich zieht sie ihn in eine Atemübung hinein. Sie fängt sein Einatmen auf, vollzieht es hörbar und verlängert den Ausatemzug. Da Herr Bertolt in der Vortherapie auch Atemübungen kennengelernt (und später selbstständig vollzogen) hat, klappt diese nonverbale Intervention.

Am Ende des Ausbruchs verbirgt Herr Bertolt kurz das Gesicht in den Händen. Frau Precht kann nicht sehen, ob er lacht, weint oder gar nichts empfindet. Dann gibt er sich einen Ruck und richtet sich auf. Er entschuldigt sich für den Ausbruch und betont, dass er Frau Precht nicht habe anschreien wollen. Selbstverständlich habe Frau Precht eine Erklärung verdient. Aber auch die sei ganz kurz: »Meine Frau hat mich betrogen. Punkt. Ich trinke. Punkt. Ich trinke nicht, weil meine Frau mich betrogen hat. Sondern ich trinke, weil ich mich dazu entschieden habe, nachdem ich erfahren habe, dass meine Frau mich betrügt. So einfach ist das.«

Frau Precht ist ein wenig sprachlos. ›Ach du Schreck‹, denkt sie sich, und sofort bekommt sie ein schlechtes Gewissen: Sie hatte die Idealisierung der Ehe doch die ganze Zeit auf dem Schirm, hätte sie hier hartnäckiger bohren sollen? Sie kann es so schnell nicht auseinanderhalten, ob es eine Folge ihres schlechten Gewissens ist oder aus der Sorge um Herrn Bertolt entsteht (oder beides), aber sie beschließt spontan, ihm eine zweite Sitzung anzubieten. Eigentlich bietet sie das nicht an, sondern verordnet es. Sie sagt ihm, dass sie nun verstanden habe, dass etwas Schlimmes in seinem Leben passiert sei, auch wenn sie noch gar keine genaue Vorstellung davon habe, was eigentlich vorgefallen sei. Dass es jedoch in solchen Krisensituationen naheliegend sei, erst recht zur Therapie zu gehen, statt diese abzubrechen. Ob er sich erinnere, dass sie ihm ganz zu Anfang erklärt habe, dass die TP einmal in der Woche sei, damit die Stunden lange genug halten? Dass es aber zeitweise auch möglich sei, zwei Stunden in der Woche zu machen? Die jetzige Situation mache das notwendig, sodass sie ihn am Freitag zu einer zusätzlichen Sitzung erwarte.

Herr Bertolt ist konsterniert. Er ist verärgert über sich selbst, dass er seine Contenance nicht bewahren konnte. Er ist ärgerlich auf Frau Precht, dass sie ihn zu einer emotionalen Reaktion provoziert hat. Er kam, um die Therapie abzuschließen, und nun soll er noch einmal extra kommen? Spontan würde er gern sagen: »Danke, aber nein danke!« Er hat aber in der vergangenen Zeit (nicht zuletzt durch die Therapie, obwohl er sich das in dieser Situation sicher nicht eingestehen würde) gelernt, dass seine »Fähigkeit zur schnellen Entscheidung« nicht immer hilfreich ist. Also antwortet er ausweichend, er werde es sich überlegen. Jetzt aber wolle er gehen. Es sind noch ein paar Minuten bis zum Stundenende, aber Frau Precht möchte ihn nicht zum Dableiben zwingen. Also entlässt sie ihn mit den Worten »Bis Freitag!«, was er mit »Ja, mal sehen« beantwortet.

Nach der Sitzung ist Herr Bertolt erschöpft, irritiert und verärgert. Wie hatte sie es geschafft, dass jetzt alles wieder so durcheinander war? Er hatte es sich so gut zurechtgelegt: »ein klarer Schnitt, ohne böse Gefühle«. So, wie er es sich für seine Ehe auch vorgenommen hat. Er weiß doch, dass Alkohol und Therapie nicht zusammenpassen. Das war damals der klare Deal gewesen mit Frau Foucher: »Wenn Sie trinken, ist die Behandlung vorbei.« Völlig einsehbar, das ganze Labor-Kontroll-Programm zum Abstinenznachweis hätte ja auch von vorne losgehen müssen. Was will sie denn nun noch von ihm wissen? Will sie sich an seinem Scheitern ergötzen? Er will eigentlich nur in Ruhe gelassen werden. Auf der anderen Seite bemerkt er auch, dass er emotional nicht so gut zurechtkommt, wie er es gerne würde. Seit dem schlimmen Streit vor zehn Tagen haben seine Frau und er eigentlich kein Wort mehr miteinander geredet. Man geht sich aus dem Weg (»Zum Glück ist das Haus groß genug dafür«). Auf der Arbeit hat er sich zunächst drei Tage krankgemeldet und dann zehn Tage Sonderurlaub angemeldet (beantragen muss er das nicht). Er fühlt sich wie aus der Welt gefallen, in einer Art Ausnahmezustand, den er nicht benennen kann. Verschiedene Gefühlslagen wechseln einander ab, überlagern und befeuern sich gleichzeitig. Irgendwie fühlt er alles gleichzeitig: Wut (oder eher Hass?), Verzweiflung, Tränen, Hoffnungslosigkeit – und fühlt gleichzeitig gar nichts. Am Abend, wenn er zu trinken beginnt (er hat sich 18 Uhr als Trinkschwelle gesetzt), wird er zunehmend ruhiger. Er schläft früh ein, erwacht dafür aber auch früh und hofft sofort, dass der Tag bald enden möge. In »besseren Momenten« nimmt er sich vor, das alles mit sich selbst auszumachen, mit niemandem zu reden (schon gar nicht mit einer Frau und schon doppelt gar nicht mit *seiner* Frau). In »schwachen Momenten« spürt er diffus ein Bedürfnis nach Anlehnung, nach In-den-Arm-genommen-Werden, für das er sich sofort verurteilt. Er mag es sich nicht eingestehen: Aber es hatte schon gutgetan, bei Frau Precht gewesen zu sein, auch wenn er nicht weiß, warum. Er beschließt, sich keine Hoffnung einreden zu lassen, aber dennoch den Zusatztermin wahrzunehmen.

Frau Precht hält nicht viel von Drogen und Suchtmitteln. Bewusstseinserweiterung erfährt sie beim Singen im Chor und in der Sexualität mit ihrem Partner, manchmal auch bei guten Konzerten. Alkohol trinkt sie gelegentlich gern (und als Studentin trank sie auch viel zu viel), aber sie mag es nicht, davon schwere Glieder zu bekommen und Unsinn zu reden. In ihrer therapeutischen Praxis vermeidet sie es, Menschen mit Suchtproblematiken aufzunehmen, da fühlt sie sich nicht besonders sicher. Was Herrn Bertolt anbelangt: Sie versteht zwar seine klare Haltung, und für die Verkehrstherapie war das auch sicher gut so. Sie hat noch keinerlei Vorstellung davon, was denn nun eigentlich passiert ist. Aber sie ist sicher, dass es eigentlich um etwas ganz anderes als den Alkohol geht. Dass der Rückfall Folge, nicht Ursache der Krise ist. Sie hadert noch immer mit sich: Hätte sie das kommen sehen müssen? Ist am Ende durch die Therapie etwas in der Ehe aufwühlt worden, und sie hat es übersehen?

In der Zusatzstunde scheint Herr Bertolt etwas gefasster, es fällt ihm aber immer noch schwer, zusammenhängend zu berichten. Frau Precht versucht, sich ein Bild zu machen. Das ist gar nicht so leicht, weil Herr Bertolt an Details hängenbleibt, einzelne Informationen gar nicht berichtet (als müsste Frau Precht das von selbst wissen), manche Gesprächsfetzen zitiert, ohne den eigentlichen Dialog zu beschreiben. Was Frau Precht am Ende der Stunde verstanden hat, ist, dass seine Ehefrau ihm in einem eigentlich ganz nahen und romantischen Moment erzählt hat, dass sie ihn vor einigen Jahren *beinahe* betrogen hätte. Für Herrn Bertolt fühlt es sich so an, als hätte sie ihn tatsächlich betrogen und betrüge sie auch jetzt (»Fast-Kurschatten ist wie ein bisschen schwanger!«). Tatsächlich hatte die Ehefrau berichtet, während einer Kur (kurz vor dem Führerscheinverlust von Herrn Bertolt) jemanden kennengelernt zu haben. Es sei zwar »nichts gelaufen« (Frau Precht ist überhaupt nicht sicher, ob das stimmt), aber sie sei damals drauf und dran gewesen, ihn für den anderen Mann zu verlassen.

Erst im Verlauf der nächsten Wochen und Monate setzt sich Frau Precht ein Bild der ehelichen Lage in dieser Zeit zusammen. Sie versteht, dass die Reha der Frau tatsächlich so eine Art »Flucht auf Probe« gewesen sei, dass Herr Bertolt all ihre Hinweise, er müsse etwas ändern, ignoriert hatte. Für den Moment versucht Frau Precht jedoch nur, Herrn Bertolt vor vorschnellen Entscheidungen zu bewahren, ihn in sein erwachsenes Ich zurückzuholen. Sie hat tatsächlich Sorge, dass er sich in einem Impulsdurchbruch etwas antun könnte, weshalb sie eine Anti-Suizid-Vereinbarung mit ihm treffen will. Dies rüttelt Herrn Bertolt kurz auf. Für einen Moment schaut er Frau Precht direkt an, erlebt eine merkwürdige Mischung aus hasserfülltem Misstrauen und Dankbarkeit. Dann schaut er sich von außen an und ist überrascht, dass Frau Precht »so etwas« von ihm denkt (Selbstmord kommt für ihn überhaupt nicht infrage, das hält er für schwächlich), obwohl er doch so um seine gefasste, glasharte Fassade bemüht ist.

Er beschreibt sein Trinkverhalten als »kontrollierte Entgleisung«: Zu einem Dienstjubiläum habe er eine sehr schöne (und teure) Glaskaraffe geschenkt bekommen, die einen halben Liter fasse. Diese fülle er täglich mit Whiskey (er nennt die Marke, aber Frau Precht kennt sie nicht) und beginne sie ab 18 Uhr zu leeren. Nachdem er den ganzen Tag über emotional und gedanklich »herumgewabert« sei, helfe ihm das dabei, gefühlsmäßig ruhiger zu werden. Er fasse dann klarere Gedanken (»Paradox, oder?«), plane seinen Auszug, gebe sich zuweilen Rachegedanken hin (»Wenn ich nicht zu stolz dafür wäre, für Sex zu bezahlen, wär ich schon längst im Puff gewesen«). Der Morgen sei immer besonders schlimm, da spüre er die Hoffnungslosigkeit und den Verrat am stärksten. Er plane, ab der nächsten Woche wieder zur Arbeit zu gehen, das werde ihn wenigstens tagsüber ablenken.

Frau Precht beschließt, auf sein »Angebot«, ihn wegen seines Rückfalls ebenfalls zu »verstoßen«, nicht weiter einzugehen. Gerne würde sie auf den psychodynamischen Gehalt des Geschehens abstellen; sie vermutet, dass sich hier eine lange verdrängte Wut auf die Mutter Bahn bricht; sie vermutet, dass auch der Alkohol als das schöne, teure Gift eine symbolische Bedeutung haben könnte. In die Richtung, dass sich hier eine Sehnsucht danach, gefüllt und gewärmt zu werden, ausdrückt; allerdings mit der Folge, nicht gewärmt und genährt, sondern von innen verbrannt zu werden. Das jedoch scheint im Moment nicht dran zu sein. Sehr klar und auch nicht ohne Aggression spiegelt sie ihm seine Spaltungsabwehr. Sie erinnert an die vielen Stunden, in denen sie Differenzierung geübt haben (»Wissen Sie noch: Freund/Feind-Schema?«), und daran, dass er das alles nun in einer Ausnahmesituation wieder über Bord werfen wolle.

Am Ende der Sitzung holt Frau Precht ihren Kalender hervor, und Herr Bertolt zückt fast simultan sein Handy. Ohne es zu thematisieren, einigen die beiden sich darauf, weiterhin zusätzliche Termine zu vereinbaren. So beginnt eine mehrmonatige Phase zweistündiger Therapie. Dadurch dass die Stunden nun viel schneller aufgebraucht werden, wird die Frage der Verlängerung noch einmal aktuell. Die Entscheidung, eine Verlängerung zu beantragen, wird in nur drei Sätzen und fast nebenbei getroffen. Frau Precht vermutet, dass es Herrn Bertolt unnötig beschämen würde, wenn sie von ihm verlangen würde, darüber mehr zu sagen. Sie selbst ist sehr froh, in dieser Situation keinen Verlängerungsbericht schreiben zu müssen (wer weiß, was der Gutachter zum Alkohol sagen würde).

In den folgenden Wochen arbeiten die beiden sehr intensiv daran, dass Herr Bertolt wieder zu einer ganzheitlichen Perspektive zurückfindet. Das gelingt nur mühsam und mit zahlreichen Umwegen und Schleifen. Oft erlebt er Frau Precht als mit seiner Frau verbündet und fühlt sich auch von ihr verraten. Dann wieder gleitet er in Selbstvorwürfe ab. Die Ehefrau schreibt ihm einen Brief, den er nicht versteht (er bleibt bei Halbsätzen hängen, die er im Sinne seiner Wahrnehmung interpretiert). Frau Precht bittet ihn, den Brief mitzubringen, und über mehrere Stunden beschäftigen sie sich damit. Frau Precht fragt, ob er antworten wird, was Herr Bertolt verneint – er wolle seine Frau mit Nichtachtung strafen. Dann aber schreibt er ihr lange Textnachrichten voller Vorwürfe. Aber auch solche, in denen er – so ist seine Wahrnehmung – um den Erhalt der Ehe kämpft (Frau Precht findet diese Nachrichten eher pathetisch und auch selbstmitleidig, was sie für sich behält).

Frau Precht interveniert oft auf der Ebene des Realitätsprinzips, indem sie ihm z. B. sehr deutlich nahelegt, mit seiner Frau Minimalabsprachen dahingehend zu treffen, dass er *im Moment* nicht mit ihr sprechen mag, was Herr Bertolt (»Ihnen zuliebe«) annehmen kann. In den Sitzungen selbst geht es Herrn Bertolt zu seinem eigenen Erstaunen recht gut. Er erlebt es als sehr anstrengend, ist oft gekränkt und fühlt sich angegriffen. Zugleich aber ist seine Stimmung auf eine merkwürdige Weise gehobener als zwischen den Sitzungen. Auch für Frau Precht sind die Sitzungen sehr anstrengend. Sie kommt sich vor wie eine Paarberaterin über Bande. Sie hat schnell die Phantasie, dem Paar eine Kollegin aus ihrer eigenen Paar-Fortbildung zu empfehlen, entschließt sich aber dagegen. Der Impuls sollte besser aus dem Paarsystem selbst kommen. Herrn Bertolts Phantasie, sie solle doch einmal seiner Gattin erklären, was sie ihm angetan habe, weist sie kategorisch zurück.

Und dann ist der Spuk ebenso schnell vorbei, wie er gekommen ist. Frau Precht war zwei Wochen im Urlaub. Sie hatte der Unterbrechung mit unguten Gefühl entgegengesehen. Hatte sich überlegt, ob sie ihm irgendeine Art der Notfall-Kommunikation anbieten sollte, sich dann aber mehr intuitiv dagegen entschieden. Als sie Herrn Bertolt nach der Pause wiedertrifft, eröffnet er breit lächelnd die Sitzung mit »Wir haben uns versöhnt!«. Innerlich verdreht Frau Precht die Augen, sie vermutet eine kitischig-pompöse Versöhnungsszene, bei der Herr Bertolt sich gönnerhaft überhöht haben würde. Aber sie ist auch erleichtert – und dann überrascht, als Herr Bertolt fortführt, dass nun noch lange nicht alles wieder in Butter sei, man sich aber auf den Weg gemacht habe. Etwas kleinlaut gibt er zu verstehen, dass sie sich eine Paarberatung organisiert hätten (»Das haben Sie ja gleich empfohlen, ich wollte nur nicht hören«). Frau Precht ist sicher, dass sie das, wenn überhaupt, nur indirekt empfohlen hat. Irgendwie hat Herr Bertolt ihren unausgesprochenen Rat aufgefangen. »Wunderwelt des Unbewussten«, pflegt ein Kollege in solchen Situationen zu sagen.[122] Ganz nebenbei, als sei es keine große Sache, erwähnt Herr Bertolt, dass er den Alkoholkonsum wieder eingestellt habe. Man vereinbart, wieder zu einer einstündigen Frequenz zurückzukehren.

---

122 Ich danke Dietmar Jakob für diese Formulierung.

Herr Bertolt ist zufrieden mit der Paarberatung. Es ist ein gemischtgeschlechtliches Zweierteam, das ziemlich forsch zur Sache geht. Es gefällt ihm gut, konkrete Hausaufgaben zu bekommen und endlich mal wieder ein Flipchart vollmalen zu dürfen. Auch Frau Precht ist froh, diesen Themenbereich »los« zu sein. Sie hatte sich nicht gut gefühlt dabei, so nahe und lebensweltrelevant in die Paardynamik eingebunden zu sein.

Recht offen thematisieren beide, worüber sie denn nun in der Therapie eigentlich noch sprechen wollen würden. Manchmal nutzt Herr Bertolt den Raum, um sozusagen von außen den Prozess zu beschreiben, in dem sich die Eheleute befinden. Als er dann tatsächlich davon berichtet, dass die beiden eine Art »zweite Hochzeitsreise« planen, um sich »noch einmal neu kennenzulernen«, erlebt Frau Precht eine authentische, nicht kitsichig-überhöhende Seite an ihm.

Herr Bertolt bringt zunehmend wieder Themen von der Arbeit ein. Dabei fällt ihm auf, dass er sich immer häufiger wie ein Zuschauer bei seiner eigenen Therapie fühlt. Manchmal hat er das Gefühl, das »Skript« des Gesprächs schon im Vorfeld zu kennen.

Aber auch neue Themen tauchen auf. So spricht Herr Bertolt auf eine veränderte Art und Weise von seinen Kindern. Mit dem Sohn hatte er einen intensiven Austausch, als dieser über seiner Master-Arbeit brütete. Er freut sich und ist nicht wenig stolz, dass der Sohn ihn hinsichtlich seiner Bewerbungen als »Experten« anspricht. Durch das Besprechen in der Therapie tauchen aber auch kritische Fragen auf. Er war immer davon ausgegangen, dass sein Sohn und er ein »lockeres«, freundschaftliches Verhältnis zueinander hatten. Nun fragt er sich, ob er ihn nicht, ohne es zu bemerken, oftmals unter Leistungsdruck gesetzt habe.

Herr Bertolt nutzt diese Themen, um in der Therapie auch über seine eigene Leistungsgeschichte zu sprechen. Die »Neukalibrierung«, die er ihm Rahmen der Verkehrstherapie vorgenommen hatte, bekommt so eine biografische Tiefe. Auch die Beziehung zur Tochter wird Thema. Herr Bertolt gesteht sich ein, dass er vieles im Leben seiner Tochter gar nicht mitbekommen habe. Dass er wesentliche Entwicklungsschritte verpasst, vor allem die »Frauensachen« lieber seiner Frau überlassen habe. Schon immer habe man ihn in der Familie scherzhaft als den eifersüchtigen Vater gezeichnet, der jedweden Anwärter »wegbeißen« würde. Er erkennt, dass an dem Scherzbild mehr Wahrheit ist, als ihm lieb ist. Er nimmt sich vor, bei nächster Gelegenheit ein Treffen zu zweit zu organisieren. Er fragt sich, ob seine Tochter einen Kinderwunsch hat. Er fragt Frau Precht, wie man so etwas fragen könnte, ohne dass es danach klingt, dass die Tochter schnell Enkel produzieren soll, was Frau Precht mit einem Lächeln ganz ehrlich beantwortet: »Herr Bertolt, das wüsste ich auch gern!«

Es ist, als würden sich Frau Precht und Herr Bertolt eine Pause gönnen nach mehreren anstrengenden Monaten. Die Gespräche sind von einer angenehmen Leichtigkeit geprägt. Frau Precht bemerkt, dass sie sich auf die Sitzungen mit Herrn Bertolt zu freuen beginnt, wie auf Fortsetzungen einer Unterhaltungsserie. Und genau dies nimmt sie als Signal, das Ende einzuleiten.

Sie muss Herrn Bertolt hier nicht überreden. Auch er findet die Gespräche schön, sieht aber keinen dringenden Behandlungsbedarf mehr bei sich. Wie schon bei der Frage der Verlängerung macht er sich mit Freude daran, den Therapieprozess zusammenzufassen. Frau Precht verlässt sich darauf, dass er hier die Vorarbeit macht. Sie fragt sich, ob sie deshalb ein schlechtes Gewissen haben soll, verneint dies aber. Etwas unsicher ist sie, ob diese Behandlung nun ausgeschlichen werden sollte oder nicht. Sie bespricht das offen mit Herrn Bertolt; dass sie ja seinerzeit vorgeschlagen hatte, Pausen einzubauen (»Was Ihnen ja nicht so gut gefallen hatte«), dass sie nun aber nicht weiß, ob das noch so richtig wäre. Letztlich planen die beiden den Abschluss konkret entlang der Kalender. Es ergibt sich beinahe von selbst, dass die letzten Sitzungen in 14-tägigem Abstand stattfinden. Eine Weile wird noch offengelassen, ob eine allerletzte Sitzung nach vier Wochen stattfinden solle oder nicht.

In den letzten Sitzungen erlebt Frau Precht Herrn Bertolt als distanzierter. Ein wenig gerät sie in Sorge, dass er aus dem Kontakt geht und die mühsam erarbeiteten Inhalte dabei vergisst. Daher fragt sie ihn, ob und was er aus der Therapie mitnehme. Herr Bertolt überrascht sie, indem er auf der Beziehungsebene antwortet: Es falle ihm schon schwer zu gehen, daher tue er so, als würde es ihm nichts ausmachen. Er würde jede Menge mitnehmen aus der Therapie, ob sie wirklich nicht seine Listen ausgedruckt haben wolle? In seinem Kopf formuliert Herr Bertolt einen resümierenden Satz (den er aber für sich behält):

›Ich sag's mal so: Wenn mich jemand fragt, was ich von Psychotherapie halte, dann würde ich antworten: Psychotherapie – das ist total verrückt und anstrengend und nervtötend, aber alles in allem 'ne dolle Sache. Sollte eigentlich jeder machen!‹

Antragsbericht Fall Frau Acht

Bericht zum Erstantrag Chiffre A100167

1. Relevante soziodemographische Daten: 53-jährige Sozialarbeiterin, fest angestellt, derzeit AU. Verheiratet, 1 Sohn (–33).

2. Symptomatik und psychischer Befund: Die Pat. habe sich gegen Ende des vergangenen Jahres einer Bandscheiben-OP unterzogen und im Anschluss eine mehrwöchige stationäre Reha absolviert. Zu Jahresbeginn habe sie sich körperlich gesundet gefühlt, zu ihrer Überraschung sei ihr der Wiedereinstieg in die Arbeit aber *gar nicht möglich* gewesen. Sie erlebe zuweilen Gefühle von Hoffnungs- und Sinnlosigkeit, meistens jedoch sei *alles dumpf, so als würde alles keinen Sinn ergeben. Dabei ist mein Leben doch eigentlich gut, nur ich kann das nicht fühlen*. Häufig beginne sie zu weinen, ohne einen Grund dafür zu kennen. Schlafstörungen und Grübelneigungen werden berichtet. Ihr Mann unterstütze sie, sei aber inzwischen auch ratlos. Die Pat. kann sich ihre Problematik nicht erklären. Die Pat. hat kein differenziertes Modell zur Erklärung ihrer Probleme, sucht dies aber im psychischen Bereich.

Die mittelgroße, auf eine natürliche Art attraktiv wirkende Patientin nimmt zunächst zögerlich Kontakt auf, als wäre sie unsicher, ob ihr Anliegen angemessen wäre. Beginnt dann aber bereits in der ersten probatorischen Stunde zu weinen, wofür sie sich entschuldigt. Ihre Rede ist flüssig und klar, obwohl sie deutlich irritiert ist, häufig nicht weiß, was sie erzählen soll. In der Gegenübertragung nehme ich widersprüchliche Impulse wahr. Einerseits kann ich ihre Belastung, ihre Verzweiflung gut spüren. Sie kommt mir angestrengt vor, als würde sie sich für andere verausgaben, und ich habe den Impuls, sie zu entlasten (wie wohl auch der Hausarzt, der großzügig krankschreibt). Auf der anderen Seite bin ich aber auch ein wenig genervt und ungeduldig. Ich vermute, dass hier in der Gegenübertragung zum einen eine abgewehrte (Enttäuschungs-)Wut spürbar wird. Es könnte sich aber auch um einen Gegenübertragungswiderstand (gegen durchscheinende »unstillbare« regressive Sehnsüchte) handeln. Keine Hinweise auf Suizidalität; psychopathologisch o. B.

3. Somatischer Befund/Konsiliarbericht: Lumbaler Discusprolaps mit Operation 10/2019. Darüber hinaus weiß die Pat. von keinen nennenswerten somatischen Erkrankungen zu berichten. Keine psychotherapeutischen Vorbehandlungen. Keine Hinweise auf Suchtmittelkonsum. Weiteres siehe Konsiliarbericht.

4. Behandlungsrelevante Angaben zur Lebensgeschichte, zur Krankheitsanamnese, zur Psychodynamik: Die Frühgenese ist gekennzeichnet von förderlichen Entwicklungsbedingungen, sodass im Kern intakte Strukturfunktionen erwor-

ben werden konnten. Allerdings schien die Mutter (+ 20, Lehrerin) mit der Geburt des Bruders (– 2,5) und dem Wiedereintritt in den Beruf (Pat. 6 J.) belastet und überfordert, fühlte sich vom beruflich viel abwesenden Vater (+ 24, Beamter) nicht unterstützt. Trotz und Enttäuschungswut wurden von der Mutter streng begrenzt, eigene Wünsche nach einem Mehr an Zuwendung wurden seitens der Patientin schuldhaft verarbeitet. Der Grundkonflikt um Versorgung und Schuld konnte so nicht altersadäquat gelöst werden, was die Ausbildung einer teils depressiven, teils dependenten Neurosenstruktur begünstigte. Die Pat. entwickelte ein dysfunktionales Beziehungsmuster nach dem Schema »Ich muss fleißig und folgsam sein, dann hat Mama mich auch lieb und weint nicht«. Weiter begünstigt wurde diese neurotische Entwicklung, nachdem es zur Trennung vom Vater aufgrund einer Affäre kam (Pat. 12 J.), seitdem funktionierte die Mutter-Tochter-Dyade unter Parentifizierung der Pat. als »Team«. Im weiteren Lebensverlauf entwickelte die Patientin eine entsprechende Kompensationsstrategie, indem sie sowohl beruflich als auch familiär die Rolle der Versorgerin einnahm, sich dabei vornehmlich reifer Abwehrmechanismen bediente (Verdrängung, altruistische Abtretung, Reaktionsbildung, Wendung gegen das Selbst, aber auch Idealisierung und Verleugnung).

Als aktueller neurosenspezifischer Auslöser für die jetzige Dekompensation ist die Reha-Maßnahme im Anschluss an die Operation zu sehen. In der Reha hat die Pat. gelernt, mehr auf sich zu achten, Pausen und Wellness-Programme in ihren Alltag einzubauen. Dadurch gerieten lange unbewusst gehaltene Wünsche nach eigener Versorgung, nach Gepflegtwerden in Versuchung. Zugleich wurde eine massive Wut darüber aktiviert, dies ihr Leben lang nicht erhalten zu haben, sich immer nur für andere eingesetzt zu haben. Erneut geraten Versorgungswünsche und Schuld miteinander unbewusst in Konflikt. Darüber hinaus bedeutet die zunehmende Verselbstständigung des Sohnes, dass die Pat. einer weiteren altruistischen Abwehr beraubt wird; sie verliert die Rolle der fürsorglichen Mutter.

Das Symptom enthält symbolisch den Wunsch in beinahe unverstellter Form: Sie muss sich schonen, versorgen lassen, der Hausarzt und der Ehemann sind ratlos und besorgt. Darin sind die lange verdrängten Versorgungswünsche erkennbar, auch eine gewisse aggressive Tönung (sie macht beide hilflos). Allerdings darf sie das nicht genießen, sondern »bezahlt« die »Untätigkeit« mit depressiver Verstimmung. Hier ist der Abwehrmechanismus der Wendung gegen das Selbst zu sehen. Die Aggression speist sich dabei aus zwei Quellen. Zum einen ist sie Ausdruck des Über-Ichs (Strafe für die Versorgungswünsche), zum anderen ist sie als gewendete Enttäuschungsaggression zu verstehen.

5. Diagnose zum Zeitpunkt der Antragsstellung: ICD-10-GM: F32.1G; mittelgradige depressive Episode vor dem Hintergrund von Versorgungskonflikten auf neurotischem Strukturniveau bei dependent-depressiver Persönlichkeitsorganisation

6. Behandlungsplan und Prognose: Angesichts einer überwiegenden Konfliktpathologie ist ein fokaler, aufdeckender therapeutischer Kurs indiziert. Die Pat.

soll dabei begleitet werden, ihre aktuellen Beschwerden mit gegenwärtigen, aber auch biografischen unbewussten Konflikten in Bezug zu setzen. Die Abwehr scheint hierfür bereits hinreichend gelockert zu sein. Im therapeutischen Raum soll es möglich werden, sich den bislang abgewehrten seelischen Inhalten um regressive Sehnsüchte, Schuld und Aggression zuzuwenden, um so die Symptombildung überflüssig zu machen. Differenzialindikatorisch war vor allem eine analytische und eine Gruppentherapie zu erwägen. Die verhaltenstherapeutisch orientierte Reha-Behandlung hat bereits gut angeschlagen. Gegen eine Gruppentherapie sprach, dass die Patientin gezielt nach einer Einzeltherapie suchte (wohl auch aus einem unbewussten Bedürfnis nach uneingeschränkter Zuwendung). Gegen eine analytische Psychotherapie sprach vor allem, dass angesichts des bevorstehenden Wiedereinstiegs in das Arbeitsleben ein eher regressionsbegrenztes Verfahren indiziert scheint. Da sich die lebensgeschichtlich entwickelte Problematik gut an aktualkonflikthaften Situationen (Rekonvaleszenz, Neuformierung der familiären Situation) fokussieren lässt, scheint eine einstündige tiefenpsychologisch fundierte Psychotherapie eine hinreichend erfolgversprechende Intervention. Ein hoher Leidensdruck motiviert die Patientin zur Psychotherapie. Die bisherige gute Lebensbewältigungskompetenz lässt auf kräftige Ressourcen schließen, auch das soziale Umfeld scheint stabil und förderlich. Prognostisch ungünstig scheint die Nähe der Problematik zur charakterlichen Entwicklung. In der Gesamtschau wird von einer hinreichenden Erfolgsaussicht der geplanten Behandlung ausgegangen. Es werden zunächst 60 Sitzungen nach EBM 35405 beantragt.

Antragsbericht Fall Herr Bertolt

Bericht zum Erstantrag Chiffre B120663

1. Relevante soziodemographische Daten: 56-jähriger Ingenieur, verheiratet, 2 Kinder (Tochter: 27 Jahre, Sohn: 28 Jahre).

2. Symptomatik und psychischer Befund: Der Pat. kommt auf Anraten seiner Verkehrspsychologin. Er hatte vor etwa anderthalb Jahren aufgrund von Alkohol am Steuer seine Fahrerlaubnis verloren. In der Folge nahm er an einem ETG-Programm als Abstinenznachweis sowie an einer verkehrspsychologischen Therapie teil. Im Zuge der Verkehrstherapie war es dem Pat. möglich, eine Alkoholabstinenz herzustellen und durchzuhalten. Es sei ihm aber auch deutlich geworden, dass dadurch seine Probleme nicht *weg* seien. Er leide unter Sinnlosigkeits- und Leeregefühlen, habe häufiger die Phantasie, *alles hinzuschmeißen. Darum bin ich nun hier, und Sie sollen mir weiterhelfen.*

Der mittelgroße, schlanke und gutaussehende Pat. erscheint zum Erstgespräch pünktlich, telefoniert dann aber noch im Warteraum. Er ist förmlich-elegant gekleidet, schreitet forsch in die Praxis. Der Händedruck ist fest, die Rede klar und schnell, dabei überlegt, aber wenig emotional. Im Kontakt wird die Niedergeschlagenheit spürbar, auch wenn er sich häufig scherzhaft-jovial gibt. In der Gegenübertragung erlebe ich zwiespältige Gefühle: Zunächst kommt mir der Pat. ein wenig überheblich vor, ich habe das Gefühl, kontrolliert zu werden. Dann wieder erschrecke ich mich, wenn das Ausmaß seiner Verzweiflung durchschimmert. Ich bekomme Angst vor dem Abgrund, in den er stürzen könnte, bekomme Katastrophenphantasien vom Verlust des Arbeitsplatzes und Scheitern der Ehe. Ich verstehe die Szene zunächst als ödipalen Machtkampf, erst in der Reflexion wird mir deutlich, dass der Pat. mir sowohl seinen Konflikt (eine massive Bedürftigkeit) und seine Struktur (eine drohende Leere) als auch seine Abwehr (narzisstische Omnipotenz) präsentiert.

Latente Suizidalität ist nicht auszuschließen. Psychopathologisch ohne Befund. Psychodynamisches Krankheitsverständnis ist nicht gegeben.

3. Somatischer Befund/Konsiliarbericht: nachgewiesene Suchtmittelabstinenz >1 J; verhaltenstherapeutisch orientierte Verkehrstherapie 4/2018–5/2019 im Umfang von 40 Sitzungen; siehe Konsiliarbericht

4. Behandlungsrelevante Angaben zur Lebensgeschichte, zur Krankheitsanamnese, zur Psychodynamik: Psychodynamische Hypothesen zur Frühgenese sind nur mit Vorsicht zu generieren, da der Pat. hier recht wenig Material zu produzieren vermag. Der Strukturquerschnitt (vor allem aus der eindimensionalen Schilderung der Bezugspersonen) legt die Schussfolgerung nahe, dass der Pat. zwar

hinreichend günstige Entwicklungsbedingungen vorgefunden haben wird, um einen intakten seelischen Binnenraum auszubilden. Allerdings sind grundlegende Strukturqualitäten, vor allem im Bereich Wahrnehmung und Regulation, defizitär entwickelt. Es ist anzunehmen, dass die Mutter (+22, Hausfrau), die in ihren eigenen Lebensplänen durch die (vermutlich ungeplante) Schwangerschaft behindert wurde, den Sohn als »ganz besonders wertvoll« aufladen musste. Dies hatte allerdings zur Folge, dass Ambivalenzen (besonders Aggression und orale Ansprüchlichkeit) nicht sein durften, weil sie die mütterliche narzisstische Homöostase gefährdet hätten. Dies begünstigte beim Pat. die Ausbildung einer narzisstischen Neurosenstruktur. Der Vater (+28, leitender Angestellter) war zunächst rollenbedingt abwesend, später mag er sich aktiv dem Familiengeschehen entzogen haben. Die Selbst- und Objektrepräsentanzen bleiben wenig facettenreich, was eine Spaltungsabwehr begünstigt. Vor diesem strukturellen Hintergrund war es ebenfalls nicht möglich, die folgenden Konflikte und Entwicklungsaufgaben gut zu lösen. Es sticht ein Konflikt um Autarkie vs. Versorgung heraus: Orale Wünsche waren erlaubt, aber nur, wenn die Mutter zur Zuwendung bereit war. Die als fragil und vom Vater allein gelassen erlebte Mutter durfte nicht »zusätzlich belastet« werden – weniger aus Angst vor Gewissenslast, sondern eher aus Angst um ihre Stabilität. Dies kulminiert in der Trennungssituation der Eltern, als der Pat. zwölf Jahre alt war. Hier trifft der Pat. die Entscheidung, ein »guter Sohn« zu sein, der Mutter nicht zur Last zu fallen, zugleich sich vom Vater abzuwenden (was auch eine Ausgestaltung der späteren ödipalen Entwicklung erschwert, namentlich die Identifikation mit dem Rollenvorbild). Der Pat. findet hier eine Bewältigungsstrategie, die eine lange Weile trägt: Durch narzisstische Aufwertung (Erfolg im Beruf) vermag er unerfüllt gebliebene oral-narzisstische Sehnsüchte zu kompensieren. Sein Selbst bleibt eher inkohärent und labil; sein Selbsterleben versucht er mit Größenphantasien zu kompensieren. Unbewusst erreicht er auch einen ödipalen Sieg, indem er den Vater beruflich überflügelt und eine eigene Familie (»mit doppelt so vielen Kindern«) gründet. Vor diesem Hintergrund ist auch das Beziehungsmuster als »dysfunktionaler Reparaturversuch« zu verstehen: Der Pat. stabilisiert seinen Selbstwert durch subtile, von ihm selbst überwiegend unbemerkte Abwertung anderer, allerdings um den Preis von wenig tiefen Beziehungen einerseits und einer Intoleranz gegenüber eigener Fehlbarkeit andererseits. Für diese Bewältigungsstrategie mischt der Pat. reife und unreife Abwehrmechanismen: Wendung gegen das Selbst, Rationalisierung und Verdrängung i. e. S. bestehen neben interpersonellen Arrangements, Idealisierung/Entwertung, nichtpsychotischen Spaltungstendenzen.

Zur ersten Dekompensation kommt es vermutlich anhand kumulierender narzisstischer Krisen: Im Beruf drängen jüngere Kollegen nach; er erlebt seine Karriere als stagnierend. Zugleich erlebt er lebensaltersbedingte Einbußen in der Vitalität. Die Kinder verselbstständigen sich, entidealisieren ihn, die Ehe scheint krisenhaft zu sein. Der Pat. reagiert mit einer Erhöhung des Alkoholkonsums. Dies funktioniert zunächst im Sinne von Verschiebung und Inkorporation, er vermag sich so zu beruhigen. Zugleich scheint die zerstörerische Aggression hinter der symptomhaften Abwehr durch. Das zugeführte Mittel ist nicht nur zugleich Gift, sondern führt auch zu einer erheblichen Selbst- und Fremdgefährdung. Durch die Abstinenz nach dem Führerscheinverlust ist ihm diese Abwehroption genommen. Aus narzisstischen, nicht aus selbstfürsorglichen Gründen erreicht er eine Alkoholabstinenz (*Das wollen wir doch mal sehen: Natürlich kann ich aufhören zu trinken, und natürlich werde ich weiter Auto fahren!*). Die so ungebändigten regressiven Elemente (vor allem orale Bedürfnisse, aber auch aggressive Impulse im Sinne narzisstischer Wut, vermutlich auch massiver Enttäuschungswut auf die Mutter) drängen erneut an die Oberfläche und lösen auf diese Weise eine depressive Symptomatik aus. In der Phantasie, *alles hinzuschmeißen*, kann sowohl der Wunsch nach Versorgtwerden als auch die (Auto-)Aggression entdeckt werden.

5. Diagnose zum Zeitpunkt der Antragsstellung: ICD-10-GM: F10.21G, F32.1G, Z73.1 V – Alkoholabhängigkeit, gegenwärtig abstinent und mittelgradige depressive Episode bei ödipalen Konflikten und Autarkie/Versorgungs-Konflikt auf narzisstischem Strukturniveau; Verdacht auf narzisstische Persönlichkeitsakzentuierung

6. Behandlungsplan und Prognose: Angesichts der gemischten Konflikt- und Strukturpathologie müssen die aufdeckenden Interventionen (mit dem Ziel der Integration von Wut und Trauer um unerfüllte Sehnsüchte) flankiert werden von strukturbezogenen Maßnahmen in den beschriebenen umgrenzten Defizitbereichen. Angesichts einer unklaren Stabilität soll die Regression begrenzt und die Zielsetzung bewältigungsorientiert gestaltet werden. Hierfür ist mit dem Pat. auch gut eine Einigung in den Therapiezielen herzustellen; für eine Verhandlung persönlichkeitsrelevanter Zielstellungen besteht derzeit keine hinreichende Krankheitseinsicht. Zielsetzung der Behandlung ist es, gemeinsam mit dem Pat. eine reifere Beziehungsfähigkeit sich selbst und anderen gegenüber aufzubauen. Sowohl die strukturellen als auch die konfliktbedingten Störungsdispositionen lassen sich gut in Aktualsituationen (vor allem am Arbeitsplatz) fokussieren, sodass eine tiefenpsychologisch fundierte Psychotherapie hinreichend erfolgversprechend scheint. Es ist realistisch, dass der Pat. die anstehende Lebensaufgabe (Ankunft in der zweiten Lebenshälfte) mit therapeutischer Hilfe symptomärmer wird bewältigen können. Für den Behandlungserfolg wird es mit Blick auf die narzisstische Thematik wichtig sein, den Pat. anteilig seine eigene Bedürftigkeit spüren zu lassen, auch zur Lockerung der narzisstischen Abwehr.

Prognostisch ungünstig sind der lange Verlauf, die somit verfestigt und charakternahe scheinende Abwehr sowie die etwas instabil wirkende soziale Situation. Prognostisch günstig hingegen sind die hohe Reflexionsbereitschaft des Pat., der Leidensdruck sowie die stabile Abstinenz, was sowohl hinsichtlich der Motivation als auch hinsichtlich der Umstellungsfähigkeit optimistisch stimmt. Die jetzt geplante Therapie knüpft an die erfolgreiche Vorbehandlung an, eine weiterführende Kooperation mit anderen Berufsgruppen scheint derzeit nicht nötig. Es werden 60 Sitzungen nach 35405 beantragt.

Anhang

Abkürzungen

Folgende Abkürzungen werden im Text verwendet:

Psychotherapieverfahren und -methoden

AP	Analytische Psychotherapie
HPT	Humanistische Psychotherapie
KB/KIP	Katathymes Bilderleben/Katathym-Imaginative Psychotherapie
MBT	Mentalisierungsbasierte Psychotherapie
PA	Psychoanalyse
PDP	Psychodynamische Psychotherapie
PIM	Psychoanalytisch-interaktionelle Methode
SP	Strukturbezogene Psychotherapie
ST	Systemische Therapie
TFP	Transference Focused Psychotherapy
TP	Tiefenpsychologisch fundierte Psychotherapie/Tiefenpsychologische Psychotherapie
VT	Verhaltenstherapie

Institutionen und Verbände

AÄGP	Allgemeine Ärztliche Gesellschaft für Psychotherapie
AWZ	Adolf-Würth-Center for the History of Psychology
BÄK	Bundesärztekammer
BMA	Bundesministerium für Arbeit und Sozialordnung
BMG	Bundesgesundheitsministerium
BPtK	Bundespsychotherapeutenkammer
DÄV	Deutscher Ärzteverlag
DFG	Deutsche Forschungsgemeinschaft
DFT	Deutsche Fachgesellschaft für tiefenpsychologisch fundierte Psychotherapie/Psychodynamische Psychotherapie
DGPM	Deutsche Gesellschaft für Psychosomatische Medizin und Ärztliche Psychotherapie
DGPN	Deutsche Gesellschaft für Psychiatrie und Neurologie
DGPPN	Deutsche Gesellschaft für Psychiatrie und Psychotherapie, Psychosomatik und Nervenheilkunde
DGPs	Deutsche Gesellschaft für Psychologie
DGPT	Deutsche Gesellschaft für Psychoanalyse, Psychotherapie, Psychosomatik und Tiefenpsychologie
DPG	Deutsche Psychoanalytische Gesellschaft
DPV	Deutsche Psychoanalytische Vereinigung

G-BA	Gemeinsamer Bundesausschuss
GKV-Spitzenverband	Spitzenverband Bund der Krankenkassen
IPV	Internationale Psychoanalytische Vereinigung
KBV	Kassenärztliche Bundesvereinigung
RMI	Reichsministerium des Inneren
SpiK	Spitzenverbände der Krankenkassen
WBP	Wissenschaftlicher Beirat Psychotherapie

Sonstige Kürzel

Adgo	Allgemeine Deutsche Gebührenordnung für Ärzte
E-Adgo	Allgemeine Deutsche Gebührenordnung für Ärzte (Ersatzkassen)
GAV	Gutachter*innenverfahren
GKV	gesetzliche Krankenversicherung
GOÄ	Gebührenordnung für Ärzte
HPG	Heilpraktikergesetz
OPD	Operationalisierte Psychodynamische Diagnostik
PiA	Psychotherapeut*in in Ausbildung (gem. PsychThG 1998)
PiW	Psychotherapeut*in in Weiterbildung (gem. PsychThG-AusbRefG 2019)
PsychThG	Psychotherapeutengesetz (1998)
PsychThGAusbRefG	Gesetz zur Reform der Psychotherapeutenausbildung (2019)
PTRL	Psychotherapie-Richtlinien (1967–2008); Psychotherapie-Richtlinie (seit 2009)
RCT	randomized controlled trial (= randomisierte kontrollierte Studie)
RLPT	Richtlinienpsychotherapie

Literatur

Abraham, K. (1925). *Psychoanalytische Studien zur Charakterbildung.* Leipzig/Wien/Zürich: Internationaler Psychoanalytischer Verlag.

Adler, A. (1933/1973). *Der Sinn des Lebens.* Frankfurt: Fischer.

Adler, A. (1935/1982). The Fundamental Views of Individual Psychology. *Journal of Individual Psychology, 38*(1), S. 3–6.

Adler, A. (2010). Das Problem der Distanz (1914). Studienausgabe Bd. 3, S. 159–166. In: G. Eife, *Alfred Adler Studienausgabe Band 3 – Persönlichkeitstheorie, Psychopathologie, Psychotherapie (1913–1937).* Göttingen: Vandenhoeck & Ruprecht.

Adorno, T. W. (1951). *Minima Moralia.* Frankfurt: Suhrkamp.

Albers, I., & Franke, A. (2012). *Animismus. Revisionen der Moderne.* Zürich: diaphenes.

Alexander, F., & French, T. M. (1946). *Psychoanalytic Therapy. Principles and Application.* New York: Ronald Press.

Alexander, F., & Selesnick, S. (1969). *Geschichte der Psychiatrie.* Konstanz: Diana Verlag.

American Psychiatric Association (APA). (2013). *DSM-5: Diagnostic And Statistical Manual Of Mental Disorders.* Fifth Edition. Arlington, VA: APA.

Arbeitskreis OPD (1996). *Operationalisierte Psychodynamische Diagnostik (OPD). Grundlagen und Manual.* Bern: Huber.

Arbeitskreis OPD (2014). *OPD-2. Operationalisierte Psychodynamische Diagnostik. Das Manual für Diagnostik und Therapieplanung.* 3. Aufl. Bern: Huber.

Arendt, H. (1951). *The Origins of Totalitarianism.* New York: Schocken Books.

Argelander, H. (1970). *Das Erstinterview in der Psychotherapie.* Darmstadt: Wissenschaftliche Buchgesellschaft.

Baumann, Z. (1992). *Dialektik der Ordnung. Die Moderne und der Holocaust.* Hamburg: Europäische Verlagsanstalt.

Baumann, Z. (2005). *Moderne und Ambivalenz. Das Ende der Eindeutigkeit.* Hamburg: Hamburger Edition.

Baumeyer, F. (1971). Zur Geschichte der Psychoanalyse in Deutschland: 60 Jahre Deutsche Psychoanalytische Gesellschaft *17*(3/4), S. 203–240.

Bell, K., & Rüger, U. (2007). Das System wird immer komplexer. *Deutsches Ärzteblatt* (28–29).

Benecke, C. (2014). *Klinische Psychologie und Psychotherapie. Ein integratives Lehrbuch.* Stuttgart: Kohlhammer.

Benecke, C. (2019). Theoriesystem der Krankheitsentstehung. *Deutsches Ärzteblatt 8,* S. 348.

Benecke, C., Boothe, B., Frommer, J., Huber, D., Krause, R., & Staats, H. (2009). Geliebtes Feindbild »klassische Lanzeitpsychoanalyse«: Kommentar zu Rief und Hoffmann »Die Psychoanalyse soll gerettet werden. Mit allen Mitteln?«. *Nervenarzt 80*(11), S. 1350–1355.

Bernfeld, S. (1930). Kassenärztliche Psychotherapie. *Der Sozialistische Arzt, VII*(2), S. 54–59.

Best, D. (2020). Barmer Arztreport 2020 bestätigt deutliche Verbesserung der psychotherapeutischen Versorgung. *Psychotherapie Aktuell* (2).

Beutel, M. E., Bahrke, U., Fiedler, G., Hautzinger, M., Kallenbach, L., Kaufhold, J. et al. (2016). LAC-Depressionsstudie Psychoanalytische und kognitiv-verhaltenstherapeutische Langzeittherapien bei chronischer Depression. *Psychotherapeut 2016*(61), S. 468–475.

Beutel, M. E., Doering, S., Leichsenring, F., & Reich, G. (2010). *Psychodynamische Psychotherapien. Störungsorientierung und Manualisierung in der therapeutischen Praxis.* Göttingen: Hogrefe.

BMA (1967). Bekanntmachung der Richtlinien des Bundesausschusses der Ärzte und Krankenkassen über tiefenpsychologisch fundierte und analytsiche Psychotherapie in der kassenärztlichen Versorgung *(180)*. Bundesanzeiger.

BMG-Bundesgesundheitsministerium (2019a). *FAQs zum PsychThGAusbRefG (27.9.19)*. Abgerufen am 28. 9. 2019 von https://www.bundesgesundheitsministerium.de/psychotherapeutenaus bildung/faqs-psychthgausbrefg.html

BMG-Bundesgesundheitsministerium (2019b). *Referentenentwurf zum PsychThGAusbRefG (1. 3. 19)*. Abgerufen am 6. 1. 2019 von https://www.bundesgesundheitsministerium.de/fileadmin/Dateien/3_Downloads/Gesetze_und_Verordnungen/GuV/P/PsychThG-RefE.pdf

BMG-Bundesgesundheitsministerium (2019c). *Psychotherapeutenausbildung*. Abgerufen am 1. 9. 2019 von https://www.bundesgesundheitsministerium.de/psychotherapeutenausbildung.html

BMG-Bundesgesundheitsministerium. (2019d). *Kabinettsentwurf zum PsychThGAusbRefG (27. 2. 19)*. Abgerufen am 1. 3. 2019 von https://www.bundesgesundheitsministerium.de/fileadmin/Dateien/3_Downloads/Gesetze_und_Verordnungen/GuV/P/PsychThGAusbRefG_Kabinettsentwurf.pdf

Bohleber, W. (2010). Psychoanalyse, Diktatur, Professionalität – Implikationen. In: M. G. Ash, *Psychoanalyse in totalitären und autoritären Regimen* (S. 293–315). Frankfurt: Brandes & Apsel.

Bohleber, W. (2018). Übertragung – Gegenübertragung – Intersubjektivität. Zur Entfaltung ihrer intrinsischen Komplexität. *Psyche, 72*(9/10), S. 702–733.

Böhm, F. (1940). Poliklinische Erfahrungen. *Zentralblatt für Psychotherapie, 12*(2/3).

Boll-Klatt, A., & Kohrs, M. (2018a). *Praxis der Psychodynamischen Psychotherapie. Grundlagen – Modelle – Konzepte*. 2. Aufl. Stuttgart: Schattauer.

Boll-Klatt, A., & Kohrs, M. (2018b). *Tiefenpsychologisch fundierte Psychotherapie*. Stuttgart: Kohlhammer.

Boring, E. G. (1929). A History of Experimental Psychology. New York: The Century Co.

Borkenhagen, A. (2018). Die Kulturabhängigkeit der Ausprägungsformen der Hysterie. In: E. Brähler, & W. Herzog, *Sozialpsychosomatik* (S. 218–226). Stuttgart: Schattauer.

BPC, B., & Milton, J. (2014). *Making sense of psychotherapy and psychoanalysis*. Abgerufen am 4. 12. 2019 von http://www.bpc.org.uk/sites/psychoanalytic-council.org/files/Mind-opt.pdf

Bracher, K. D., Sauer, W., & Schulz, G. (1960). *Die Nationalsozialistische Machtergreifung. Studien zur Errichtung destotalitären Herrschaftssystems in Deutschland 1933/34*. Wiesbaden: Springer.

Brähler, E., & Herzog, W. (2018). *Sozialpsychosomatik. Das vergessene Soziale in der Psychosomatischen Medizin*. Stuttgart: Schattauer.

Brakemeier, E.-L., & Jacobi, F. (2017a). *Verhaltenstherapie in der Praxis*. Weinheim/Basel: Beltz.

Brecht, K., Friedrich, V., Hermanns, L. M., Kaminer, I. J., & Juelich, D. H. (2010). *»Hier geht das Leben auf eine sehr merkwürdige Weise weiter«. Zur Geschichte der Psychoanalyse in Deutschland*. 2. Aufl. Gießen: Psychosozial-Verlag.

Brocher, T. (1960). *Schreiben von Dr. Brocher vom 5. 12. 1960 an die Kassenärztliche Bundesvereinigung (Abschrift, Anlage zum Vorstandsrundschreiben Nr. 17 vom 6. 12. 1960)*. DGPT-Archiv, unveröffentlicht.

Brocher, T. (1962). Niederschrift über die Besprechung betr. einer Schaffung eines Tarifs für psychotherapeutische Leistungen auf dem Ersatzkassensektor mit den Fachgesellschaften mit den Fachgesellschaften am 24. 9. 1962 in Frankfurt/Main. DGPT-Archiv, unveröffentlicht.

Broszat, M. (1960). *Der Nationalsozialismus. Weltanschauung, Programm und Wirklichkeit*. Stuttgart: Deutsche Verlags-Anstalt.

Broszat, M. (1969). *Der Staat Hitlers: Grundlegung und Entwicklung seiner inneren Verfassung*. München: dtv.

Bruder-Bezzel, A., Bruder, K.-J., & Münch, K. (2016). *Neoliberale Identitäten. Der Einfluss der Ökonomisierung auf die Psyche*. Gießen: Psychosozial-Verlag.

Bruns, F. (2009). *Medizinethik im Nationalsozialismus.* Srtuttgart: Franz Steiner Verlag.
BSG (1964). *Neurosenurteil. Entscheidung vom 1. 7. 1964.* https://www.jurion.de/urteile/bsg/1964-07-01/11_1-ra-158_61/
Buchholz, M. (2003). Psychoanalyse als »weltliche Seelsorge« (Freud). *Journal für Psychoanalyse* 3, S. 231–253.
Bühring, P. (2019). 35. Deutscher Psychotherapeutentag: Unser Berufsstand ist jetzt deutlich stärker aufgestellt! *Deutsches Ärzteblatt PP* (12), S. 535–539.
Bundesärztekammer (21.–23. September 1956). Neufassung einer Facharztordnung innerhalb einer Berufsordnung für die deutschen Ärzte. *Wortbericht des 59. Deutschen Ärztetages in Münster/Westfalen*, S. 38–68.
Bundesärztekammer (1966). Wortbericht des 69. Deutschen Ärztetages vom 13.–18. Mai 1966 in Essen. Köln/Berlin: Deutscher Ärzte-Verlag.
Bundesärztekammer (1967). Wortbericht des 70. Deutschen Ärztetages vom 22.–24. Mai 1967 in Garmisch-Partenkirchen. Köln/Berlin: Deutscher Ärzte-Verlag.
Bundesärztekammer (12.–14. Mai 1969). Ausübung der Heilkunde durch Nichtärzte. *Wortbericht des 72. Deutschen Ärztetages vom 12. bis 14. Mai 1969 in Hannover.*
Bundesärztekammer (o. J.). *Themen der Deutschen Ärztetage seit 1948.* https://www.bundesaerztekammer.de/aerztetag/geschichteauszeichnungen/themen-der-deutschen-aerztetage-seit-1948/
Bundesausschuss (7. Oktober 1967). Bekanntmachung der Kassenärztlichen Bundesvereinigung: Richtlinien des Bundesausschusses der Ärzte und Krankenkassen über tiefenpsychologisch fundierte und analytische Psychotherapie in der kassenärztlichen Versorgung vom 3. Mai 1967. *Deutsches Ärzteblatt*, S. 2101–2102.
Cabaniss, D. L., Cherry, S., Douglas, C. J., & Schwartz, A. (2011). *Psychodynamic Psychotherapy. A Clinical Manual.* Hoboken/Chichester: John Wiley & Sons Ltd.
Cierpka, M., & Buchheim, P. (2001). *Psychodynamische Konzepte.* Berlin/Heidelberg: Springer.
Clark, R. W. (1980). *Freud – the Man and the Cause. A Biography.* New York: Random House.
Clarkin, J. F. (2019). Die LAC-Studie über chronische Depression. *Psyche* 2, S. 140–145.
Claus, J. C. (1985). *Medizingeschichte.* Wiesbaden: Verlag Medical Tribune.
Cocks, G. (1983). Psychoanalyse, Psychotherapie und Nationalsozialismus. *Psyche 37*(12), S. 1057–1106.
Cocks, G. (1985). *Psychotherapy in the Third Reich. The Göring Institute.* New York: Oxford University Press.
Cocks, G. (1987). Psychoanalyse und Psychotherapie im Dritten Reich. In: G. Rudolf, U. Rüger, & H. Studt, *Psychoanalyse der Gegenwart.* Göttingen: Vandenhoeck & Ruprecht.
Cocks, G. (2010). »Rechts um die Ecke rum«: Wichmannstraße, Berggasse, Keithstraße, 1933–1945. In: M. G. Ash, *Psychoanalyse in totalitären und autoritären Regimen* (S. 35–57). Frankfurt: Brandes & Apsel.
Crepaldi, G. (2018). *Containing.* Gießen: Psychosozial-Verlag.
Da (2019). Give me a word. In: E. Mader, C. Schmechel, K. Kawalska, & A. Steinweg, *Gegendiagnose II. Beiträge zur radikalen Kritik an Psychiatrie und Psychologie* (S. 28–29). Münster: edition assemblage.
Dahm, A. (2008). Geschichte der Psychotherapierichtlinien. *Psychotherapeut* 6, S. 397–401.
Dahmer, H. (1983). Kapitulation vor der »Weltanschauung«. *Psyche 37*(12), 1116–1135.
De Crescenzo, L. (2017). *Geschichte der griechischen Philosophie.* Zürich: Diogenes.
DFT (2017). *Stellungnahme der Fachgesellschaft für Tiefenpsychologich fundierte Psychotherapie (DFT) zum Papier der Bundespsychotherapeutenkammer vom 28. März 2017.* https://www.dft-online.de/aktuelles/dft-stellungnahmen.html
DGPs (1964). *Entwurf Rahmenordnung für die Diplom-Prüfungsordnungen der Psychologie.* DGPs-Archiv, unveröffentlicht.
DGPs (1967). *Entwurf: Die Studienordnungen in der westdeutschen Psychologenausbildung.* DGPs Archiv, unveröffentlicht.

DGPT-Archiv (1962–64). Niederschrift über die Besprechung betr. einer Schaffung eines Tarifs für psychotherapeutische Leistungen auf dem Ersatzkassensektor mit den Fachgesellschaften mit den Fachgesellschaften am 24. 9. 1962 in Frankfurt/Main. Unveröffentlicht.

DHM (2000). 1933 – Der Weg in die Katastrophe. Audio-CD. Berlin.

DHM (2002). *Holocaust. Der nationalsozialistische Völkermord und die Motive seiner Erinnerung.* https://www.dhm.de/archiv/ausstellungen/holocaust/audios/r2/11.mp3

Dieckmann, M., Dahm, A., & Neher, M. (2018). *Faber/Haarstrick. Kommentar Psychotherapie-Richtlinien. 11., aktualisierte und ergänzte Auflage auf der Basis der aktuell gültigen Psychotherapie-Richtlinie (Stand Frühjahr 2017). Unter Mitarbeit von Annette Streeck-Fischer und Martin H. Schmidt.* München: Elsevier.

Distelhorst, L. (2015). Kein Ausgang. Zum komplementären Verhältnis von Diagnose und Inklusion. In: D. D. Schmechel, *Gegendiagnose* (S. 326–341). Münster: edition assemblage.

Duckheim, S. (2019). Annemarie Dührssen oder die gesundheitsploitische Anpassung der Psychoanalyse. In: A. Geisthövel & B. Hitzer, *Auf der Suche nach einer anderen Medizin* (S. 233–242). Berlin: Suhrkamp.

Duda, S., & Pusch, L. F. (1992). *Wahnsinnsfrauen.* Frankfurt: Suhrkamp.

Dührssen, A. (1954). *Psychogene Erkrankungen bei Kindern und Jugendlichen.* Göttingen: Verlag für Medizinische Psychologie.

Dührssen, A. (1962). Katamnestische Ergebnisse bei 1004 Patienten nach analytischer Psychotherapie. *Zeitschrift für Psychosomatische Medizin* 8, S. 94–113.

Dührssen, A. (1971). Zum 25-jährigen Bestehen des Instituts für psychogene Erkrankungen der Allgemeinen Ortskrankenkasse Berlin. *Zeitschrift für Psychosomatische Medizin und Psychoanalyse*(1), S. 21–41.

Dührssen, A. (1972). *Analytische Psychotherapie in Theorie, Praxis und Ergebnissen.* Göttingen: Vandenhoeck & Ruprecht.

Dührssen, A. (1994). *Ein Jahrhundert Psychoanalytische Bewegung in Deutschland. Die Psychotherapie unter dem Einfluß Freuds.* Göttingen: Vandenhoeck & Ruprecht.

Dührssen, A. (1995). *Dynamische Psychotherapie. Ein Leitfaden für den tiefenpsychologisch orientierten Umgang mit Patienten.* 2. Aufl. Göttingen: Vandenhoeck & Ruprecht.

Dührssen, A., & Joswieck, E. (1965). Eine empirisch-statistische Untersuchung zur Leistungsfähigkeit psychoanalytischer Behandlungen. *Nervenarzt 36,* S. 166–169.

Ebbinghaus, H. (1908). *Abriss der Psychologie.* Leipzig: Verlag von Veit & Comp.

Egger, J. E. (2008). Grundlagen der »Psychosomatik« – Zur Anwendung des biopsychosozialen Krankheitsmodells in der Praxis. *Psychologische Medizin* 19(2), S. 12–22.

Ehrenberg, A. (2015). *Das erschöpfte Selbst. Depression und Gesellschaft in der Gegenwart.* 2. Aufl. Frankfurt/New York: Campus Verlag.

Eichenberg, C., & Plischke, A. (2014). Jeder fünfte Psychologiestudierende ist unzufrieden. *Deutsches Ärzteblatt PP 11,* S. 409–501.

Eicke, D. (1982). *Tiefenpsychologie. Kindlers Psychologie des 20. Jahrhunderts. 4 Bände.* Weinheim/Basel: Beltz.

Eitingon, M. (1923). *Bericht über die Berliner Psychoanalytische Poliklinik (1920–1922).* Leipzig, Wien, Zürich: Internationaler Psychoanalytischer Verlag.

Ellinger, T. J. (1986). *S. Freud und die akademische Psychologie. Ein Beitrag zur Rezeptionsgeschichte der Psychoanalyse in der deutschen Psychologie (1895–1945).* Weinheim: Deutscher Studien Verlag/Beltz.

Engelhardt, D. (2001). Begriff und Aspekt der Tiefenpsychologie in historischer Sicht. In: M. Cierpka, & P. Buchheim, *Psychodynamische Konzepte* (S. 5–12). Berlin/Heidelberg: Springer.

Ermann, M. (2004). Die tiefenpsychologisch fundierte Methodik in der Praxis. Die Spezifizierung des psychodynamischen Ansatzes in der Richtlinienpsychotherapie. *Forum Psychoanalyse, 20*(3), S. 300–313.

Ermann, M. (2014). *Der Andere in der Psychoanalyse. Die intersubjektive Wende.* Stuttgart: Kohlhammer.

Ermann, M. (2016). *Psychotherapie und Psychosomatik. Ein Lehrbuch auf psychoanalytischer Grundlage.* 6. Aufl. Stuttgart: Kohlhammer.

Faber, F. R. (1968). Tiefenpsychologisch fundierte und analytische Psychotherapie in der kassenärztlichen Versorgung (II). *Deutsches Ärzteblatt 28(1),* S. 29–35.

Faber, F., & Haarstrick, R. (1989). *Kommentar Psychotherapie-Richtlinien. Gutachterverfahren in der Psychotherapie. Psychosomatische Grundversorgung. Unter Mitwirkung von Dieter Kallinke. 1. Aufl., dritte Fassung.* Neckarsulm/München: Jungjohann Verlagsgesellschaft.

Fehlemann, S., Fangerau, H., Dörre, S., & Schneider, F. (2017). *Psychiatrie – Politik – Wissenschaft. 175 Jahre psychiatrische Fachgesellschaften in Deutschland. Die Geschichte der DGPPN und ihrer Vorgängerorganisationen.* Berlin.

Ferenczi, S., & Rank, O. (1924). Entwicklungsziele der Psychoanalyse. Zur Wechselbeziehung von Theorie und Praxis. *Neue Arbeiten zur Ärztlichen Psychoanalyse.* Wien: Turia + Kant 1996.

Fongay, P. (2019). Zur Feier eines einzigartigen Projekt: Kommentar zur LAC-Depressionsstudie. *Psyche* 2, S. 134–139.

Foucault, M. (1968). *Psychologie und Geisteskrankheit.* Frankfurt: Suhrkamp.

Foucault, M. (1976). *Überwachen und Strafen. Die Geburt des Gefängnisses.* Frankfurt: Suhrkamp.

Foucault, M. (1978a). *Wahnsinn und Gesellschaft.* Frankfurt: Suhrkamp.

Foucault, M. (1978b). *Dispositive der Macht. Über Sexualität, Wissen und Wahrheit.* Berlin: Merve.

Foucault, M. (1983). *Der Wille zum Wissen. Sexualität und Wahrheit I.* Frankfurt: Suhrkamp.

Freud, A. (1936). *Das Ich und die Abwehrmechanismen.* Frankfurt: Fischer 1984.

Freud, S. (1904). *Zur Psychopathologie des Alltagslebens. GW IV.* London: Imago *1941/1947.*

Freud, S. (1912a). *Zur Dynamik der Übertragung. GW XVIII.* London: Imago 1946/1949.

Freud, S. (1912b). Ratschläge für den Arzt bei der psychotherapeutischen Behandlung. *GW VIII* (S. 375–389). London: Imago 1943/1955.

Freud, S. (1914). *Zur Geschichte der Psychoanalytischen Bewegung. GW X.* London: Imago 1946/1949.

Freud, S. (1919). *Wege der psychoanalytischen Therapie. GW XII.* Frankfurt: Fischer.

Freud, S. (1923). *Das Ich und das Es.* Studienausgabe Bd. III. Frankfurt: Fischer 1975.

Freud, S. (1926). *Die Frage der Laienanalyse. GW XIV.* London: Imago 1948/1955.

Freud, S. (1927). Nachwort zur »Frage der Laienanalyse«. *GW XIV* (S. 287–296). London: Imago 1948/1955.

Freud, S. (1930). *Das Unbehagen in der Kultur.* GW *IV* (S. 419–506). London: Imago 1948/1955.

Freud, S. (1938). Die endliche und die unendliche Analyse. *GW XVII* (S. 141–147). London: Imago 1941/1955.

Freud, S. (1941). Some Elementary Lessons in Psycho-Analysis (1938). *GW XVII* (S. 141–147). London: Imago.

Freyberger, H. J. (2015). Zukunft der Psychotherapie in der Psychiatrie. *Psychotherapeut, 60*(2), S. 384–388.

Freyberger, H. J., Loew, T. H., & Richter, R. (2002). Editorial. *PDP* 1, S. 3.

Freyberger, H., & Freyberger, H. J. (2007). Ganz normale Männer und ganz normale Familien? Ein Beitrag zur Nazitäter-Psychologie unter Einschluss von zwei Buchrezensionen. *psychosozial 108,* S. 85–99.

Frohburg, I. (2006). Zum Postulat der störungsspezifischen Indikation psychotherapeutischer Verfahren. *Psychotherapeutenjournal* 2, S. 130–139.

Fuchs, T., Iwer, L., & Micali, S. (2018). *Das überforderte Selbst. Zeitdiagnosen einer beschleunigten Gesellschaft.* Berlin: Suhrkamp.

Fürstenau, P. (1977) Die beiden Dimensionen des psychoanalytischen Umgangs mit strukturell ichgestörten Patienten. Psyche, 31(3): 197–207.

Fürstenau, P. (1993). Freuds »Wege der psychoanalytischen Therapie« – 75 Jahre später. *Z psychosom Med* 39, S. 224–229.

Gadamer, H.-G. (1991). *Griechische Philosophie III. Plato im Dialog.* Tübingen: J. C. B. Mohr (Paul Siebeck).

Galliker, M., Klein, M., & Rykart, S. (2007). *Meilensteine der Psychologie: Die Geschichte der Psychologie nach Personen, Werk und Wirkung.* Stuttgart: Kröner.

G-BA (2009). Psychotherapie-Richtlinie. Beschlussfassung vom 15. 10. 2009. *Bundesanzeiger 2009; Nr. 58:* S. 1399.

G-BA (2017). Psychotherapie-Richtlinie. Beschluss vom 24. 11. 2016. *Bundesanzeiger (BAnz AT 15. 02. 2017 B2)* (B2).

G-BA (2018). *Nutzen und medizinische Notwendigkeit der systemischen Therapie anerkannt.* https://www.g-ba.de/presse/pressemitteilungen/775/

G-BA (2019a). *Methodenbewertung super light.* https://www.g-ba.de/institution/presse/pressemitteilungen/781/

G-BA (2019b). *Beschluss des Gemeinsamen Bundesausschusses über die Einstellung der Bewertung der anerkannten Psychotherapieverfahren der Psychotherapie-Richtlinie (im Bereich der Erwachsenentherapie) gemäß §§ 92 Absatz 6a i. V.m. 135 Absatz 1 Satz 2 des Fünften Buches S.* Abgerufen am 29. 3. 2020 von https://www.g-ba.de/downloads/40-268-6251/2019-12-19_PT-RL_Einstellung-Pruefung-Verfahren_TrG.pdf

G-BA (2019c). *Tragende Gründe zum Beschluss des Gemeinsamen Bundesausschusses über eine Einstellung der Bewertung der anerkannten Psychotherapieverfahren der Psychotherapie-Richtlinie (im Bereich der Erwachsenentherapie) gemäß §§ 92 Absatz 6a i. V.m. 135 Absatz 1 Satz 2.* Abgerufen am 29. 3. 2020 von https://www.g-ba.de/downloads/40-268-6251/2019-12-19_PT-RL_Einstellung-Pruefung-Verfahren_TrG.pdf

Gebele, N. (2019). Zum Arbeiten mit populären Narrativen in der Psychotherapie: »Es gibt nur einen Gott – und sein Name ist Tod«. *Psychotherapeutenjournal 1,* S. 17–23.

Geckle, R. (2016). *Ausbildung im Verfahrensdialog.* https://www.institut-fuer-ppt.de/ausbildung/ausbildung-im-verfahrensdialog

Geckle, R. (2020). Ausbildung im Verfahrensdialog. In: L. Hauten, T. Nölle & T. Fenster, *Siegfried Schubenz. Initiativen und Perspektiven* (S. 121–125). Göttingen: Vandenhoeck & Ruprecht.

Geisthövel, A., & Hitzer, B. (2019). *Auf der Suche nach einer anderen Medizin. Psychosomatik im 20. Jahrhundert.* Berlin: Suhrkamp.

Gesetz zur Reform der Psychotherapeutenausbildung vom 15. 11. 2019 (Bundesgesetzblatt Jahrgang 2019 Teil I Nr. 40, S. 1604–1621) (ausgegeben zu Bonn am 22. 11. 2019).

Geuter, U. (1984). *Die Professionalisierung der deutschen Psychologie im Nationalsozialismus.* Frankfurt: Suhrkamp.

Geyer, M. (1996). Geschichte und Entwicklungslinien der Psychotherapie. In: W. Senf & M. Broda, *Praxis der Psychotherapie* (S. 6–12). Stuttgart: Thieme.

Geyer, M. (2011). *Psychotherapie in Ostdeutschland. Geschichte und Geschichten.* Göttingen: Vandenhoeck & Ruprecht.

GKV-Spitzenverband (2013). *Reform des Angebots an ambulanter Psychotherapie.* Von Vorschläge der gesetzlichen Krankenkassen. Positionspapier beschlossen vom Verwaltungsrat des GKV-Spitzenverbandes am 27. November 2013. https://www.gkv-spitzenverband.de/media/dokumente/presse/publikationen/Positionspapier_GKV-SV_Ambulante_Psychotherapie.pdf

Gödde, G. (2009). *Traditionslinien des »Unbewußten«. Schopenhauer–Nietzsche–Freud.* Gießen: Psychosozial-Verlag.

Gödde, G., & Buchholz, M. B. (2011). *Unbewusstes.* Gießen: Psychosozial-Verlag.

Görres, A. (1964). *Denkschrift zur Lage der ärztlichen Psychotherapie und der psychosomatischen Medizin (im Auftrage der Deutschen Forschungsgemeinschaft). Unter Mitwirkung von R. Heiss, H. Thomä, Th. v. Uexküll.* Wiesbaden: Steiner.

Graumann, C. F. (1985). *Psychologie im Nationalsozialismus.* Berlin, Heidelberg, New York, Tokyo: Springer.
Grawe, K., Donati, R., & Bernauer, F. (1994). *Psychotherapie im Wandel – von der Konfession zur Profession.* Göttingen: Hogrefe.
Grinker, R. R. (1946). Narcosynthesis in War Neurosis. In: F. Alexander & T. French, *Psychoanalytic Therapy.* New York: Ronald Press.
Grubner, A. (2017). *Die Macht der Psychotherapie im Neoliberalismus. Eine Streitschrift.* Wien: mandelbaum.
Grundlach, H. (2013). Das Diplom und die Psychologie. Eine Rückschau. *Report Psychologie 38(6),* S. 248–252.
Gumz, A., & Hörz-Sagstetter, S. (2018). *Psychodynamische Psychotherapie in der Praxis.* Weinheim: Beltz.
Haarstrick, R. (1968). Bericht über die Verhandlungen zur Einführung der Psychotherapie als Kassenpflichtleistung von R. Haarstrick vom 6. 3. 1968, Anlage Nr. 2 zum Mitgliederrundschreiben Nr. 1/1968. DGPT-Archiv, unveröffentlicht.
Habermas, J. (1968). *Erkenntnis und Interesse.* Frankfurt: Suhrkamp.
Härdtle, R. (2004). Zum Verhältnis von TfP und Psychoanalyse. *Psychodynamische Psychotherapie* 3, S. 85–98.
Hartung, T., Hinze, E., & Schäfer, D. (2016). *Wieviel Richtlinie verträgt die Psychoanalyse?* Gießen: Psychosozial-Verlag.
Hauten, L. (2018). AN der Beziehung, IN der Übertragung: Unterschiede zwischen tiefenpsychologisch fundierter und analytischer Psychotherapie. *PDP: Psychodynamische Psychotherapie. Forum der tiefenpsychologisch fundierten Psychotherapie 4,* S. 252–263.
Hauten, L. (2020a). Schubenz 2.0. In: L. Hauten, T. Nölle & T. Fenster, *Siegfried Schubenz. Initiativen und Perspektiven* (S. 91–102). Göttingen: Vandenhoeck & Ruprecht.
Hauten, L. (2020b). Medizin und Psychologie – quo vadis, Psychotherapie? In: L. Hauten, T. Nölle & T. Fenster, *Siegfried Schubenz. Initiativen und Perspektiven* (S. 125–137). Göttingen: Vandenhoeck & Ruprecht.
Hauten, L., & Jungclaussen, I. (2018a). Klassiker in neuem Gewand. Die 11. Auflage des »Faber/Haarstrick-Kommentar Psychotherapie-Richtlinien« – what's new? *Projekt Psychotherapie 1,* S. 8–10.
Hauten, L., & Jungclaussen, I. (2018b). Antrags- und Gutachterverfahren: Erste Eindrücke nach der Richtlinien-Reform. *report psychologie* 9, S. 355–365.
Hauten, L., & Jungclaussen, I. (2018c). Kasuistik im Verfahrensdialog (KiV) – Neue didaktische Wege in der verfahrensdialogischen Ausbildung am Berliner Institut für ppt. In: K. M. Preiser, *Psychologiedidaktik und Evaluation XII* (S. 237–244). Herzogenrath: Shaker.
Hauten, L., & Jungclaussen, I. (2020). Fluch oder Segen? Pro und Kontra zur Abschaffung des Gutachterverfahrens. *report psychotherapie* 7, S. 26–29.
Heidenreich, T., & Michalak, J. (2013). *Die »dritte Welle« der Verhaltenstherapie. Grundlagen und Praxis.* Weinheim/Basel: Beltz.
Heigl-Evers, A., & Heigl, F. (1982). Tiefenpsychologisch fundierte Psychotherapie – Eigenarten und Interventionsstil. *Zeitschrift für psychosomatische Medizin 28,* S. 160–175.
Heigl-Evers , A., & Ott, J. (2000). Zur Theorie und Praxis der Psychoanalytisch-Interaktionellen Methode. *Psychotherapeut, 5*(2), S. 58–72.
Heigl-Evers, A., Heigl, F., & Ott, J. (1993). *Lehrbuch der Psychotherapie.* Stuttgart: Fischer.
Heiß, R. (1956). *Allgemeine Tiefenpsychologie.* Bern/Stuttgart: Hans Huber.
Heiß, R. (1964). Die Lage der Psychotherapie und Psychosomatik an den Universitäten in der Bundesrepublik. In: A. Görres, *Denkschrift zur Lage der ärztlichen Psychotherapie und der psychosomatischen Medizin* (S. 36–52). Wiesbaden: Steiner.

Heisterkamp, G. (2005). Psychotherapeutische Atmosphäre und seelisches Wachstum. In: U. Lehmkuhl, *Die Bedeutung der Zeit. Zeiterleben und Zeiterfahrung aus Sicht der Individualpsychologie* (S. 207–236). Göttingen: Vandenhoeck & Ruprecht.

Helmchen, H. (2017). *Das Janusgesicht der Psychiatrie. Nutzen und Risiken psychiatrischen Handelns.* Stuttgart: Kohlhammer.

Herrmann, J. (1977). *Spuren des Prometheus. Der Aufstieg der Menschheit zwischen Naturgeschichte und Weltgeschichte.* Leipzig/Jena/Berlin: Urania.

Heuft, G., Freyberger, H., & Schepker, R. (2011). Die spezifische Rolle der ärztlichen Psychotherapie in Deutschland. *Epidemiologische Bedeutung, historische Perspektive und zukunftsfähige Modelle aus Sicht der Patienten, ihrer Behandler und der Kostenträger. Expertise im Rahmen der Förderinitiative zur Versorgungsforschung der Bundesärztekammer.* Abgerufen am 31. 1. 2020 von aus Sicht der Patienten, ihrer Behandler und der Kostenträger.

Hoffmann, S. O. (2017). Psychodynamische Therapie – Herkunft, Stand und künftige Entwicklung. *PDP Die Psychodynamische Psychotherapie 16,* S. 60–72.

Hoffmann, S. O., & Schüßler, G. (1999). Wie einheitlich ist die psychodynamisch/psychoanalytisch-orientierte Psychotherapie? *Psychotherapeut 44,* S. 367–337.

Hohage, R. (2011). *Analytisch orientierte Psychotherapie in der Praxis. Behandlungsplanung – Kassenanträge – Supervision.* 5. Aufl. Stuttgart: Schattauer.

Hoyos, C. (1964). *Denkschrift zur Lage der Psychologie. Im Auftrage der Deutschen Forschungsgemeinschaft und in Zusammenarbeit mit zahlreichen Fachgelehrten verfaßt.* Wiesbaden: Franz Steiner Verlag.

Huber, D., & Klug, G. (2015). Zeit in der psychodynamischen Psychotherapie. *Psychotherapeut 60*(2), S. 94–101.

Huber, D., & Klug, G. (2016). Münchener Pychotherapiestudie. *Psychotherapeut* 6, 462–467.

Jacobi, F., Storck, T., & Brakemeier, E.-L. (2017). Integration von Methoden und Verfahren. In: Brakemeier, & Jacobi, *Verhaltenstherapie in der Praxis.* Weinheim/Basel: Beltz.

Jaeggi, E. (2018). Integratives Arbeiten in der psychodynamischen Therapie. In: A. Gumz & S. Hörz-Sagstetter, *Psychodynamische Psychotherapie in der Praxis* (S. 698–708). Weinheim: Beltz.

Jaeggi, E., & Riegels, V. (2018). *Techniken und Theorien der tiefenpsychologisch fundierten Psychotherapie.* Stuttgart: Klett-Cotta.

Jaeggi, E., Gödde, G., Hegener, W., & Möller, H. (2003). *Tiefenpsychologie lehren – Tiefenpsychologie lernen.* Stuttgart: Klett-Cotta.

Jäger, M. (2016). *Konzepte der Psychopathologie. Von Karl Jaspers zu den Ansätzen des 21. Jahrhunderts.* Stuttgart: Kohlhammer.

Jakobsen, T., Rudolf, G., Brockmann, J., Eckert, J., Huber, D., Klug, G. et al. (2007). Ergebnisse analytischer Langzeitpsychotherapien bei spezifischen psychischen Störungen: Verbesserungen in der Symptomatik und in interpersonellen Beziehungen. *Z Psychosom Med Psychother 53(2),* S. 87–110.

Jones, E. (1962). *Sigmund Freud – Leben und Werk. Bd. 3.* Bern: Huber.

Jungclaussen, I. (2018). *Handbuch Psychotherapie-Antrag: Psychoanalytische Theorie und Ätiologie/PT-Richtlinie/Psychodynamik/Psychogenetische Konflikttabelle/Fallbeispiele.* 2. Aufl. Stuttgart: Schattauer.

Jungclaussen, I., & Hauten, L. (2019). 50 Jahre Psychotherapie-Richtlinien und der »Faber/Haarstrick-Kommentar«. *PDP: Psychodynamische Psychotherapie. Forum der tiefenpsychologisch fundierten Psychotherapie 4,* S. 267–281.

Jungclaussen, I., & Stang, M. (2013). Braucht es immer einen Konflikt? *Deutsches Ärzteblatt pp* 4, S. 271.

Jütte, R. (1997). *Geschichte der deutschen Ärzteschaft. Organisierte Berufs- und Gesundheitspolitik im 19. und 20. Jahrhundert.* Köln: Deutscher Ärzte-Verlag.

Kächele, H. (2016). Psychodynamische Psychotherapie heute. *Vortrag am Alfred-Adler-Institut Berlin.* Berlin. http://www.horstkaechele.de/plib/_uploads/_pdfs/Adler_Inst_Psychodynamische_Psychother.ppt.pdf

Kattermann, V. (2013). »Adel der menschlichen Seele?« Zum 80. Jahrestag der NS-Bücherverbrennungen am 10. Mai 1933. *Deutsches Ärzteblatt PP 5,* S. 214–215.

Kauders, A. D. (2014). *Der Freud-Komplex. Eine Geschichte der Psychoanalyse in Deutschland.* Berlin: Berlin Verlag.

KBV (2017). *Statistische Informationen aus dem Bundesarztregister.* http://www.kbv.de/media/sp/2017_12_31_BAR_Statistik.pdf

KBV & Multmeier, J. (2014). Psychotherapeutische Versorgung: Autonomere Therapieplanung kann Wartezeiten abbauen. *Deutsches Ärzteblatt PP 3,* S. 110–112.

KBV & GKV-Spitzenverband, S. (2017). *Vereinbarung über die Anwendung von Psychotherapie in der vertragsärztlichen Versorgung (Psychotherapie-Vereinbarung).* http://www.kbv.de/media/sp/01_Psychotherapie_Aerzte.pdf

Kernberg, O. F. (1996). Ein psychoanalytisches Modell der Klassifizierung von Persönlichkeitsstörungen. *Psychotherapeut 41*(5), S. 288–296.

Kernberg, O. F. (2007). Die Psychoanalyse in Deutschland: Ein persönlicher Blick. *Psyche 61*(4), S. 375–385.

Kernberg, O. F. (2012). Suicide prevention for psychoanalytic institutes and societies. *J Am Psychoanal Assoc 60*(4): 707–719.

Klemperer, V. (1947). *LTI. Notizbuch eines Philologen.* Berlin: Aufbau-Verlag.

Knauf, E. A. (2007). *Schibbolet.* https://www.bibelwissenschaft.de/wibilex/das-bibellexikon/lexikon/sachwort/anzeigen/details/schibbolet/ch/42e6a4cf44e34e28c59b2c3c74f963ad/

Kohlhausen, K. (1967a). Die Psychotherapie-Richtlinien des Bundesausschusses der Ärzte und Krankenkassen vom 3. Mai 1967. *Die Krankenversicherung,* S. 230–237.

Kohlhausen, K. (1967b). Tiefenpsychologisch fundierte und analytische Psychotherapie in der kassenärztlichen Versorgung (I). *Deutsches Ärzteblatt*(50), S. 2732–2738.

Kohnen, N. (2005). Medizinmann. In: W. Gerabek, B. Haage, G. Keil & W. Wegner, *Enzyklopädie Medizingeschichte* (S. 956 ff.). Berlin/New York: DeGruyter.

Körner, J. (1989). Arbeit an der Übertragung? Arbeit in der Übertragung! *Forum der Psychoanalyse 5,* S. 209–223.

Körner, J. (2014). Arbeit »in« der Übertragung 25 Jahre später. *Forum der Psychoanalyse, 30*(4), S. 341–356.

Krutzenbichler, H. S., & Essers, H. (1991). *Muss denn Liebe Sünde sein? Über das Begehren des Analytikers (Neuauflagen 2006, 2010 unter dem Titel: Übertragungsliebe).* Freiburg: Kore.

Küchenhoff, J., & Mahrer Klemperer, R. (2009). Psychotherapie im psychiatrischen Alltag. Stuttgart: Schattauer.

Lebiger-Vogel, J. (2016). German students' current choice of profession in the field of psychotherapy. *International Journal of Psychoanalysis, 97(2),* 429–450.

Lehnstaedt, S. (2006). Das Reichsministerium des Innern unter Heinrich Himmler 1943–1945. *Vierteljahreshefte für Zeitgeschichte 54(4), S. 639–672.*

Leichsenring, F., & Rabung, S. (2008). The effectiveness of long-term psychodynamic psychotherapy. *Journal of the American Medical Association 300,* S. 1551–1564.

Leichsenring, F., & Rabung, S. (2011). Long-term psychodynamic psychotherapy in complex mental disorders: update of a meta-analysis. *The British Journal of Psychiatry 199,* S. 15–22.

Leichsenring, F., & Rabung, S. (2013). Zur Kontroverse um die Wirksamkeit psychodynamischer Therapie. *Zeitschrift für Psychosomatische Medizin und Psychotherapie, 59(1),* S. 13–32.

Leichsenring, F., & Steinert, C. (2018). Wie wirksam ist das Verfahren? In: W. Wöller & J. Kruse, *Tiefenpsychologisch fundierte Psychotherapie.* 5. Aufl. (S. 32–44) Stuttgart: Schattauer.

Leiser, E. (2017). *Grenzen überschreiten oder der Faden der Ariadne. Ausflüge in die Psychoanalyse und andere Räume der Subjektivität.* Gießen: Psychosozial-Verlag.

Leuner, H. (1994). *Katathym-imaginative Psychotherapie (KiP).* 5. Aufl. Stuttgart: Thieme.

Leuzinger-Bohleber, M., Hautzinger, M., Keller, W., Fiedler, G., Bahrke, U., Kallenbach, L. et al. (2019). Psychoanalytische und kognitiv-behaviorale Langzeitbehandlung chronisch depressiver Patienten bei randomisierter oder präferierter Zuweisung. Ergebnisse der LAC-Studie. *Psyche* 2, S. 77–105.

Levy, R. A., Ablon, J. S., & Kächele, H. (2012). *Psychodynamic Psychotherapy Research. Evidence-Based Practice and Practice-Based Evidence.* New York: Humana Press.

Lieberz, K. (1998). Tiefenpsychologisch fundierte Psychotherapie. *Deutsches Ärzteblatt,* S. A1909–1911.

Lieberz, K. (2016). Die Biographie in der Psychotherapie – zwischen Konstruktion und empirischer Forschung. In: Rudolf, R., & Rüger, U. (Hrsg). *Psychotherapie in sozialer Verantwortung. Annemarie Dührssen und die Entwicklung der Psychotherapie* (S. 89–104). Stuttgart: Schattauer.

Lilliengren, P. (2018). *Comprehensive compilation of randomized controlled trials (RCTs) involving psychodynamic treatments and interventions.* https://www.researchgate.net/publication/317335876_Comprehensive_compilation_of_randomized_controlled_trials_RCTs_involving_psychodynamic_treatments_and_interventions

Linden, M., & Strauß, B. (2013). *Risiken und Nebenwirkungen von Psychotherapie.* Berlin: Medizinisch Wissenschaftliche Verlagsgesellschaft.

Loch, W. (1979). Tiefenpsychologisch fundierte Psychotherapie – Analytische Psychotherapie. Wege zum Menschen 31: 177–193.

Lockot, R. (1985). *Erinnern und Durcharbeiten. Zur Geschichte der Psychoanalyse und Psychotherapie im Nationalsozialismus.* Frankfurt: Fischer.

Lockot, R. (2006). Zum psychoanalytischen Verständnis der Reinszenierung von Geschichte in der Gegenwart. *Psychoanalytische Familientherapie 2,* S. 73–86.

Lockot, R. (2010). DPV und DPG auf dem dünnen Eis der DGPT. *Psyche – Zeitschrift für Psychoanalyse 64,* S. 1206–1242.

Lockot, R. (2013a). *Die Reinigung der Psychoanalyse. Die Deutsche Psychoanalytische Gesellschaft im Spiegel von Dokumenten und Zeitzeugen (1933–1951).* Gießen: Psychosozial-Verlag.

Lockot, R. (2013b). *Chronik der Geschichte der Psychotherapie und zur Psychoanalyse 1918–1975.* DGPT – Deutsche Gesellschaft für Psychoanalyse, Psychotherapie, Psychosomatik und Tiefenpsychologie: https://www.dgpt.de/die-gesellschaft/geschichte-der-dgpt/psychoanalyse-1918-1975/

Lockot, R. (2016). Über die Honorierung psychotherapeutischer Leistungen von den 20iger Jahren bis Mitscherlichs Bestandsaufnahme vom Herbst 1953. *Zusammenstellung für die DGPT-Geschichts-AG zum 24. 01. 2016 von Regine Lockot, Quellenauswertung von Hans Bergemann.* Unveröffentlicht.

Lorenzer, A. (1970). *Sprachzerstörung und Rekonstruktion: Vorarbeiten zu einer Metatheorie der Psychoanalyse.* Frankfurt: Suhrkamp.

Lott, D. A. (2000). *In Session. The Bond Between Women and Their Therapists.* New York: W. H. Freeman.

Lück, H. E. (2009). *Geschichte der Psychologie. Strömungen, Schulen, Entwicklungen.* 4. Aufl. Stuttgart: Kohlhammer.

Lück, H. E. (2019a). Geschichte der Psychologie. In: M. A. Wirtz (Hrsg.), *Dorsch – Lexikon der Psychologie.* 18. Aufl. Bern: Hogrefe.

Lück, H. E. (2019b). *Geschichte der Psychologie. In: M. A. Wirtz (Hrsg.), Dorsch – Lexikon der Psychologie.* https://m.portal.hogrefe.com/dorsch/gebiet/geschichte-der-psychologie/

Lück, H. E. (2020). Die Diplomprüfungsordnung für Studierende der Psychologie – eine nationalsozialistische Prüfungsordnung? In: M. Wieser, *Psychologie im Nationalsozialismus* (S. Berlin) (S. 47–72). Peter Lang.

Lück, H. E., & Mühlleitner, E. (1993). *Psychoanalytiker in der Karikatur.* München: Quintessenz.

Lück, H. E., & Rothe, M. (2018). Allgemeine Psychologie – Ein Fach ohne Geschichte? *Journal für Psychologie 26(1)*, S. 9–29.

Ludewig-Kedmi, R. (2001). *Täter und Opfer zugleich? Moraldilemmata jüdischer Funktionshäftlinge in der Shoah*. Gießen: Psychosozial-Verlag.

Lühe, S. (1988). *Fallanalyse und Selbstanalyse*. Frankfurt: Herchen.

Lütz, M. (2018). *Irre! Wir behandeln die Falschen. Unser Problem sind die Normalen*. München: Penguin/Random House.

Lutz, W., Neu, R., & Rubel, J. A. (2019). *Evaluation und Effekterfassung in der Psychotherapie*. Göttingen: Hogrefe.

Maaz, H.-J. (2011). Zur Geschichte der Psychotherapie in der DDR. *European Journal of Mental Health 6*, S. 213–238.

Mader, E., Schmechel, C., Kawalska, K., & Steinweg, A. (2019). *Gegendiagnose II. Beiträge zur radikalen Kritik an Psychologie und Psychiatrie. Get well soon. Psycho_Gesundheitspolitik im Kapitalismus, Bd. 2*. Münster: edition assemblage.

Maio, G. (2011). Verstehen nach Schemata und Vorgaben? *Psychotherapeutenjournal 2*, S. 132–138.

Maio, G. (2015). *Den kranken Menschen verstehen. Für eine Medizin der Zuwendung*. Freiburg: Herder.

Maio, G. (2016). Verstehen nach Zahlen? Warum die Psychotherapie durch Ökonomisierung fehlgeleitet wird. In: A. Bruder-Bezzel, K.-J. Bruder & K. Münch (2016). *Neoliberale Identitäten. Der Einfluss der Ökonomisierung auf die Psyche* (S. 93–102). Gießen: Psychosozial-Verlag.

Maio, G. (2017). *Mittelpunkt Mensch. Lehrbuch der Ethik in der Medizin*. 2. Aufl. Stuttgart: Schattauer.

Maio, G., & Roelcke, V. (2001). *Medizin & Kultur. Ärztliches Denken und Handeln im Dialog zwischen Natur- und Geisteswissenschaften*. Stuttgart: Schattauer.

Malich, L. (2020). *The History of Psychological Psychotherapy in Germany. The Rise of Psychology in Mental Health Care and the Emergence of Clinical Psychology During the 20th Century*. Oxford Research Encyclopedia, Psychology: https://oxfordre.com/psychology

Margraf, J., & Schneider, S. (2009). *Lehrbuch der Verhaltenstherapie. Bd. 1*. 3. Aufl. Heidelberg: Springer.

Marzillier, J. (2004). The myth of evidence-based psychotherapy. *The Psychologist* 7, S. 392–395.

Mentzos, S. (2009). *Lehrbuch der Psychodynamik. Die Funktion der Dysfunktionalität psychischer Störungen*. Göttingen: Vandenhoeck & Ruprecht.

Mertens, W. (1990). *Einführung in die psychoanalytische Therapie, Bd. 1*. Stuttgart: Kohlhammer.

Mertens, W. (1997). *Psychoanalyse. Geschichte und Methoden*. München: Beck.

Mertens, W. (2012). Wie psychoanalytisch ist die OPD (OPD-KJ)? *Kinderanalyse 20*(3), S. 171–193/198–202.

Mertens, W. (2014). *Psychoanalytische Erkenntnishaltungen und Interventionen: Schlüsselbegriffe für Studium, Weiterbildung und Praxis*. 2. Aufl. Stuttgart: Kohlhammer/Urban.

Mertens, W. (2016). Einige Gedanken zur tiefenpsychologischen Supervision. *Psychotherapie* 2, S. 31–50.

Mertens, W. (2020). Anmerkungen zu gängigen, aber veralteten Abgrenzungen. *PDP – Forum der tiefenpsychologisch fundierten Psychotherapie* 1, S. 73–85.

Mettauer, P. (2010). *Vergessen und Erinnern*. https://www.lptw.de/archiv/vortrag/2010/mettauer-die-geschichte-der-tagung-nach-quellen-und-zeitzeugen-lindauer-psychotherapiewochen 2010.pdf

Mettauer, P. (2010). *Vergessen und Erinnern*. https://www.lptw.de/archiv/vortrag/2010/mettauer-die-geschichte-der-tagung-nach-quellen-und-zeitzeugen-lindauer-psychotherapiewochen 2010.pdf

Meyer's (1908). *Psychotherapie*. Bd. 16. http://www.zeno.org/Meyers-1905/A/Psychotherapie?hl=psychotherapie

Meyer's (o. J.). *Psychologie*. http://www.zeno.org/Meyers-1905/A/Psychologie?hl=psychologie

Mossakowski, A. (2020). Wer sind wir, das ppt? In: L. Hauten, T. Nölle & T. Fenster, *Siegfried Schubenz. Initiativen und Perspektiven* (S. 115–120). Göttingen: Vandenhoeck & Ruprecht.
Müller, K. E. (2001). *Schamanismus. Heiler, Geister, Rituale.* 2. Aufl. München: Beck.
Müller-Braunschweig, C. (1983). Psychoanalyse und Weltanschauung (1933). *Psyche* 12, S. 1136–1139.
Nawroth, P. P. (2018). *Gebt der Medizin ihren Sinn zurück!* Berlin: Springer.
Neises, M., & Schmid-Ott, G. (2007). *Gender, kulturelle Identität und Psychotherapie.* Lengerich: Pabst Science Publishers.
Nienhaus, F. (1982a). Neue GOÄ – Ende der Privat-Adgo (I). *Deutsches Ärzteblatt* 48, S. 51–55.
Nienhaus, F. (1982b). Neue GOÄ – Ende der Privat-Adgo (II). *Deutsches Ärzteblatt* 49, S. 56–61.
Nitschke, B. (2011). Psychoanalyse und Nationalsozialismus. Verbot oder Anpassung? Bruch oder Kontinuität? *phase 2 Nr. 41.*
Nitzschke, B. (1991). Psychoanalyse als ›un‹-politische Wissenschaft. *Z psychosom Med 37,* S. 31–44.
Nölle, T. (2017a). *Essays zur Psychotherapie 2: Die Seele heilen.* https://thomas-noelle.de/2-die-seele-heilen/
Nölle, T. (2017b). *Essays zur Psychotherapie 2: Psychotherapie als soziale Praxis.* https://thomas-noelle.de/03-psychotherapie-als-soziale-praxis/
Nölle, T. (2017c). *Essays zur Psychotherapie 6: Entwicklungsmodelle akademischer und psychodynamischer Psychologie.* http://thomas-noelle.de/6-entwicklungsmodelle-psychodynamischer-und-akademischer-psychologie/
Nölle, T. (2020). Psychische Störung als Beziehungsgeschehen. In: L. Hauten, T. Nölle & T. Fenster, *Siegfried Schubenz. Initiativen und Perspektiven* (S. 53–76). Göttingen: Vandenhoeck & Ruprecht.
Norcross, J. C. (1986). *Handbook of Ecclectic Psychotherapy.* New York: Brunner/Mazel.
Norcross, J. C., & Lambert, M. J. (2018). Psychotherapy Relationships That Work III. *Psychology, 55*(4), S. 303–315.
Norcross, J., & Wampold, B. (2018). A new therapy for each patient: Evidence-based relationships and responsiveness. *Journal of Clinical Psychology 55(4),* S. 1–18.
Orlinsky, D. (2008). Die nächsten 10 Jahre Psychotherapieforschung. *Psychother Psych Med 58,* S. 345–354.
Peglau, A. (2014). Psychoanalyse und Individualpsychologie im Nationalsozialismus. In: A. Bruder-Bezzel, *Individualpsychologie in Berlin. Eine historische Spurensuche* (S. 149–174). Gießen: Psychosozial-Verlag.
Peglau, A. (2017a). *Unpolitische Wissenschaft? Wilhelm Reich und die Psychoanalyse im Nationalsozialismus.* 3. Aufl. Gießen: Psychosozial-Verlag.
Peglau, A. (2017b). *Rechtsruck im 21. Jahrhundert. Wilhelm Reichs Massenpsychologie des Faschismus als Erklärungsansatz.* 2. Aufl. Berlin: NORA.
Platon (2019). *Apologie des Sokrates. Neu übersetzt und kommentiert von Rafael Ferber.* 2. Aufl. München: C. H. Beck.
Rabung, S., & Leichsenring, F. (2016). Evidenz für psychodynamische Langzeittherapie. *Psychotherapeut 61(6),* S. 441–446.
Raguse, H. (2007). Freud-Pfister. Stationen einer unverbrüchlichen Freundschaft. In: I. Noth & C. Morgenthaler, *Seelsorge und Psychoanalyse* (S. 34–45). Stuttgart: Kohlhammer.
Reich, W. (1933a). *Die Massenpsychologie des Faschismus.* Köln: Kiepenheuer & Witsch 1971.
Reich, W. (1933b). *Charakteranalyse.* Köln: Kiepenheuer & Witsch 1970.
Reimer, C., & Rüger, U. (2012). *Psychodynamische Psychotherapien. Lehrbuch der tiefenpsychologisch fundierten Psychotherapieverfahren.* 4. Aufl. Heidelberg: Springer.
Retter, H. (1968). Oswald Kroh (1887–1955). Sein pädagogischer Weg zur »Revision der Erziehung«. *Pädagogische Rundschau 22,* S. 63–75.

Revenstorf, D. (2005). Das Kuckucksei. Über das Pharmakologische Modell in der Psychotherapieforschung. *Psychotherapie 10*(1), S. 22–31.

Rief, W., & Hofmann, S. (2009). Die Psychoanalyse soll gerettet werden. Mit allen Mitteln? *Nervenarzt 80,* S. 593–597.

Roelcke, V. (2012). Psychotherapie in Westdeutschland nach 1945. *Psychotherapeut 57,* S. 103–112.

Rosenzweig, S. (1936). Some Implicit Common Factors in Diverse Methods of Psychotherapy. *American Journal of Orthopsychiatry 6,* S. 412–415.

Rudolf, G. (1977/1987). *Krankheiten im Grenzbereich von Neurose und Psychose.* Weinheim: Deutscher Studien Verlag.

Rudolf, G. (2001). Tiefenpsychologie I. In: M. Cierpka & P. Buchheim, *Psychodynamische Konzepte* (S. 13–24). Berlin/Heidelberg: Springer.

Rudolf, G. (2002). Konfliktaufdeckende und strukturfördernde Zielsetzungen in der tiefenpsychologisch fundierten Psychotherapie. *Z Psychosomatische Medizin und Psychotherapie 2,* S. 163–173.

Rudolf, G. (2012). Psychoanalytisch oder psychodynamisch? Anmerkungen zu Wolfgang Mertens' OPD-Kritik. *Kinderanalyse 20*(3), S. 194–197.

Rudolf, G. (2014). *Psychodynamische Psychotherapie. Die Arbeit an Konflikt, Struktur und Trauma.* 2. Aufl. Stuttgart: Schattauer.

Rudolf, G. (2016). Psychotherapeutische Identität. Göttingen: Vandenhoeck & Ruprecht.

Rudolf, G. (2019a). *Psychodynamisch denken – tiefenpsychologisch handeln. Praxis der tiefenpsychologisch fundierten Psychotherapie.* Stuttgart: Schattauer.

Rudolf, G. (2019b). Psychoanalytische Denkweisen dürfen sich weiterentwickeln. *ZfIP 44,* S. 44–50.

Rudolf, G. (2020). *Strukturbezogene Psychotherapie (SP). Leitfaden zur psychodynamischen Therapie struktureller Störungen.* 4. Aufl. Stuttgart: Schattauer.

Rudolf, G., & Henningsen, P. (2017). *Psychotherapeutische Medizin und Psychosomatik: Ein einführendes Lehrbuch auf psychodynamischer Grundlage.* 8. Aufl. Stuttgart: Thieme.

Rudolf, G., & Jakobsen, T. (2002). Analytische und tiefenpsychologisch fundierte Psychotherapien im Gutachterverfahren. Gutachterliche Stellungnahmen im Vergleich. *Forum Psychoanalyse 18*(4), S. 381–386.

Rudolf, G., & Rüger, U. (2001). Zur Differentialindikation zwischen tiefenpsychologisch fundierter und analytischer Psychotherapie. *Psychotherapeut 46(3),* S. 216–219.

Rudolf, G., & Rüger, U. (2016). *Psychotherapie in sozialer Verantwortung. Annemarie Dührssen und die Entwicklung der Psychotherapie.* Stuttgart: Schattauer.

Rudolf, G., Jakobsen, T., Hohage, R. & Schlösser, A. (2002). Wie urteilen Psychotherapie-Gutachter? *Psychotherapeut 4,* S. 249–253.

Rudolf, G., Rüger, U., & Studt, H. H. (1987). *Psychoanalyse der Gegenwart. Eine kritische Bestandsaufnahme 75 Jahre nach Gründung der Deutschen Psychoanalytischen Gesellschaft.* Göttingen: Vandenhoeck & Ruprecht.

Rüger, U. (1993). Wege der psychoanalytischen Therapie und das reine Gold der Psychoanalyse. *Z psychosom Med 39,* S. 234–238.

Rüger, U. (2002). Tiefenpsychologisch fundierte Psychotherapie. *Praxis der Kinderpsychologie und Kinderpsychiatrie 51,* S. 12–30.

Rüger, U. (2007). Vierzig Jahre Richtlinien-Psychotherapie in Deutschland. *Psychotherapeut 52,* S. 102–111.

Rüger, U. (2008). Anfänge der psychoanalytischen Therapie in Berlin 1900–1933: Karl Abraham und das Psychoanalytische Institut der 20er Jahre. In: H. Helmchen, *Psychiater und Zeitgeist* (S. 239–255). Lengerich/Berlin: Pabst Science Publishers.

Rüger, U. (2010). Franz-Rudolf Faber (1919–2010). Seine Bedeutung für die Richtlinien-Psychotherapie in Deutschland. *Psychotherapeut 55(4),* S. 355–357.

Rüger, U. (2016). Die Einführung der Psychotherapie in die kassenärztliche Versorgung. In: G. Rudolf & U. Rüger, *Psychotherapie in sozialer Verantwortung* (S. 62–73). Stuttgart: Schattauer.

Rüger, U. (2020). Herkunft und Entwicklung der Tiefenpsychologisch fundierten Psychotherapie als psychoanalytisch begründetes Verfahren. *PDP-Forum der tiefenpsychologisch fundierten Psychotherapie* 1, S. 4–20.

Rüger, U., Dahm, A., & Kallinke, D. (2009). *Faber/Haarstrick-Kommentar Psychotherapie-Richtlinie.* 9. Aufl. München: Elsevier.

Rüger, U., Dahm, A., Dieckmann, M., & Neher, M. (2014). *Faber/Haarstrick-Kommentar Psychotherapie-Richtlinien.* 10. Aufl. München: Elsevier.

Russell, B. (1945). *Philosophie des Abendlandes.* Zürich: Europa Verlag 2016.

Sack, M. (2019). *Individualisierte Psychotherapie. Ein methodenübergreifendes Behandlungskonzept.* Stuttgart: Schattauer.

Sasse, H. (2012). Zu den Risiken von verfahrensunspezifischer Anwendungsforschung in der Richtlinien-Psychotherapie und deren notwendige Verhinderung. DGIP. http://www.dgip.de/publikationen

Schauenburg, H., Dinger, U., Kriebel, A., Huber, J., Freidrich, H.-C., Herzog, W., & Nikendei, C. (2019). Zur Entwicklung tiefenpsychologischer Ausbildungsinstitute. *Psychotherapeut 64*, S. 46–54.

Schmechel, C., Dion, F., Dudek, K., & Roßmöller, M. (2015). *Gegendiagnose. Beiträge zur radikalen Kritik an Psychiatrie und Psychologie.* Münster: edition assemblage.

Schmuhl, H.-W. (2016). *Die Gesellschaft Deutscher Neurologen und Psychiater im Nationalsozialismus.* Berlin/Heidelberg: Springer.

Schneider, W. (2019). Ein akzentuierter Blick auf die Psychotherapie in der Psychiatrie. *PDP – Forum der tiefenpsychologisch fundierten Psychotherapie 18,* S. 76–87.

Schneider, W., Benecke, C., de la Parra, G., & Freyberger, H. J. (2018). Operationalisierte Psychodynamische Diagnostik – Entwicklungsgeschichte, Konzepte und Perspektiven. *Psycotherapeut 63*, S. 373–380.

Schönpflug, W. (2013). *Geschichte und Systematik der Psychologie.* 3. Aufl. Weinheim/Basel: Beltz.

Schönpflug, W. (2019). Ist das Ende der Psychologie gekommen? *Frankfurter Allgemeine Zeitung, 28. 3. 2019.* https://www.faz.net/aktuell/karriere-hochschule/neues-gesetz-ist-das-ende-der-psychologie-gekommen-16099105.html (Zuletzt gesehen: 28. 3. 2019)

Schröter, M. (2007). Volle Kraft voraus: Der 7. Internationale Psychoanalytische Kongreß in Berlin (25.–27. September 1922). *Psyche 61*(4), S. 412–437.

Schubenz, S (1993). Psychologische Therapie bei Entwicklungsbehinderungen. Gefährdende Lebensbedingungen und Grundlagen für die Bewältigung ihrer Folgen im Klient-Therapeut-Verhältnis. Frankfurt: Verlag Peter Lang.

Schubenz, S. (2020). Psychotherapie oder (Pädagogisch-)Psychologische Therapie. In: L. Hauten, T. Nölle, & T. Fenster, *Siegfried Schubenz. Initiativen und Perspektiven* (S. 11–22). Göttingen: Vandenhoeck & Ruprecht.

Schulte, D. (2019). Der lange Weg zum Psychotherapeutengesetz. *Psychotherapie Aktuell 1,* S. 6–10.

Schultz, J. H. (1940). Vorschlag eines Diagnosen-Schemas. *Zentralblatt für Psychotherapie 12*(2/3), S. 97–161.

Schultz-Hencke, H. (1947). *Der gehemmte Mensch. Entwurf eines Lehrbuches der Neo-Psychoanalyse.* 2., unveränderte Aufl. Stuttgart: Thieme.

Schultz-Hencke, H. (1951). *Lehrbuch der analytischen Psychotherapie.* Stuttgart: Thieme.

Schultz-Venrath, U. (2015). *Lehrbuch Mentalisieren. Psychotherapien wirksam gestalten.* Stuttgart: Klett-Cotta.

Schüßler, G. (2002). Aktuelle Konzeption des Unbewußten – Empirische Ergebnisse der Neurobiologie, Kognitionswissenschaften, Sozialpsychologie und Emotionsforschung. *Zeitschrift für Psychosomatische Medizin und Psychotherapie 48*(2), S. 192–214.

Scott, M. J. (2018). Improving Access to Psychological Therapies (IAPT) – The Need For Radical Reform. *Journal of Health Psychology 23*(9), S. 1136–1147.

Senf, W., & Broda, M. (1996). *Praxis der Psychotherapie. Ein integratives Lehrbuch für Psychoanalyse und Verhaltenstherapie.* Stuttgart: Thieme.

Sève, L. (1969/2016). *Die Welt ändern. Das Leben ändern. Marxismus und Theorie der Persönlichkeit.* Hamburg: Argument.

Sonnenmoser, M. (2009). Psychotherapie in der DDR. *Deutsches Ärzteblatt PP 3,* S. 115.

Spitzer, C., Boll-Klatt, A., & Euler, S. (2020). Stand und Zukunft der psychodynamischen Psychotherapie. *PDP – Psychodynamische Psychotherapie, 19*(1), S. 1–3.

Sponsel, R. (1998/2017). *Zeitlich geordnete Geschichte der Psychotherapie, Gesetze und Verordnungen in Deutschland mit einigen geschichtlichen und inhaltlichen Hintergrund-, Rahmen- und Begleitdaten aus allgemeiner und integrativer (schulen- und methodenübergreifender) Perspektive* (IP-GIPT). http://www.sgipt.org/berpol/gesptvg0.htm

Springer, A., Münch, K., & Munz, D. (2007). *Psychoanalyse heute?! Tagungsband der 57. Jahrestagung der DGPT.* Gießen: Psychosozial-Verlag.

Stavemann, H. H. (2015). *Sokratische Gesprächsführung in Therapie und Beratung. Eine Anleitung für Psychotherapeuten, Berater und Seelsorger.* 3. Aufl. Weinheim Basel: Beltz.

Steinert, C., & Leichsenring, F. (2017). *Psychodynamische Psychotherapie in Zeiten evidenzbasierter Medizin. Bambi ist gesund und munter.* Göttingen: Vandenhoeck & Ruprecht.

Stekel, W. (1908). *Nervöse Angstzustände und ihre Behandlung.* Berlin/Wien: Urban & Schwarzenberg.

Storck, T. (2018). Szenisches Verstehen. In: A. Gumz & S. Hörz-Sagstetter (Hrsg). *Psychodynamische Psychotherapie in der Praxis* (S. 57–70). Weinheim: Beltz.

Storck, T. (2019). *Das dynamisch Unbewusste (Grundelemente psychodynamischen Denkens, Band 3).* Stuttgart: Kohlhammer.

Strauß, B., & Willutzki, U. (2018). *Was wirkt in der Psychotherapie?* Göttingen: Vandenhoeck & Ruprecht.

Taubner, S., & Benecke, C. (2016). Wer macht eigentlich noch Langzeittherapie und warum? *Psychotherapeut, 61,* S. 431–433.

Taysen, C. v. (2019). Mein Ausstieg aus der »professionellen Neutralität«. In: E. Mader, C. Schmechel, K. Kawalska & A. Steinweg, *Gegendiagnose II* (S. 55–60). Münster: edition assemblage.

Tenbrink, D. (2002). Theoretische und praxeologische Aspekte der tiefenpsychologisch fundierten Psychotherapie. *Forum der Psychoanalyse 18,* S. 131–141.

Tenbrink, D. (2013). Die Theorie Adlers in der gegenwärtigen psychoanalytischen Landschaft. *Zeitschrift für Individualpsychologie 38,* S. 22–28.

Theilemann, S. (2018). *Harald Schultz-Hencke und die Freideutsche Jugend.* Gießen: Psychosozial-Verlag.

Thom, A., & Caregorodcev, G. I. (1989). *Medizin unterm Hakenkreuz.* Berlin: Verlag Volk und Gesundheit.

TK (2011). *Qualitätsmonitoring in der ambulanten Psychotherapie.* Von Abschlußbericht Modellvorhaben der TK nach § 63 Abs(1) SGB V: https://www.tk.de/centaurus/servlet/contentblob/342002/Datei/1226/TK-Abschlussbericht2011-Qualitaetsmonitoring-in-der-Psychotherapie.pdf

Tschuschke, V. (2005). Psychotherapie in Zeiten evidenzbasierter Medizin. *Psychotherapeutenjournal* 2, S. 106–115.

Vogel, H., & Wasem, J. (2004). *Gesundheitsökonomie in Psychiatrie und Psychotherapie: Gesundheitsökonomische Untersuchungen in der psychotherapeutischen und psychiatrischen Versorgung.* Stuttgart: Schattauer.

Wampold, B. E., & Imel, Z. E. (2015). *The Great Psychotherapy Debate. The Evidence for What Makes Psychotherapy Work.* 2nd ed. New York: Routledge.

Wampold, B. E., Imel, Z. E., & Flückiger, C. (2018). *Die Psychotherapie-Debatte. was Psychotherapie wirksam macht.* Bern: Hogrefe.
WBP (2004). *Stellungnahme zur Psychodynamischen Psychotherapie.* http://www.wbpsychotherapie.de/page.asp?his=0.113.131.132
WBP (2008). *Ergänzung der Stellungnahme zur Psychodynamischen Psychotherapie.* http://www.wbpsychotherapie.de/page.asp?his=0.113.131.133
WBP (2010). *Verfahrensregeln zur Beurteilung der wissenschaftlichen Anerkennung von Methoden und Verfahren der Psychotherapie. Version 2.8.* https://www.wbpsychotherapie.de/fileadmin/user_upload/downloads/pdf-Ordner/WBP/Methodenpapier28.pdf
WBP (2018). Erläuterungen zum Gutachten des Wissenschaftlichen Beirats Psychotherapie zur Humanistischen Psychotherapie. *Psychotherapeutenjournal 4,* S. 353–359.
WBP (o. J.). *Gutachten und Stellungnahmen zu Psychotherapieverfahren und methoden.* https://www.wbpsychotherapie.de/wir-ueber-uns/aufgaben/
Weinmann, S. (2019). *Die Vermessung der Psychiatrie. Täuschung und Selbsttäuschung eines Fachgebiets.* Köln: Psychiatrie-Verlag.
Wendisch, M. (2018). Entwicklungen, Fehlentwicklungen und Perspektiven in der Psychotherapie. *Psychotherapie im Dialog 1,* S. 110–114.
Westmeyer, H. (1981). Allgemeine methodologische Probleme der Indikation in der Psychotherapie. In: U. Baumann (Hrsg). Indikation zur Psychotherapie. Perspektiven und Praxis (S. 187–198). München: Urban & Schwarzenberg.
WHO (2019). *ICD-11.* https://icd.who.int/en
Wiegand, R. (1990). *Alfred Adler und danach. Individualpsychologie zwischen Weltanschauung und Wissenschaft.* München: Reinhardt.
Wieser, M. (2020). *Psychologie im Nationalsozialismus. Beiträge zur Geschichte der Psychologie (herausgegeben von H. E. Lück und A. Stock). Bd. 32.* Berlin: Peter Lang Internationaler Verlag der Wissenschaft.
Winkler, W. T. (1977). 50 Jahre AÄGP – ein Rückblick. *Z Psychotherapeutische und medizinische Psychologie,* S. 74–84.
Winkler, W. T. (1982). Zur historischen Entwicklung der Beziehungen zwischen Psychotherapie und Psychiatrie in Deutschland seit 1900 unter besonderer Berücksichtigung der Psychoanalyse. In: H. Helmchen, M. Linden & U. Rüger, *Psychotherapie in der Psychiatrie* (S. 11–25). Berlin.
Wöller, W., & Kruse, J. (2018). *Tiefenpsychologisch fundierte Psychotherapie. Basisbuch und Praxisleitfaden.* 5. Aufl. Stuttgart: Schattauer.
Wöller, W., & Kruse, J. (2020). Stand und Zukunft der tiefenpsychologisch fundierten Psychotherapie. *PDP – Forum der tiefenpsychologisch fundierten Psychotherapie* 1, S. 23–35.
Zevallos Z. (2017). *Ring a Bell? Charles Murray and the Resurgence of Scientific Racism.* https://thehumanist.com/commentary/ring-bell-charles-murray-resurgence-scientific-racism

Sachverzeichnis